Introductory Statistics with R

Rによる医療統計学

[原書2版]

Peter Dalgaard

岡田昌史 監訳

丸善出版

Translation from the English language edition:

Introductory Statistics with R

2nd ed.

by Peter Dalgaard

Copyright © 2008, Springer US
Springer US is a part of Springer Science+Business Media
All Rights Reserved

The Japanese translation published by Maruzen Publishing Co., Ltd.
Translation Copyright © 2017 Maruzen Publishing Co., Ltd.

Japanese translation rights arranged with
Springer-Verlag GmbH
through Japan UNI Agency, Inc., Tokyo

PRINTED IN JAPAN

To Grete. For putting up with me for so long.

まえがき

　Rは統計解析を行うためのコンピュータプログラムであり，GNU一般利用許諾（GPL）のもとでインターネットを通じて配布されている．すなわち，あなたはそれを自由に使うことができ，また受取人が同等の権利を有し，かつソースコードが自由に使えるという条件が満たされる限りにおいては，それを自由に配布し，売ることすらできるライセンスである．RはMicrosoft Windows XP®以降，さまざまなUnix®やLinux，Apple Macintosh®（OS X）で利用可能である．

　Rは，その中で統計解析を行い，グラフィックを描くことができる「環境」を提供する．そして，実際には完全なプログラミング言語でもあるが，この本ではそのことについては少しふれるだけにして，初歩的な概念の学習といくつかのすぐに使える例を示す．

　Rは1つの統計処理の結果を用いて，続けてさらに進んだ計算を行うことが常にできるようにデザインされている．さらに，データのグラフィック表現に関しては，plot(x,y)のような実用的な関数を提供するとともに，出力スタイルのきめ細かいコントロールも可能としている．Rが本格的な計算機言語に基づいているということは，Rにものすごく大きな柔軟性をもたせている．ほかのシステムはメニューや入力フォームの点でより簡単なインターフェースをもっているが，こういった見かけ上のユーザフレンドリーさは長く使っていくうえでは妨害になることがよくある．初歩的な統計解析は一定の手順の組み合わせで行われることが多いが，ある程度複雑なデータに対してはそのためだけの統計モデルを構築する必要があり，そのためにはRのもっている柔軟性が強く求められる．

　Rの名称は典型的なインターネットのユーモアによっている．あなたはプログラミング言語C(その名前はそれを説明しようとするだけで1つの物語になる)をよく知っているかもしれない．これに触発されて，BeckerとChambersは1980年代のはじめに彼らが新しく開発した統計用プログラミング言語をSと呼ぶことに決めた．この言語はより高度に開発を進められ，S-PLUSという商業製品となって，その年代の終わりまでにはあらゆる分野の統計学者の間で広く使われるようになった．ニュージーランドのオークランド大学のRoss IhakaとRobert Gentlemanは，教育用にSの縮小バージョンを書くことを決めたが，その名前としてSの直前のアルファベット以上に自然なものがあっただろうか？また，RossとRobertのイニシャルも影響しただろう．

　1995年に，Martin MaechlerはRのソースコードをGPLのもとでリリースするよう，RossとRobertを説得した．これは，Linuxの影響でオープンソースソフトウェアが急増したのと同時期であった．そのころ私はLinuxを統計解析に利用したいと思っていたが，利用可能な統計パッケージがまだなかった．まもなくRは，私のような人々にとって，このようなギャップを埋める存在となった．メーリングリストが立ち上げ

られ，バグレポートやRの開発についての議論がなされた．

1997年の8月に，私は国際的なR開発の「コアチーム」に招待された．このメンバーはインターネットを通じて，以後協力してRの開発をコントロールしてきた．コアチームはその後数回拡大され，現在は15人のメンバーがいる．2000年の2月29日には，バージョン1.0.0がリリースされた．これを書いている時点で，最新版は2.6.2である[1]．

この本の内容は，コペンハーゲン大学保健科学部で保健研究者のための基礎統計学のコースのために作成された講義メモに基づいている．このコースの対象者は医学のPh.D.取得をめざす学生である．しかしこの本では，実例の選択に多少生物統計寄りなところが残っているものの，より多くの読者にとって有用となるように内容を大幅に改訂した．最近では，エストニアのタルトゥで毎年開催している疫学統計演習のコースから，若い統計家や疫学者にRを教えるときの主要な着想や経験を得ている．

この本はRのマニュアルではなく，読者が実際の統計処理を始めるにあたって必要になる基礎的な概念や技術を紹介するために執筆した．

手法の点では，この本は理論統計学の最初の学年や工学系の学生のカリキュラムの範囲をカバーしている．ゆくゆくは学習を進めて，より複雑なモデルやR言語での実際のプログラミングを含む技法を勉強していく必要があるだろう．

初歩的な統計手法がおもに道具として教えられている分野においては，この本の内容は学部レベルで教えられる内容に比べるとやや高度となる．重回帰や多群の実験はそのレベルではめったに教えられないものだが，実際の研究ではすぐに必須のものとなる．この本の序盤では比較的簡単な統計手法を紹介し，初歩のレベルからも読めるようにした．しかし，技術的な事項をまとめておくために，1章および2章には一部の読者にとっては飛ばしてもよい内容が含まれている．

この本はいくつかの領域の人々にとって有益なものとなることを意図しているが，この本だけでよいなどというつもりはない．さまざまな手法の記載に関連して簡単な理論の解説を含めたが，それは教育用の資料以上のものではない．統計学という領域にはじめてふれる読者にとっての簡単な助言か，あるいは前菜のようなものぐらいとして役立ててほしい．

第2版での追加

初版での最初の章の内容をより広くし，2つの章に分割した．また，単純な解析手法をカバーし終えた後に，より進んだデータハンドリング法についての章を挿入した．さらに，ポアソン回帰と非線形回帰へのあてはめを取り扱う2つの統計的手法に関する章を追加した．記述統計の節にもいくつかの追加をしている．初版の統計的手法に関する章は，最新のRでの出力が文章と一致するように最小限の改訂を行った．演習問題も改訂し，解答の概略を付録Dに示した．

謝　辞

もちろん，Rコアチームの友人や仲間たち，パッケージの作者たち，メーリングリ

---

[1] この翻訳をしている時点での最新版は3.3.2である．

ストでのたくさんの投稿者たちがいなければこの本はできなかった．

　私の同僚，共同指導者である Lene Theil Skovgaard，Bendix Carstensen，Birthe Lykke Thomsen，Helle Rootzen，Claus Ekstøm，Thomas Scheike，そしてタルトゥでの講義から Krista Fischer，Esa Läärä，Martyn Plummer，Mark Myatt，Michael Hills，また学生たちからのフィードバックに深く感謝する．加えて，Bill Venebles，Brian Ripley，David James を始めとする，草稿に貴重な助言をいただいた方々にも．

　最後に，フリーソフトウェアコミュニティに大きな感謝を．R プロジェクトは彼らの努力がなければなし得なかった．また，この本の組版には TeX，LaTeX，そしてそれらを統合する LaTeX2e が不可欠だった．

2008 年 4 月
コペンハーゲン

Peter Dalgaard

監訳者まえがき

　医学研究の計画やデータ解析において，科学的な議論を行うための基本的な手段として，統計解析は非常に大きな役割を果たしている．医療関係者，医学研究者はその専門分野にかかわらず，統計解析を行った経験が一度はあるだろう．統計解析を行うときに，たまにしか使わない解析ソフトウェアを見よう見まねで使い，それっぽい p 値や信頼区間さえ得られればそれで OK としてしまう人も多いかもしれない．しかし，統計解析は単なる計算作業なのではなく，いわばデータと「対話」しながら仮説を検証していく，研究プロセスの中の重要な部分である．これは，データをさまざまな形式のグラフに何度もプロットし，その分布に対して適切な分析手法を考えて適用していくという知的な作業である．それを効率的に行うには，たとえば同じデータからいくつものサブグループをつくり，それぞれに対して同種のグラフを作成したり，行と列を転置してから並べ替えたりといった「データの操作」を，思考を中断することなくスムーズに行っていくためのソフトウェアが必要である．R はこのような目的のためにつくられた，データとの対話を行うための統合ソフトウェアである．

　R は，起動してもただコマンドを受け付けるプロンプトが表示されるだけで，誰もがすぐに使い始められるものではないように見える．しかし，一度操作に慣れてしまえば，大規模なデータに対する複雑な操作であっても非常にシンプルなコマンドだけで実行することができるようになる，職人の道具のような研究ツールである．さらに，オープンソースソフトウェアであるため，誰でも自由に入手することができる．一度操作を覚えてしまえば，所属が変わっても，定年になっても，一生ずっと使い続けることができるし，製品自体がなくなってしまうこともない．

　本書は，デンマーク，コペンハーゲンビジネススクールの Peter Dalgaard 教授によって書かれた R の入門書，Introductory Statistics with R, Second Edition の日本語訳である．原書は R の解説書としては比較的早期に書かれたもので，著者の専門である生物・医学分野から多くの実例をとっており，またロジスティック回帰分析や生存時間解析など，医療関係者にとってなじみ深い手法を，R を用いて解説している点が特色である．使用されているサンプルデータは R の一部として組み込まれており，インターネットに接続すればすぐに利用できる．内容は大学院博士課程向けとされているが，前半の章については医療系の学部レベルでも十分理解できると思われるし，後半のサンプルサイズ推定や生存時間分析は実際に研究を行おうとする医師，研究者にとっても役立つものである．翻訳にあたっては，R のバージョンの進化にあわせて適宜内容を修正しつつ，理解の助けになるよう，ところどころに訳注を加えた．内容についてはできる限り正確に，また読みやすくなるよう努力したが，訳者の理解不足により誤りなどがあればぜひご指摘をいただきたい．

　本書をガイドとして，読者諸氏が自分の頭脳の延長のような身近な道具として，R

を末長く使いこなしていかれれば訳者として幸甚の至りである．

　最後に，本書の刊行にあたって多大の労をとられた丸善出版株式会社の松平彩子氏にこの場を借りて感謝する．また，国内のR情報のポータルサイトとして私が管理させていただいているRjpWikiに集うRエキスパートの方々にも深く感謝する．彼らの有益な記事を参考にできなければ，本書は完成し得なかったし，またRが日本においてここまで普及することもなかっただろう．

2016年12月
銀杏並木が美しい本郷にて

訳者を代表して
岡　田　昌　史

目　次

第 1 章　基　礎　　001

1.1　最初の一歩　002
- 1.1.1　超多機能電卓としての利用　003
- 1.1.2　代　入　004
- 1.1.3　ベクタ化された計算　005
- 1.1.4　標準的な統計手法　007
- 1.1.5　グラフィックス　007

1.2　R 言語の基本　010
- 1.2.1　式とオブジェクト　010
- 1.2.2　「関数」と「引数」　010
- 1.2.3　ベクタ　012
- 1.2.4　引用とエスケープシーケンス　013
- 1.2.5　欠損値　014
- 1.2.6　ベクタを生成する関数　014
- 1.2.7　行列と配列　016
- 1.2.8　ファクタ　018
- 1.2.9　リスト　019
- 1.2.10　データフレーム　020
- 1.2.11　位置指定　020
- 1.2.12　条件選択　021
- 1.2.13　データフレームにおける位置指定　022
- 1.2.14　グループ化されたデータとデータフレーム　024
- 1.2.15　暗黙の繰り返し　025
- 1.2.16　並べ替え　026

1.3　演　習　027

第 2 章　R 環境　　029

2.1　セッション管理　030
- 2.1.1　ワークスペース　030
- 2.1.2　テキスト出力　031
- 2.1.3　Scripting　031
- 2.1.4　ヘルプの利用　032
- 2.1.5　パッケージ　033
- 2.1.6　組み込みデータ　033
- 2.1.7　attach 関数と detach 関数　034
- 2.1.8　subset, transform, と within　035

2.2　グラフィックス　037
- 2.2.1　レイアウト　037
- 2.2.2　部品からプロットをつくり上げる　038

2.2.3　par 関数の利用 ………………………………………………039
　　　2.2.4　プロットの組み合わせ …………………………………………040
　2.3　R プログラミング ……………………………………………………041
　　　2.3.1　制御構造 ……………………………………………………042
　　　2.3.2　クラスと総称関数 ……………………………………………043
　2.4　データの入力 ……………………………………………………044
　　　2.4.1　テキストファイルからの読み込み …………………………044
　　　2.4.2　read.table の詳細 ……………………………………047
　　　2.4.3　データエディタ ………………………………………………048
　　　2.4.4　ほかのプログラムとのインターフェース …………………049
　2.5　演　習 ……………………………………………………………050

第 3 章　確率と分布　051

　3.1　無作為抽出 …………………………………………………………052
　3.2　確率計算と組み合わせ ………………………………………………052
　3.3　離散型分布 …………………………………………………………053
　3.4　連続型分布 …………………………………………………………054
　3.5　R に組み込まれている分布 …………………………………………055
　　　3.5.1　密　度 ………………………………………………………055
　　　3.5.2　累積分布関数 …………………………………………………057
　　　3.5.3　分　位 ………………………………………………………058
　　　3.5.4　乱　数 ………………………………………………………059
　3.6　演　習 ……………………………………………………………060

第 4 章　記述統計とグラフ　061

　4.1　単変量に対する基本統計量 …………………………………………062
　4.2　データの視覚化 ……………………………………………………065
　　　4.2.1　ヒストグラム …………………………………………………065
　　　4.2.2　経験的累積分布 ………………………………………………066
　　　4.2.3　Q-Q プロット …………………………………………………067
　　　4.2.4　箱ひげ図 ……………………………………………………068
　4.3　グループ内要約統計量 ………………………………………………069
　4.4　グループデータの図示 ………………………………………………072
　　　4.4.1　ヒストグラム …………………………………………………072
　　　4.4.2　並列箱ひげ図 …………………………………………………073
　　　4.4.3　ストリップチャート …………………………………………074
　4.5　表の作成 ……………………………………………………………075
　　　4.5.1　表の作成 ……………………………………………………076
　　　4.5.2　合計枠と相対頻度 ……………………………………………079
　4.6　表の視覚化 …………………………………………………………080
　　　4.6.1　棒グラフ ……………………………………………………080
　　　4.6.2　点図表 ………………………………………………………083
　　　4.6.3　円グラフ ……………………………………………………083
　4.7　演　習 ……………………………………………………………084

第5章　1標本または2標本の検定 ——t 検定および Wilcoxon 検定——　　085

- 5.1　1 標本の t 検定 　086
- 5.2　Wilcoxon 符号つき順位検定 　089
- 5.3　独立 2 標本の t 検定 　091
- 5.4　分散の比較 　093
- 5.5　2 標本の Wilcoxon 順位和検定 　094
- 5.6　対応のある t 検定 　094
- 5.7　対応のある Wilcoxon 検定 　096
- 5.8　演　習 　097

第6章　回帰と相関　　099

- 6.1　線形単回帰 　100
- 6.2　残差とあてはめ値 　104
- 6.3　予測域と信頼域 　107
- 6.4　相　関 　110
  - 6.4.1　Pearson の（積率）相関係数 　111
  - 6.4.2　Spearman の順位相関係数（ρ） 　113
  - 6.4.3　Kendall の順位相関係数（τ） 　113
- 6.5　演　習 　114

第7章　分散分析と Kruskal-Wallis 検定　　115

- 7.1　一元配置分散分析 　116
  - 7.1.1　対比較と多重検定 　119
  - 7.1.2　分散仮定の緩和 　121
  - 7.1.3　グラフによる表現 　121
  - 7.1.4　Bartlett 検定 　123
- 7.2　Kruskal-Wallis 検定 　123
- 7.3　二元配置分散分析 　124
  - 7.3.1　反復する測定のグラフ 　127
- 7.4　Friedman 検定 　128
- 7.5　回帰分析に見る分散分析表 　128
- 7.6　演　習 　129

第8章　分割表データ　　131

- 8.1　1 つの割合 　132
- 8.2　2 つの独立した割合 　133
- 8.3　k 個の割合とトレンド検定 　135
- 8.4　$r \times c$ のクロス表 　137
- 8.5　演　習 　139

第9章　検出力および標本の大きさの計算　　141

- 9.1　検出力の計算の原理 　142
  - 9.1.1　1 標本の t 検定および対応のある t 検定の検出力 　142
  - 9.1.2　2 標本の t 検定の検出力 　144

	9.1.3	近似法 ·································	144
	9.1.4	割合の比較における検出力	145
9.2	2標本の場合 ······································		145
9.3	1標本の場合と対応のある検定 ·············		146
9.4	割合の比較 ······································		147
9.5	演 習 ··		148

第 10 章　一歩進んだデータハンドリング　149

- 10.1 変数の再編成 ································· 150
  - 10.1.1 cut 関数 ······························· 150
  - 10.1.2 ファクタレベルの取り扱い ············ 151
  - 10.1.3 日付データの扱い ···················· 152
  - 10.1.4 複数の変数の再編成 ·················· 155
- 10.2 条件付き計算式 ······························· 156
- 10.3 データフレームの結合と再構成 ············· 157
  - 10.3.1 フレームの追加 ························ 157
  - 10.3.2 データフレームの結合 ················ 158
  - 10.3.3 データフレームの再構築 ············· 161
- 10.4 グループ毎や症例毎の取り扱い手順 ········ 163
- 10.5 時間の分割 ······································ 164
- 10.6 演 習 ·· 168

第 11 章　重回帰分析　169

- 11.1 多変量データの作図 ··························· 170
- 11.2 モデルの指定と結果の表示 ··················· 171
- 11.3 モデル探索 ······································ 174
- 11.4 演 習 ·· 176

第 12 章　線形モデル　179

- 12.1 多項回帰 ··· 180
- 12.2 原点を通る回帰 ································ 182
- 12.3 デザイン行列とダミー変数 ··················· 183
- 12.4 グループを超えた（グループ間の）直線性 ·· 185
- 12.5 交互作用 ··· 189
- 12.6 反復のある二元配置分散分析 ················ 189
- 12.7 共分散分析 ······································ 190
  - 12.7.1 図表表記 ······························· 191
  - 12.7.2 回帰直線の比較 ························ 194
- 12.8 診 断 ·· 199
- 12.9 演 習 ·· 205

第 13 章　ロジスティック回帰分析　207

- 13.1 一般化線形モデル ······························ 208
- 13.2 表データにおけるロジスティック回帰分析 ············ 208

	13.2.1 逸脱度分析表	212
	13.2.2 傾向性の検定との関連	214
13.3	尤度プロファイル法	215
13.4	オッズ比の推定値の提示	217
13.5	生データを使ったロジスティック回帰分析	217
13.6	予　測	219
13.7	モデル確認	221
13.8	演　習	224

第14章　生存分析　　227

14.1	基本的な概念	228
14.2	生存オブジェクト	228
14.3	Kaplan-Meier 推定量	229
14.4	ログランク検定	232
14.5	Cox 比例ハザードモデル	233
14.6	演　習	235

第15章　率とポアソン回帰　　237

15.1	基本概念	238
	15.1.1 ポアソン分布	238
	15.1.2 ハザードが一定である生存時間分析	239
15.2	ポアソンモデルのあてはめ	240
15.3	率の計算	244
15.4	区分定数の強度をもつモデル	247
15.5	演　習	251

第16章　非線形曲線のあてはめ　　253

16.1	基本的な使い方	255
16.2	開始値を見つける	256
16.3	セルフスタートモデル	261
16.4	プロファイリング	263
16.5	あてはめアルゴリズムのより洗練された制御	264
16.6	演　習	265

付　録　　267

A	R の入手とインストール	268
B	ISwR パッケージに含まれるデータセット	271
C	クイックリファレンス	292
D	演習問題の解答例	304

参考文献　321

索　引　323

第1章

基　礎

　この章の目的は，あなたがRを使い始めることである．Rのインストールがすでになされ，この本で使われるデータセットが含まれているISwRパッケージもインストールされていることを仮定している．Rの入手とインストールの方法については付録Aを参照してほしい．

　以後の説明は，執筆時点での最新版である，Rバージョン1.5.0[1]について記述している．可能な限り，使っているオペレーティング・システムとは独立した記述とした．また，読者はメニューを選んだり，ウィンドウを動かしたりといった初歩的な操作方法の知識はもっていると仮定している．しかし，特定のプラットフォームではとくに難しい部分があったり，プラットフォーム特有の機能を使う場合には例外的に詳しく記述している．

訳注1　Rバージョン2.4.1で変更があった部分については適宜訳注で補足してある．

■ 1.1　最初の一歩

この節ではR環境について紹介し，もっとも基本的な機能について見ていこう．

Rを起動することは簡単なことだが，その方法はあなたの計算機プラットフォームによって異なる．システムのメニューから起動したり，アイコンをダブルクリックしたり，"R"コマンドをコマンドラインから打ち込んだりすることで起動できる．これらにより，Rのコンソールウィンドウが出現するか，あるいは現在のターミナルウィンドウの中の対話的プログラムとしてRが起動する．どちらの場合でも，Rは基本的には質問-回答モデルで動作する．すなわち，まずあなたがコマンドを含んだ1行を入力し，エンターキー（⏎）を押す．すると，プログラムは何か処理をして，（結果を返すことが適切な場合には）結果を表示する．そしてさらなる入力を促す．Rが入力を受けつけることが可能な場合には，プロンプト[2]である1文字の">"が表示される．Rはテキスト表示のみのアプリケーションとしても利用できるし，バッチモード[3]でも利用できるが，この章ではあなたはグラフィック表示が可能な端末[4]の前に座っていると仮定している．

この本の中の例はすべて，書かれているとおりに正確に入力すればそのまま実行することができる．ただし，そのためにはISwRパッケージがインストールされ，かつ現在の検索パスにロードされていることが必要である．ロードするには，コマンドプロンプトから

```
> library(ISwR)
```

と入力する[5]．今の時点では，このコマンドが何をするのかを理解する必要はない．これは1.5.3項で説明される．

Rが何をすることができるのかの第一印象を得るために，以下を入力しよう．

```
> plot(rnorm(500))
```

このコマンドは正規分布[6]から500個の数をランダムにとって（rnorm = random normal），グラフィックス表示用のポップアップウィンドウにそれをプロットする．Windowsマシンでの実行結果を図1.1に示す．

もちろん，まだ今の段階では，この方法を使ってこの結果が得られることを予想することは求められていない．この例はユーザインターフェースのいくつかの部分の実際の動きを見せるために選んだものだ．コマンドの組み合わせを使うスタイルになじむ前に，いくつかの概念や慣習を紹介する必要がある．

Windowsでは，現在グラフィックスウィンドウがキーボードフォーカス[7]をもっ

---

[2] システムがコマンドを受けつけることができる状態にあることを示す記号のこと．
[3] 質問-回答の形式で対話的に利用するのではなく，一括してコマンドを与え，一括して結果を受け取る方式のこと．
[4] 大型計算機をネットワーク経由で利用しているのでなければ，たいていはそうである．
[5] もし，「'ISwR'という名前のパッケージはありません」というエラーが表示されたならば，ISwRパッケージがまだインストールされていない．付録Aを参考にしてインストールしてから進んでほしい．
[6] 正規分布は英語でnormal distribution．

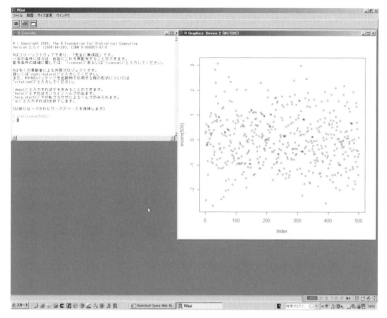

図 1.1　ウィンドウズ版 R のスクリーンショット

ているはずだ．コンソールウィンドウ[8]をクリックして，さらにコマンドを打ち込めるようにしよう．

1.1.1　超多機能電卓としての利用

Rで行えるもっとも単純な作業の1つは，算術式を入力して計算結果を得ることだ（2行目がRからの回答）．

```
> 2 + 2
[1] 4
```

Rは2と2を足すと4になることを知っているわけだ．もちろん，そのほかの標準的な演算の方法も知っている．たとえば，e^{-2}を計算するには：

```
> exp(-2)
[1] 0.1353353
```

計算結果の前にある [1] は，Rがいくつかの数値やベクタ[9]を表示する特別な形式の一部だ．ここでは役に立たないが，結果がより長いベクタになったときには役立つ．[ ] に入っている値はその出力行の先頭の数値の番号（インデックス）を示す．正規分布から15個のランダムな数値を生成する場合を考えてみよう：

7　キーボード入力を受けつけることができるウィンドウのこと．たいていの場合は最前面のウィンドウである．
8　"R Console" というタイトルがついているウィンドウである．
9　Rのベクタ（vector）は高校数学で学ぶような，長さと方向を合わせた概念ではなく，科学技術計算分野で複数の値をまとめて扱う概念を指す．単独の値ではなく，任意の複数の値をまとめて1つとして扱うときにベクタと呼ぶ，という程度に理解しておけばここでは十分であろう．

```
> rnorm(15)
 [1] -0.18326112 -0.59753287 -0.67017905  0.16075723  1.28199575
 [6]  0.07976977  0.13683303  0.77155246  0.85986694 -1.01506772
[11] -0.49448567  0.52433026  1.07732656  1.09748097 -1.09318582
```

このように，たとえば [6] は，0.07976977 がベクタの 6 番目の値であることを示している．（印刷上の都合で，この本の例は 1 行の幅が短くつくられている．あなたの PC では，1 行に 5 つではなく，6 つの数値があるかもしれない．また，数値自体もランダム生成されたので異なっているだろう．）

1.1.2 代 入

たとえ電卓でも，計算途中の値を格納しておく方法がすぐに必要になるだろう．それがあれば何度も何度も値をキー入力しなくてもよくなるのだ．R にもほかの計算機言語と同様，記号的変数，すなわち値を格納することができる名前がある．変数 x に値 2 を代入するには，以下のように入力する．

```
> x <- 2
```

2 文字の <- は，1 つの記号として読まれる．値が代入される変数を指し示す矢印（←）というわけだ．これは代入演算子として知られる．演算子の周囲にあるスペースは通常 R によって無視されるが，< と - の間にスペースを入れてしまうと，意味が「より小さい」と「マイナス」の連続となってしまうことに注意が必要だ．（逆に，ある値と負の値を比較するときにスペースを省略してしまうと予期しない結果を招いてしまう！）

この実行結果は何も表示されないが，これ以降 x は 値 2 をもち，その後の算術式で使用できる．

```
> x
[1] 2
> x + x
[1] 4
```

R では，変数の名前はきわめて自由に選択できる．アルファベット文字[10]，数字，ピリオド（ドット）記号から変数名をつくることができる．しかし，数字，あるいは直後に数字が続くピリオドで始まる名前は利用できないという制限がある．また，一般にピリオドで始まる名前は特別な意味があるので避けるべきである．典型的な変数名は height.1yr のような形式のもので，これは子供の 1 歳時の身長を表す場合などに利用できるだろう．名前は大文字と小文字の区別があり，WT と wt は別の変数を表す．

いくつかの名前はシステムによってすでに使用されているので，そういった名前を別の目的に使おうとする場合には少々混乱するかもしれない．とくに問題になるのは 1 文字の名前で，c, q, t, C, D, F, I, T などがある．また，diff, df, pt というよ

---

[10] R バージョン 2.1.0 以降では日本語文字も変数名として利用できる．

うなものもある[11]．これらのほとんどは関数の名前なので，変数の名前として使用しても通常問題は起こさない．しかし，FとTはFALSEとTRUEの略として標準で利用されるが，再定義してしまうとそのようには使用できなくなる．

1.1.3 ベクタ化された計算

1つ1つの単独の値に対して統計計算を行うことはできない．それよりも，1グループの（たとえば）患者から得られるデータを観察することに興味があるだろう．Rの強みの1つは，あらゆるデータベクタを1つのオブジェクトとして1つの変数に格納することができることだ．データベクタとは，複数の値の配列であり，それを格納するベクタ変数はこのように組み立てられる：

```
> weight <- c(60, 72, 57, 90, 95, 72)
> weight
[1] 60 72 57 90 95 72
```

組み立て（construct）を行うc(...)はベクタを定義するために使われる．値は1組にまとめられ，正常男性の一群の体重［kg］を表している．

この方法はRにデータベクタを入力する唯一の方法ではないし，一般には好まれる方法でもない．しかし，短いベクタはさまざまなほかの目的にも使われるので，c(...)による組み立て法は広く使われている．2.4節ではデータを読み込むための別の技法について議論する．いまのところ，この1つの方法だけを使っておこう．

複数のベクタに対しては，それらが同じ長さである場合には普通の数値と同様に計算を行うことができる．上で示した体重データとともに，対応する身長のデータもあるとしよう．すると，各人についてkgで表された体重をメートルで表された身長の2乗で割ることで，Body Mass Index（BMI）を算出することができる．これは以下のように計算できる：

```
> height <- c(1.75, 1.80, 1.65, 1.90, 1.74, 1.91)
> bmi <- weight/height^2
> bmi
[1] 19.59184 22.22222 20.93664 24.93075 31.37799 19.73630
```

演算はベクタの各要素ごとに1回ずつ行われることに注意しよう．すなわち，bmiの最初の値は$65 / 1.75^2$，というようになっている．^演算子は数値をべき乗するために用いられる．（いくつかのキーボードでは，^は「死んだキー」になっているので，入力後表示させるためにスペースバーを押す必要があるだろう[12]．）

実は，長さの違うベクタに対して算術演算を行うことも可能である．すでに，上でheight ^ 2を計算したとき，2という値の長さは1であるからこれをやっていたことになる．このような場合，短いほうのベクタが繰り返して再利用される．このルー

---

11 システムで使われている名前も，構文自体に使われる予約語以外（関数名など）であれば変数名として利用できる．しかし，関数を呼び出す際などに（ユーザが）混乱してしまうだろう．
12 日本で一般的な日本語配列キーボードでは^は¥の隣にある．英語配列キーボードではシフト＋フルキーの6である．

ルは，長さが1のベクタ（スカラー値）のときに使われる場合がほとんどだが，ときおり，繰り返しパターンが必要になるような場合にも使われることがある．長いほうのベクタの長さが短いほうの長さの倍数でない場合には警告が表示される．

このようなベクタ演算のルールにより，典型的な統計計算を記述することが非常に簡単になる．たとえば，weight 変数の平均と標準偏差を計算することを考えてみよう．

まず平均を計算する，$\bar{x} = \sum x_i / n$:

```
> sum(weight)
[1] 446
> sum(weight)/length(weight)
[1] 74.33333
```

そして，平均を変数 xbar に格納し，$SD = \sqrt{(\sum(x_i - \bar{x})^2)/(n-1)}$ の計算に進む．計算の各段階を見るために1ステップずつ行っていこう．平均からの偏差を求めるには以下のように入力する．

```
> xbar <- sum(weight)/length(weight)
> weight - xbar
[1] -14.333333  -2.333333 -17.333333  15.666667  20.666667
[6]  -2.333333
```

長さが1である xbar がどのように再利用され，weight の各要素から引かれたのかに注意しよう．偏差の2乗はこのようになる．

```
> (weight - xbar)^2
[1] 205.444444    5.444444 300.444444 245.444444 427.111111
[6]   5.444444
```

このコマンドは1つ前に入力したものとよく似ているので，前のコマンドを編集してこのコマンドを入力できれば便利だろう．R が動く大多数のシステムでは，上向き矢印キーを押すことで以前に入力したコマンドを呼び出すことができる．

同様に，偏差平方和は以下のように求められる．

```
> sum((weight - xbar)^2)
[1] 1189.333
```

そして，最終的に標準偏差はこうなる．

```
> sqrt(sum((weight - xbar)^2)/(length(weight) - 1))
[1] 15.42293
```

もちろん，R は統計解析プログラムであるから，このような計算はすでにプログラムの一部として組み込まれており，同じ結果を以下のように入力するだけで得ることができる．

```
> mean(weight)
[1] 74.33333
```

```
> sd(weight)
[1] 15.42293
```

1.1.4　標準的な統計手法

Rでできることのもう少し複雑な例として，以下のことを考えよう：経験的に，標準的な体重を有する個人のBMIは20から25の間にあるとされている．ここでは私たちのデータが系統的にそれから外れているかを知りたい場合を考える．6人のBMIが正規分布している場合，その平均が22.5であると仮定できるかを1標本t検定を用いて評価することができる．この評価のために，関数t.testを利用する．（t検定の理論をまだ知らない読者もいるかもしれないが，以下の例はおもに「実際の」統計解析結果がどのようなものかを示すためにここに含めた．t.testの詳しい説明は5章でなされる．）

```
> t.test(bmi, mu=22.5)
        One Sample t-test
data:  bmi
t = 0.3449, df = 5, p-value = 0.7442
alternative hypothesis: true mean is not equal to 22.5
95 percent confidence interval:
 18.41734 27.84791
sample estimates:
mean of x
 23.13262
```

引数mu=22.5は，仮引数であるmuに値を付与している．このmuはギリシャ文字のμを表していて，この文字は慣習的に理論平均を表すために使われる．この引数が与えられなかった場合，t.testはデフォルトとしてmu=0を用いるが，その例についてはこの項では扱わない．

ここでの検定では，これまでの例よりも多くの結果が表示されている．出力結果の詳細については5章で説明するが，ここでは平均が22.5であるという仮説を検定するために用いられたp値に着目する．ここでのp値は小さい値ではなく，これはもし理論平均が実際に22.5であった場合に，このような観測値を得ることが「ありそうもないことである」とはまったくいえない，ということを示している．（厳密に表現すると，出力されたp値は統計量tについて「$t > 0.3449$あるいは$t < -0.3449$」となる確率を表す，といえる．）一方，真の平均の95%信頼区間（95% confidence interval）も表示されている．この区間は非常に広く，実際には真の平均値に関する情報がほとんど得られていないことを示している．

1.1.5　グラフィックス

データの解析と報告において最も重要なことの1つは，適切なグラフを作成することである．RやR以前のソフトウェアのSには，グラフィックスの各部分に対してきめ細かく制御する方法や，標準的なプロットを簡単に作成できる機能が備わっている．

もし身長と体重の関係を調べようとするなら，一番最初にやることは，片方の変数

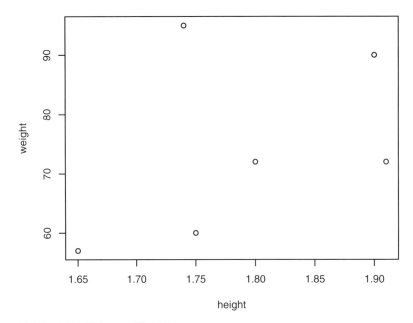

図 1.2　シンプルな x-y プロット

に対してもう 1 つの変数をプロットすることといえる．これは次のようにして実行することができる．

```
> plot(height,weight)
```

この結果は図 1.2 のようになる．

描画結果をさまざまに変更したい場合も多いだろう．そのために，設定可能な豊富なパラメータが用意されている．例として，引数 pch（プロット文字）を用いて，プロットされる記号を変更してみよう．

```
> plot(height, weight, pch=2)
```

この結果は図 1.3 のようになる．プロットが小さい三角形の記号で表示されるようになった．

BMI を計算する背景にある考えは，その指標が身長とは独立となるようにするということである．したがって，BMI を算出すれば，身長，体重の両方を用いなくとも，1 つの数値を指標として，ある人が過体重であるかどうか，またどのくらい過体重であるのかを示すことができる．正常な BMI は 22.5 前後であるから，標準的な人であれば（体重）$\approx 22.5 \times$（身長）^{2} であると予測できる．したがって，図の上に BMI を 22.5 と仮定した場合の予測体重の基準曲線を重ねることができる．

```
> hh <- c(1.65, 1.70, 1.75, 1.80, 1.85, 1.90)
> lines(hh, 22.5 * hh^2)
```

結果は図 1.4 のようになる．lines 関数によって，既存のプロットに，(x, y) の値による直線が追加される．

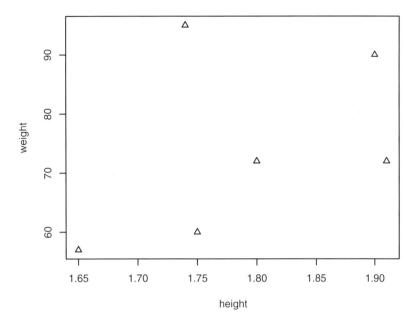

図 1.3 pch=2 としたプロット

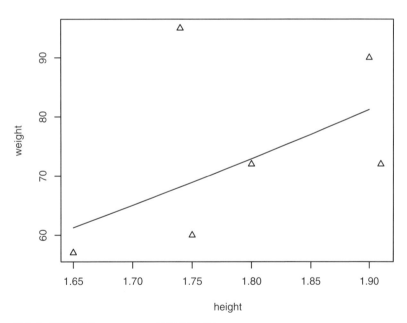

図 1.4 基準曲線を lines(...) を用いて重ねた

元の height ベクタではなく，新しい変数 hh を用いる理由は2つある．

1つ目は，身長と体重の関係は2次式であり，したがって非線形であるため，オリジナルの値を使うとそれをプロット上で見るのが困難になり得るためだ．ここでは非線形の曲線を線分で近似したため，オリジナルデータの分布を x 座標に使うよりも，x 軸上に均等に広がっている点を用いるほうがよいと考えられた．2つ目は，オリジナルの height の値は大きさ順に並び替えられていないために，おのおのの線分が隣

り合う点を結ばずに，後ろに戻ったり，遠くの点同士を結んでしまったりするためである．

■ 1.2　R 言語の基本

この節では，R 言語の基本的な概念を軽く説明していく．そのため，いくつかの優れた点以外の説明は多少表面的にならざるを得ない．そこで，この章でもプログラミングについての簡単な説明は行うが，説明の重点は，実際のプログラミングよりも，R 言語を対話的に利用するときに知っておくと便利な点におく．

1.2.1　式とオブジェクト

R の基本的な対話モードは，式とその評価で構成される．ユーザが式を入力すると，システムがそれを評価し，評価結果を出力する．式の中には，その結果を求めるためというよりも，グラフィックスウィンドウを開いたりファイルへの書き込みを行うといった"副作用"を引き起こすことを目的として評価されるものもある．すべての R 式は値を返す（NULL[13] である場合もあり得る）が，返り値が出力されず，見ることができない場合もある．

式には一般に，変数への参照や + 記号のような演算子，関数呼び出し，それにまだ説明していないいくつかの要素が含まれる．

式はオブジェクトに対して作用する．オブジェクトとは，変数に代入することができるあらゆるものを抽象化した呼び名である．R にはいくつかの種類のオブジェクトがあるが，これまでのところ私たちはもっぱら数値ベクタだけを見てきた．この章ではほかのいくつかの種類のオブジェクトについても紹介する．

オブジェクトは抽象的に議論することができるが，それをどのように生成するのか，またそれに対して何をすることができるのかを抜きにして話を進めると少々退屈してしまう．一方，式の文法知識の多くはそれが作用する対象となるオブジェクトについての知識がなければほとんど意味をなさない．そこで，続く節では新しいオブジェクトの紹介と，それに関連する新しい言語要素の紹介をかわるがわるに行っていくことにしよう．

1.2.2　「関数」と「引数」

ここまでで，R がどのように動作するかについての漠然とした印象ができてきているだろう．そして，私たちはすでに，plot「関数」などについて話すときにいくつかの専門用語を用いている．ここがまさにポイントで，R で行われることの多くは「関数呼び出し」によって実行される．関数呼び出しは，log(x) であるとか，plot(height, weight) のように，いくつかの変数に対して数学的関数を適用しているように見えるコマンドのことである．

書式は，関数の名前に続いて一組のかっこがあり，その中に 1 つ，あるいは複数の

---

[13] 「値がないこと」を表現するための値である．データの欠損値（NA）とは異なる．

引数が入っている形になる．たとえば，plot（height, weight）の場合，関数名はplotであり，引数はheightとweightである．

これらの引数は「実引数」であり，関数呼び出しを行ったそのときだけ用いられる．関数にはその定義時に「仮引数」が含まれており，呼び出しが行われたときに対応する実引数と結びつけられている．

plot（height, weight）と記載したとき，Rは最初の引数がx軸変数に対応し，2番目の引数がy軸変数に対応するものであると解釈する．これは「位置マッチング」として知られる．CやPascalといった古典的なプログラミング言語を学んだことがある人は，この方式をすぐ理解できるだろう．そして，関数に多くの引数がある場合には，この方式がやっかいなものになるという事実にも気がつくかもしれない．なぜなら，たくさんの引数のすべてを指定しなければならないし，その順番も覚えておかなければならないからだ．幸いなことに，Rはこれを避ける手段を提供している．すなわち，多くの引数には適切なデフォルト値が定義されているので，標準的な値を用いる場合には省略することができるのだ．また，デフォルトから外れる場合でも，順番によらずに引数を指定する方法が用意されている．

plot関数は，実は非常にたくさんの選択可能な引数をもつ関数の例でもある．プロットに用いる点記号の種類や線の太さ，タイトル，軸の種類などを引数で変更することができる．プロット記号を三角形に変更するために，私たちは順番によらずに引数を指定する方法，plot（height, weight, pch=2）を用いた．

pch=2のような方法は，「名前つき実引数」として知られる方法である．名前部分が関数定義の仮引数と比較され，引数のキーワードマッチングが行われる．pchというキーワードは，その引数がプロット記号を指定するものであるということを明示するために使われる．この方式で引数を指定する場合は，順不同に指定することができる．したがって，plot（y=weight, x=height）と書いても，plot（x=height, y=weight）と書いても同じ結果を得ることができる．

引数指定に使われる「位置マッチング」と「名前つき実引数」の2つの方法は，1回の関数呼び出しの中で混在して使用することも可能である．

関数呼び出しに1つも引数をつけない場合であっても，たとえばls()のようにかっこを省略することなく記述する必要がある．よく，このかっこを誤って省略してしまう場合があるが，そのようなときは期待した結果ではなく，Rのコードそのものが出力される．なぜなら，lsのように関数名だけを入力した場合は，それを実行するのではなく，その定義を見たいものだと解釈されるためである．

関数の仮引数は，関数定義の一部として記述される．たとえば，plot.default関数（この関数は，plot関数に，対応する特別なplotメソッドが定義されていないようなx引数を与えたときに呼ばれるものである）の仮引数の一覧は以下のようになる：

```
> args(plot.default)
function (x, y = NULL, type = "p", xlim = NULL, ylim = NULL,
    log = "", main = NULL, sub = NULL, xlab = NULL, ylab = NULL,
    ann = par("ann"), axes = TRUE, frame.plot = axes,
```

```
          panel.first = NULL, panel.last = NULL, asp = NA, ...)
```

ほとんどの引数にはデフォルト値が定義されていることに注意してほしい．すなわち，たとえばtype引数に何も指定しなくとも，この関数はtype="p"という引数が与えられたものとして動作するということだ．多くの引数に NULL というデフォルト値が見られるが，これは引数が未指定であるということを意味し，その場合には関数の内部で特別な動作が定義されている．たとえば，xlabやylab引数が指定されなかった場合には，それらの値はxやyとして渡された実引数の値から作成されるようになっている．（このしくみに関してはいくつかの非常にすばらしい点があるのだが，ここではそのトピックについて深入りするのは避けておく．）

3つのドット（...）で表される引数は，その関数がとくに指定された名前や値をもたない追加引数を受け入れ得ることを示している．多くの関数では，そのような追加引数をそのままほかの関数に渡す．また，一部の関数ではそれを特別に扱う．たとえば，data.frame関数やc関数では，...引数の名前が得られる結果の各要素の名前となる．

1.2.3　ベクタ

これまですでに数値のベクタを見てきたが，ベクタにはさらに2つの型がある．文字ベクタと論理値ベクタである．

文字ベクタは文字列のベクタであり，その要素は引用符に囲われた形で指定されたり表示されたりする．

```
> c("Huey","Dewey","Louie")
[1] "Huey"  "Dewey" "Louie"
```

左右で同じ種類のものを使う限り，引用符（' '）と二重引用符（" "）どちらを使ってもかまわない：

```
> c('Huey','Dewey','Louie')
[1] "Huey"  "Dewey" "Louie"
```

しかし，一部のキーボードにある鋭アクセントキー（´）は避けるべきだ．本書ではまちがいを避けるため，二重引用符を使用している．

論理値ベクタはTRUEまたはFALSE（あるいはNA；下記参照）の値をとることができる．入力時には，便利な省略形としてTやFを用いることができる．（ただし，これらを再定義してしまわないように注意を払おう．）論理値ベクタはほかのベクタ型と同様に，c関数を用いて作成される．

```
> c(T,T,F,T)
[1] TRUE  TRUE FALSE  TRUE
```

実際には，上記のようなやりかたで論理値ベクタを指定しなければならないことは少ない．関数呼び出しの際に，あるオプションをオンにするかオフにするために，ベ

クタではなく単一の論理値を指定することのほうがずっと多いだろう．2つ以上の値からなるベクタは，比較式からつくられることがもっとも多い．

```
> bmi > 25
[1] FALSE FALSE FALSE FALSE  TRUE FALSE
```

比較式と論理演算については，1.2.12項で条件選択について述べるときにまたふれる．

1.2.4　引用とエスケープシーケンス

　引用された文字列の使用には，いくつかの注意が必要になる．たとえば1つの文字列stringの中に，引用符をどのように入れこむのだろうか．加えて，改行のような特別な文字についてはどうだろうか．これらは，エスケープシーケンスを使って解決することができる．まず最初に，次の内容を見てみよう．

　入力した文字列とその表示結果との間には違いがある．たとえば，"Huey"という文字列を入力した場合は，6文字ではなく，4文字の文字列と認識されている．つまり，引用符は文字列の一部としてではなく，ただ入力されたものと認識される．ここでは，文字列と変数名が区別されている．

　ある文字列のベクタを表示させたい場合には，各エレメントを常に引用符で囲んで入力する．これとは別のやり方として，cat関数を利用する方法もある．たとえば，

```
> cat(c("Huey","Dewey","Louie"))
Huey Dewey Louie>
```

　この場合，引用符が取られて，スペースによって区切られた文字列が返される．返された文字列には，文字列の後ろに新しい行が作成されず，次の入力のためのプロンプト（>）は，行の一番末尾に直接表示される．（catのコマンドを用いて，文字列を表示した場合，返される結果は単一の文字列"Huey Dewey Louie"とは区別ができないことに注意する．）

　次の行にプロンプトを表示させたい場合には，改行のための文字列を入力する必要がある[14]．

```
> cat("Huey","Dewey","Louie", "\n")
Huey Dewey Louie
>
```

　ここでの\nは，エスケープシーケンスの一例である．\nは，改行を意味する単一の文字列であるが，2つの使いかたがある．バックスラッシュ（\）は，拡張文字（エスケープ文字）として知られているが，\"を使って，1行のコマンドの中に引用符を入れることが可能である．

```
> cat("What is \"R\"?\n")
```

---

[14] Windows版，Macintosh版のRを使っている場合は，改行文字を入れなくてもプロンプトは次の行の行頭に表示される．Linux版では明示的に改行を示すエスケープシーケンスの入力が必要である．

```
What is "R"?
```

他のコントロール文字や特殊文字を加えることも可能であるが，ここで詳しくその説明を始めると本論から遠く離れてしまうので割愛する．ここで重要なのは，何がエスケープ文字なのかということである．文字がもつ元の意味をエスケープさせるもので，文字列の中にバックスラッシュを加えたいときなどは，2回入力する必要がある．これは，Windows 上で，あるファイルを特定するパスを入力するときに必要になってくる．詳しくは，2.4.1 項を参照してほしい．

1.2.5 欠損値

実際のデータ解析においては，データが欠損していることがたびたび起こる．たとえば患者が現れなかったり，実験が失敗したりした場合である．統計解析用ソフトウェアは，このような事態に対処する方法を備えている必要がある．R では，ベクタの中に特別な値，NA 値をもつことができる．この値は計算を行ってもそのまま保持されるため，NA に対して演算を行うと，その返される結果も NA となる．ほかにも，欠損値の扱いについてはいくつか特別に注意しなければならない点があるが，それらは実際に欠損値が出てきたときにまた扱う．（索引の欠損値を参照のこと．）

1.2.6 ベクタを生成する関数

ここでは，3つの関数，c，seq，rep を紹介する．これらはさまざまなベクタを生成するために用いられる．

最初に，c 関数についてはすでに紹介した．これは "concatenate（連結すること）" を省略して書いたものであり，すなわち，項目をつなぎ合わせることこそがこの関数が行うことである．

```
> c(42,57,12,39,1,3,4)
[1] 42 57 12 39  1  3  4
```

2つ以上の要素をもつベクタ同士を連結するためには以下のようにする．

```
> x <- c(1, 2, 3)
> y <- c(10, 20)
> c(x, y, 5)
[1]  1  2  3 10 20  5
```

一方，長さ1のベクタを作成するときには c 関数を用いる必要はない．ときどき，たとえば c(1) のようなコマンドを見ることがあるが，これはただ 1 と書くことと同じである．

各要素に名前をつけることも可能である．そうすることでベクタの印字のされ方が修飾されるので，適切な表示を得るためによく使われる．

```
> x <- c(red="Huey", blue="Dewey", green="Louie")
> x
    red     blue    green
```

```
 "Huey"   "Dewey"  "Louie"
```

(この使いかたの場合にはもちろん，単一要素のベクタを作るためにc関数を用いることにも意味がある．)

名前はnames関数により抽出，あるいは設定することができる：

```
> names(x)
[1] "red"   "blue"  "green"
```

ベクタのすべての要素は同じ型をもつ．異なる型のベクタ同士を連結した場合，最も「制約の少ない」型に変換される：

```
> c(FALSE, 3)
[1] 0 3
> c(pi, "abc")
[1] "3.14159265358979" "abc"
> c(FALSE, "abc")
[1] "FALSE" "abc"
```

すなわち，論理値は0/1もしくは文字列の"FALSE"/"TRUE"に変換され，数値はそれを印字した形の文字列に変換される．

2つ目の関数，seq（"sequence（連続）"の略）は，等差数列をつくるのに使われる．

```
> seq(4,9)
[1] 4 5 6 7 8 9
```

と書くと，上記のように4から9までの整数が得られる．2ずつ増加する数列が欲しければ，

```
> seq(4,10,2)
[1]  4  6  8 10
```

のように書けばよい．このようなベクタは，とくにグラフィックを作成するときによく必要になる．たとえば，前に c(1.65, 1.70, 1.75, 1.80, 1.85, 1.90) を曲線の x 座標を定義するために用いたが，seq(1.65, 1.90, 0.05) と書くことで同じ結果を得ることができる．もし，身長が5cm刻みではなく，1cm刻みだったらと考えると，seqを使うメリットがより明らかになるだろう！

増分が1である場合には，下記のような特別な記法を用いることができる：

```
> 4:9
[1] 4 5 6 7 8 9
```

これはseq(4,9)と書くのとまったく同じことで，ただ，より見やすくなっているだけである．

3番目の関数，rep（"replicate（繰り返し）"の略）は，繰り返される値をつくるために用いられる．この関数には，2番目の引数がベクタであるか，あるいは1つの数

値であるかによって，2種類の使い方がある．

```
> oops <- c(7,9,13)
> rep(oops,3)
[1]  7  9 13  7  9 13  7  9 13
> rep(oops,1:3)
[1]  7  9  9 13 13 13
```

上の最初の呼び出しでは，ベクタ oops の全体が 3 回繰り返されている．2 番目の呼び出しでは，繰り返し回数の数値 3 の代わりに，3 つの値（1, 2, 3）をもつベクタが指定されている．3 つのそれぞれの値は，ベクタ oops の各要素に対応しており，7 が 1 回，9 が 2 回，13 が 3 回繰り返されるべきであることを示している．rep 関数は，グループ番号のようなものを表すのによく使われる．たとえば，測定データの最初の 10 人が男性，残りの 15 人が女性であることがわかっていたなら，

```
> rep(1:2,c(10,15))
 [1] 1 1 1 1 1 1 1 1 1 1 2 2 2 2 2 2 2 2 2 2 2 2 2 2 2
```

とすることで，各データが男性のものか，女性のものかを示すベクタをつくることができる．とくに，それぞれの値の繰り返し数がすべて同一であるような場合には，each 引数を使うことができる．たとえば，`rep(1:2,each:10)` は `rep(1:2, c(10,10))` と同じことになる．

1.2.7 行列と配列

　数学用語としての「行列」は，単なる 2 次元の数値配列である．行列は統計の理論でも実際の統計計算でも多くの目的のために使われるが，本書では読者が行列演算になじみがあることを前提とはしないため，行列の積などの特別な演算法については省略する．（R をインストールすると同時にインストールされる文書 "An Introduction to R" に，これらのことについての優れた概説が載っている．）しかし，行列や高次元の配列はもっと単純な目的，おもに数表を保持するためなどにも使われる．そこでまず初歩的な説明からしていこう．

　R では，行列の概念がすべての型に拡大されており，たとえば文字列型の行列などもあり得る．行列，配列は，次元をもったベクタとして表現される．

```
> x <- 1:12
> dim(x) <- c(3,4)
> x
     [,1] [,2] [,3] [,4]
[1,]    1    4    7   10
[2,]    2    5    8   11
[3,]    3    6    9   12
```

　関数 dim を用いて，x の次元属性を設定したり変更することができる．ここでは 12 個の数値からなるベクタを，3 × 4 の行列として取り扱うよう R に指示した．数値の格納順では列が優先されることに注意してほしい．すなわち，第 1 列の要素の続きが第 2 列に入る…というようになる．

行列を作成するための簡単な方法は，matrix 関数を使うことである：

```
> matrix(1:12,nrow=3,byrow=T)
     [,1] [,2] [,3] [,4]
[1,]    1    2    3    4
[2,]    5    6    7    8
[3,]    9   10   11   12
```

byrow=T オプションをつけたことにより，行列への値の格納順が列優先ではなく，行優先になったことに注意しよう．

行列を扱う際に便利な関数としては，rownames 関数，colnames 関数，そして転置関数 t（小文字であることに注意．大文字の T は TRUE の省略形である）が挙げられる．t 関数により行と列が入れ替えられる．

```
> x <- matrix(1:12,nrow=3,byrow=T)
> rownames(x) <- LETTERS[1:3]
> x
  [,1] [,2] [,3] [,4]
A    1    2    3    4
B    5    6    7    8
C    9   10   11   12
> t(x)
     A B  C
[1,] 1 5  9
[2,] 2 6 10
[3,] 3 7 11
[4,] 4 8 12
```

文字ベクタ LETTERS は R にあらかじめ組み込まれている変数で，アルファベットの大文字 A-Z を含んでいる．同じように便利に使える組み込みベクタとして，letters（アルファベット小文字），month.name（月の名前），month.abb（月の名前の省略形）などがある．

cbind 関数や rbind 関数を使うことで，ベクタどうしを列ごと，あるいは行ごとに"くっつける"ことができる．

```
> cbind(A=1:4,B=5:8,C=9:12)
     A B  C
[1,] 1 5  9
[2,] 2 6 10
[3,] 3 7 11
[4,] 4 8 12
> rbind(A=1:4,B=5:8,C=9:12)
  [,1] [,2] [,3] [,4]
A    1    2    3    4
B    5    6    7    8
C    9   10   11   12
```

表に関する操作については，4.5 節でデータセット中の変数による表作成を扱う際に再び述べる．

1.2.8 ファクタ

統計データにはカテゴリ値,すなわち社会的階級,初期診断,腫瘍のステージ,ターナーの成熟度分類といったような,データを分類するための値が含まれていることが多い.典型的には,これらは数値のコードの形で入力される.

このような変数は,Rでは"ファクタ"として指定されるべきである.このデータ構造は,カテゴリ値に意味のある名前を割り当てる方法の1つである.

解析内容によっては,ある変数の値がカテゴリを示す数値コード[15]であるか,あるいは数値そのものであるかをRが識別できるようにしておくことが必須となる(7章参照).

ファクタに関する専門用語として,ファクタはいくつかの"レベル"をもつ,といういい方をする[16].具体的にするため,ここでは4つのレベルをもったファクタを考えよう.Rの内部では,4つのレベルをもったファクタは2つの要素からなっている.すなわち,(a) 1から4までの整数からなる数値コードを格納したベクタ,(b) 4つのレベルそれぞれを表す文字列を格納した,長さ4の文字ベクタ,である.以下の例を見てみよう.

```
> pain <- c(0,3,2,2,1)
> fpain <- factor(pain,levels=0:3)
> levels(fpain) <- c("none","mild","medium","severe")
```

最初のコマンドで,5名の患者の痛みの強さを表すpainという数値ベクタを作成する.これをカテゴリ値として扱いたいので,factor関数を用いて,painからファクタfpainを作成する.ここで呼び出されるfactor関数は,ベクタpainのほかにもう1つの引数,すなわちlevels=0:3をもっているが,これは入力されたベクタがカテゴリ値のコーディングに0-3の値を用いていることを明示するために用いられている.Rはこの引数のデフォルトとして,painに含まれる値を適切に並べ替えたものを使うため,この引数を省略することもできる.しかし,この後で示すような例を考慮すると,なるべく省略しない習慣をつけておいたほうがよいだろう.最後の行では,レベルの名前を4つの指定された文字列に変更している.

結果はこのようになる:

```
> fpain
[1] none   severe medium medium mild
Levels:  none mild medium severe
> as.numeric(fpain)
[1] 1 4 3 3 2
> levels(fpain)
[1] "none"   "mild"   "medium" "severe"
```

Rでは,レベルに順序情報が付加された特別なファクタを使うこともできる.これはfactor関数とよく似た動作をするordered関数で作成することができる.これ

---

15 たとえば,男性ならば1,女性ならば2のようにカテゴリを数値化したもの.
16 レベルは,カテゴリ分けの種類のようなもので,たとえば選択肢A,B,Cが回答となり得るアンケート結果を表すファクタであれば,A,B,Cの3つのレベルをもつ.

らを用いると名義変数と順序変数を互いに区別することができるので便利かもしれない．

しかし，残念なことに，Rはデフォルトでは（多項式対比を生成することにより）モデリングの際にレベルを"等間隔"な値として扱う．そのため，いまのところは順序がついたファクタのことは無視しておくほうがよいかもしれない．

1.2.9 リスト

いくつかのオブジェクト[17]を，大きな複合的なオブジェクトとしてまとめておくと便利な場合がある．リストによりこれが可能となる．

リストは，それを構成する各部分データから list 関数を用いて作成することができる．例として，Altman（1991, p.183）にあるデータセットを考えよう．このデータはあるグループの女性の月経前後の摂取カロリーを測定したものだ．これを以下のように2つのベクタに格納することができる：

```
> intake.pre <- c(5260,5470,5640,6180,6390,
+ 6515,6805,7515,7515,8230,8770)
> intake.post <- c(3910,4220,3885,5160,5645,
+ 4680,5265,5975,6790,6900,7335)
```

入力行が途中で中断され，次の行に続いていることに注意してほしい．構文が未完成なうちにエンターキーを押下すると，Rはその文が次の行に続くものと仮定し，通常は > であるプロンプトを継続プロンプト，+ に変更する．これは，不注意でカッコを閉じ忘れたときなどによく起こる．こういうときには，次の行で文を完成させてもよいし，ESC キー（Windows, MacOS X の場合）か Ctrl-C（Unix の場合）を押して中止してもよい．なお，"Stop" ボタンは Windows でも使用できる．

これらの独立したベクタをリストにまとめるには，以下のようにする．

```
> mylist <- list(before=intake.pre,after=intake.post)
> mylist
$before
 [1] 5260 5470 5640 6180 6390 6515 6805 7515 7515 8230 8770

$after
 [1] 3910 4220 3885 5160 5645 4680 5265 5975 6790 6900 7335
```

リストに含まれる各部分データの名前には，list 関数で使われた引数の名前が使われる．名前がついた部分データは，このように取り出すことができる．

```
> mylist$before
 [1] 5260 5470 5640 6180 6390 6515 6805 7515 7515 8230 8770
```

Rの組み込み関数の多くは，計算結果として2つ以上のベクタをリストにまとめて返す．

---

17 ベクタ，ファクタなどの総称．

1.2.10 データフレーム

データフレームは，ほかの統計パッケージで「データ行列」とか「データセット」と呼ばれているものに相当する．それは，長さが同じであるようなベクタやファクタからなるリストである．それらのベクタやファクタは"横断的に"関係している．つまり，それらの中で同じ位置にあるデータは同じ実験単位（対象者，動物など）から得られたものと解釈される．加えて，データフレームは固有の行名をもつ．

データフレームは，すでにある変数を用いて以下のように作成することができる：

```
> d <- data.frame(intake.pre,intake.post)
> d
   intake.pre intake.post
1        5260        3910
2        5470        4220
3        5640        3885
4        6180        5160
5        6390        5645
6        6515        4680
7        6805        5265
8        7515        5975
9        7515        6790
10       8230        6900
11       8770        7335
```

これらのデータは対応があることに注意しよう．すなわち，同じ女性が月経前には5260 kJを摂取し，月経後には3910 kJを摂取していたということである．

リストの場合と同様に，各変数には $ 表記を用いてアクセスすることができる．

```
> d$intake.pre
 [1] 5260 5470 5640 6180 6390 6515 6805 7515 7515 8230 8770
```

1.2.11 位置指定

ベクタ中の特定の要素を得る必要がある場合，たとえば，No.5の女性の月経前エネルギー摂取量を知りたい場合には，以下のようにする．

```
> intake.pre[5]
[1] 6390
```

[ ]はデータを選択，あるいはデータの位置を指定したり一部分を抽出するために用いられる．これは，値を代入する式の左辺においても同様に機能するため，ベクタの要素の値を変更するためにも用いることができる．（たとえば，intake.pre[5] <- 6390のように書くことができる．）

もし，2人以上の女性のデータからなる部分ベクタを得たい，たとえば，No.3, 5, 7の女性のデータを得たいならば，位置指定のためにもベクタを用いればよい：

```
> intake.pre[c(3,5,7)]
[1] 5640 6390 6805
```

3, 5, 7の3つの数からなるベクタを定義するために，c(...)構文が必須となる

ことに注意しよう．intake.pre[3,5,7] としてしまうと，まったく違った意味になる．これは3次元配列に対する位置指定の方法である．

もちろん，ベクタによる位置指定は，位置指定ベクタが変数に格納されている場合にも用いることができる．これは，いくつかの変数に対して同じように位置指定を行う必要がある場合に便利である．

```
> v <- c(3,5,7)
> intake.pre[v]
[1] 5640 6390 6805
```

一連の要素を得る，たとえば先頭の5つの要素を得るための方法も知っておく価値があるだろう．このような場合には，a:b表記を用いればよい：

```
> intake.pre[1:5]
[1] 5260 5470 5640 6180 6390
```

Rの便利な機能として，負の値による位置指定が可能な点がある．No.3, 5, 7 を"除いて"，そのほかすべての測定値を得たいならば，以下のように書くことができる．

```
> intake.pre[-c(3,5,7)]
[1] 5260 5470 6180 6515 7515 7515 8230 8770
```

正の値と負の値の位置指定を混在させることはできない．あまりに不明瞭になるからである．

1.2.12 条件選択

1.2.11項では，1つまたはそれ以上の位置指定によりデータを抽出する方法を学んだ．実際には，ある基準を満たすようなデータを抽出することが必要になる場合がよくあるだろう．たとえば，男性のみとか，思春期前の人のみとか，慢性疾患の患者のみ，というような具合である．このためには，単純に位置指定の代わりに関係式を用いればよい．たとえばこのようにする：

```
> intake.post[intake.pre > 7000]
[1] 5975 6790 6900 7335
```

これにより，月経前の摂取カロリーが7000 kJより多かった4人の女性について，月経後の摂取カロリーの値が得られる．

もちろん，このような式は，関係式で使われる変数が，位置指定の対象となる変数と同じ長さであるような場合にのみ意味をもつ．

利用できる比較演算子は，< （より小さい），> （より大きい），== （等しい），<= （以下），>= （以上），!= （等しくない）である．等しいかどうかを調べるには，等号を2つ続けることに注意しよう．= 記号が関数の引数とキーワードを対応させるために使われるため，それと混乱しないように区別されている．!= 演算子も目新しいものだろう．! 記号は否定を表す．同じ演算子は，プログラミング言語Cでも使われている．

いくつかの式を結合するには，論理演算子 & (かつ)，| (または)，! (否定) を使う．たとえば，月経前の摂取カロリーが 7000 kJ から 8000 kJ の間にある女性の月経後の摂取カロリーを知りたければ，次のようにすればよい．

```
> intake.post[intake.pre > 7000 & intake.pre <= 8000]
[1] 5975 6790
```

これらに加えて，&&, || というものもあり，R言語を用いたプログラミングにおいて処理の流れを制御するために用いられる．しかし，それらはここで議論する範囲を超える．

位置指定のために論理演算子を用いた場合，実際に何が起こっているのかをもう少し詳しく見ておこう．論理式の評価結果は，1.2.3 項で述べたように論理ベクタとなる：

```
> intake.pre > 7000 & intake.pre <= 8000
 [1] FALSE FALSE FALSE FALSE FALSE FALSE FALSE  TRUE  TRUE FALSE
[11] FALSE
```

論理ベクタを用いて位置指定を行うことは，対応する位置の論理ベクタの値が TRUE であるような値を抽出することを意味する．したがって，先の例では intake.post ベクタから 8 番目と 9 番目の値が取り出された．

もし，位置指定ベクタに欠損値（NA；1.2.5 項を参照）があった場合には，R は対応する位置に NA の要素を入れて結果を返す．

関係演算子，論理演算子に加えて，論理値を返す関数群もある．とくに重要なのは is.na(x) である．これは，ベクタから欠損値（NA）として記録されている要素を見つけるために使われる．

x == NA という比較を行うことができないため，is.na はとくに重要となる．このような比較では，x の値にかかわらず，常に NA という結果が返るだけである．不明な値との比較結果はやはり不明なのである．

1.2.13 データフレームにおける位置指定

データフレームから値を取り出すための方法，たとえば，d$intake.post のような方法についてはすでに見てきた．しかし，行列と同じような構造を直接指定することでデータを取り出す表記法もある：

```
> d <- data.frame(intake.pre,intake.post)
> d[5,1]
[1] 6390
```

これにより，5 行目の 1 列目，すなわち，月経"前"の女性 No.5 の測定結果が得られる．そして，

```
> d[5,]
  intake.pre intake.post
5       6390        5645
```

とすると，女性 No.5 に関するすべての測定値が得られる．d[5,] のカンマは必須であることに注意しよう．カンマなし，たとえば d[2] のようにすると，d の 2 "列"目を含むデータフレームが得られる．これは，列のデータを含むベクタそのものを返す表記である d[,2] に近いものである．

ほかの位置指定テクニックも使うことができる．とくに，何らかの基準を満たすような症例をすべて取り出すようなときに便利である．たとえば，月経前の摂取エネルギー量が 7000 kJ を超える女性のデータをすべて取り出したければ次のようにする：

```
> d[d$intake.pre>7000,]
   intake.pre intake.post
8        7515        5975
9        7515        6790
10       8230        6900
11       8770        7335
```

これにより，データフレーム内で intake.pre>7000 であるような行を取り出すことができた．行の名前はオリジナルのデータフレームのものがそのまま使われていることに注意してほしい．

ここで起こったことの詳細を理解するために，より細かい手順に分けて見ていこう．いまと同じことは以下のような手順でも行うことができる：

```
> sel <- d$intake.pre>7000
> sel
 [1] FALSE FALSE FALSE FALSE FALSE FALSE FALSE  TRUE  TRUE  TRUE
[11]  TRUE
> d[sel,]
   intake.pre intake.post
8        7515        5975
9        7515        6790
10       8230        6900
11       8770        7335
```

何が起こったかというと，まず sel （"select（選択）"）という変数に論理ベクタが代入される．このベクタは，月経前摂取カロリーが 7000 kJ よりも大きい女性に対応する位置の要素が TRUE になっている．d[sel,] と位置指定をすれば，sel の対応する位置の値が TRUE であるような行の，（カンマの後が空なので）すべての列が取り出される．

データセットの最初のいくつかの行を見ると便利な場合がしばしばある．これは位置指定を用いて，以下のように実行できる：

```
> d[1:2,]
  intake.pre intake.post
1       5260        3910
2       5470        4220
```

これは頻繁に使われるために，簡単に実行できるよう head という関数が用意されている．デフォルトでは，最初の 6 行が表示される．

```
> head(d)
  intake.pre intake.post
1       5260        3910
2       5470        4220
3       5640        3885
4       6180        5160
5       6390        5645
6       6515        4680
```

同様に，tail 関数では末尾部分が表示される．

1.2.14 グループ化されたデータとデータフレーム

グループ化されたデータをデータフレームに格納するときには，1つのベクタにデータ自体を入れ，それと同時に，1つのファクタに「どのデータがどのグループに属するのか」を示す情報を入れることが自然だろう．ここでは，やせた女性と肥満の女性についてエネルギー消費量を調べたデータセットを例にして見ていこう．

```
> energy
   expend stature
1    9.21   obese
2    7.53    lean
3    7.48    lean
4    8.08    lean
5    8.09    lean
6   10.15    lean
7    8.40    lean
8   10.88    lean
9    6.13    lean
10   7.90    lean
11  11.51   obese
12  12.79   obese
13   7.05    lean
14  11.85   obese
15   9.97   obese
16   7.48    lean
17   8.79   obese
18   9.69   obese
19   9.68   obese
20   7.58    lean
21   9.19   obese
22   8.11    lean
```

この方法は，グループ化の基準が複数になった場合にも容易に応用できるので使いやすい．しかし，各グループに属するデータをそれぞれ別個のベクタとして取り出したいような場合もときおりある．幸いなことに，そのようなデータをデータフレームから取り出すことも簡単にできる．

```
> exp.lean  <- energy$expend[energy$stature=="lean"]
> exp.obese <- energy$expend[energy$stature=="obese"]
```

あるいは，split 関数を使うこともできる．この関数はデータをグループ別のベクタに分解し，それをリストにまとめて返す．

```
> l <- split(energy$expend, energy$stature)
> l
$lean
 [1]  7.53  7.48  8.08  8.09 10.15  8.40 10.88  6.13  7.90  7.05
[11]  7.48  7.58  8.11

$obese
[1]  9.21 11.51 12.79 11.85  9.97  8.79  9.69  9.68  9.19
```

1.2.15 暗黙の繰り返し

Rの繰り返し構文については2.3.1項で解説する．本書の目的からすると，その存在をおおむね無視することも可能だろう．しかし，その中には知っておくと便利な，いくつかのR関数群がある．

繰り返しの主な利用場面は，一連の値やベクタの各要素に対して関数を適用し，その結果を一定の形で得たいような場合だろう．Rではこれは`lapply`関数および`sapply`関数としてまとめられている．前者は常にリストを返し（リストだから"l"が頭についている），後者は可能ならば結果をベクタや行列などのシンプルな形（シンプルだから"s"）にまとめようとする．数値ベクタからなるデータフレームの中の各変数の平均値を求めたいならば，以下のようにする．

```
> lapply(thuesen, mean, na.rm=T)
$blood.glucose
[1] 10.3

$short.velocity
[1] 1.325652

> sapply(thuesen, mean, na.rm=T)
 blood.glucose short.velocity
     10.300000       1.325652
```

両方の結果の値に意味のある名前（blood.glucose, short.velocity）がつけられていることに注意しよう．これは明示的な繰り返し指定よりもこれらの関数を好む，もう1つのよい理由になっている．`lapply/sapply`に対する2番目の引数は適用されるべき関数名で，ここでは`mean`である．これ以降の引数は，そのまま適用される関数に渡される．この例では，欠損値を除くことを指示するために`na.rm=T`を渡している（4.1節参照）．

何らかの処理を数回繰り返して，結果をベクタで受け取りたい場合があるだろう．当然，これは繰り返しの結果が毎回異なっているときだけに意味があることで，一般的にはシミュレーションが該当する．これは`sapply`関数で実行することができるが，より単純なバージョンとして`replicate`関数が用意されている．この関数では評価する式と繰り返し回数を指定するだけでよい：

```
> replicate(10,mean(rexp(20)))
 [1] 1.0677019 1.2166898 0.8923216 1.1281207 0.9636017 0.8406877
 [7] 1.3357814 0.8249408 0.9488707 0.5724575
```

似た関数である apply は，関数を行列の行や列ごと（あるいは任意の多次元配列の次元ごと）に適用することができる．

```
> m <- matrix(rnorm(12),4)
> m
           [,1]       [,2]      [,3]
[1,] -0.9686756 -0.7045067 0.9612115
[2,]  0.9658574  0.2166490 0.3189893
[3,]  1.9969486  1.4072639 0.4043070
[4,] -1.1616653 -0.7892404 2.0291297
> apply(m, 2, min)
[1] -1.1616653 -0.7892404  0.3189893
```

2 番目の引数は，関数がどこに対して適用されればよいかを示す値もしくはベクタである．ここでは列ごとの最小値を得た．

また，関数 tapply は，その 2 番目の引数（ファクタや，ファクタのリストでもよい）で定義されたサブグループ上に関数を適用し，その結果を表（テーブルなので "t"）にまとめる．ファクタのリストを引数とした場合には，クロス集計表がつくられる．（グループ分けは通常のベクタによって定義することもできる．その場合にはベクタは内部的にファクタに変換される．）

```
> tapply(energy$expend, energy$stature, median)
 lean obese
 7.90  9.69
```

1.2.16 並べ替え

ベクタの並べ替えは単純なことだ．ただ sort 関数を使えばよい．（ここでは組み込みデータセット intake を用いる．これには 1.2.9 項で使ったものと同じデータが含まれている．）

```
> intake.post
 [1] 3910 4220 3885 5160 5645 4680 5265 5975 6790 6900 7335
> sort(intake.post)
 [1] 3885 3910 4220 4680 5160 5265 5645 5975 6790 6900 7335
```

(intake.pre は，すでに並べ替えられているのでここの例には使えなかった！)

しかし，1 つのベクタだけを並べ替えればそれで済むということはあまりないだろう．複数の変数を，それ以外の複数の変数の値に従って並び替える——たとえば性別と年齢によって血圧を並べ替えるというような——ことが必要とされることが多い．このためには，はじめは少々抽象的に見えるかもしれない構文を用いる．しかし，これは実際には非常に強力である．まず最初に，変数の順位を計算する．

```
> order(intake.post)
 [1]  3  1  2  6  4  7  5  8  9 10 11
```

結果は 1 から 11（つまり，ベクタの長さ）までの数値である．これは order 関数に対する引数（ここでは intake.post）の各要素の値の大きさによって並び替えら

れている．order 関数の結果を解釈するのは少々トリッキーだ．このように読むとよい：intake.post を並べ替えるには，その値を3番目の要素，1番目の要素，2番目の要素，6番目の要素…という順番で並べていけばよい．

ポイントは，この order 関数の結果ベクタを用いて位置指定を行うことにより，intake.post 以外の変数も同じ基準のもとで並べ替えることができるということだ．このように1から要素数までの数値で構成されるベクタを用いて位置指定をすることは，要素を並べ替えることと同じことであるのに注意しよう．

```
> o <- order(intake.post)
> intake.post[o]
 [1] 3885 3910 4220 4680 5160 5265 5645 5975 6790 6900 7335
> intake.pre[o]
 [1] 5640 5260 5470 6515 6180 6805 6390 7515 7515 8230 8770
```

ここでは，sort(intake.post) とした場合と同様に intake.post が並び替えられたが，さらに intake.pre も intake.post の対応する要素の値の大きさによって並び替えられた．

ほかにもいくつかの基準によって並べ替えを行いたい場合には，単に order 関数の引数を追加すればよい．たとえば，order(sex,age) とすればまず大きく男女が並べ替えられ，そして各性別の内部で年齢によって並べ替えが行われる．2番目の変数は，1番目の変数だけでは順位を決められない場合に使われる．逆順の並べ替えについては，たとえば並べ替えのキーとなる変数の符号を変えることで実現することができる．

■ 1.3 演 習

1.1 欠損値（NA）を含むような2つのベクタが同一のものであるか，どのような方法で確認できるだろうか．（ここでは，identical 関数を使用することは禁止する！）

1.2 N個のレベルで構成されるファクタ x と，長さ n のベクタ y のデータがあった時に，y[x] と入力すると何が起こるだろうか．

1.3 juul のデータセットを利用して，7歳から14歳の girls のデータを抽出する場合のコマンドを考えてみよう．

1.4 複数のレベルで構成されるファクタのレベルを変更し，2以上のレベルには同じ値を付与したら何が起こるだろうか．

1.5 25ページ（1.2.15項）で，replicate を使って指数分布から20個の乱数の平均分布を計算するシミュレーションを10回繰り返した．sapply を使って同様のことができるだろうか．

第 2 章

R 環境

　本章では R を用いて分析するための実践的な側面についてまとめる．内容は，ワークスペース（訳者注：Windows バージョンでは作業スペース）の構造やグラフ機能，それらの設定値，初歩的なプログラミングなどのほか，データの取り込みについて少し応用的なことも触れる．

■ 2.1　セッション管理

2.1.1　ワークスペース

Rで生成されたすべての変数は共通ワークスペースに保存されている．ワークスペースの中でどのような変数が定義されているかを見るには，ls（list の略）関数を用いる．この章までの例題をすべて実行していれば，以下のような結果になる．

```
> ls()
 [1] "bmi"           "d"             "exp.lean"
 [4] "exp.obese"     "fpain"         "height"
 [7] "hh"            "intake.post"   "intake.pre"
[10] "intake.sorted" "l"             "m"
[13] "mylist"        "o"             "oops"
[16] "pain"          "sel"           "v"
[19] "weight"        "x"             "xbar"
[22] "y"
```

ls() のかっこは省略することはできない．ワークスペースが乱雑になってきたときなどは，オブジェクトを削除する．それには rm（remove の略）関数を用いる．

```
> rm(height, weight)
```

とすれば，変数 height と weight が削除される．

ワークスペース全体を削除するには，rm(list=ls()) とするか，Windows 版と Macintosh GUI 版では「すべてのオブジェクトの消去」メニュー，または「ワークスペースの消去」を使うことでも同じことが可能である．この方法では，ドットではじまる名前の変数は，ls() 関数の変数リストには含まれないため削除されない．すべての変数を削除するには ls(all=T) とする．しかし，ドットではじまる名前をもつ変数は主にシステム内部用であるため，削除するとシステム上の障害を引き起こす恐れがある．

もし，Rの前身となったS言語が最初に作成されたオペレーティング・システムである Unix に詳しいならば，Unix 上でファイルの一覧を示したり，ファイルを削除するコマンドである ls や rm と同じであることに気がつくだろう．

ワークスペースをファイルに保存することは常時可能である．

```
save.image()
```

と打ち込めば，.RData と名づけられたファイルで現在の作業ディレクトリに保存される．Windows バージョンでは「ファイル」メニューから同じことができる．Rを終了する際に，ワークスペースのイメージを保存するか尋ねられるが，もし了承するならば，同じことを繰り返す．別のファイル名を（引用符で囲って）指定することもできる．save 関数を用いると選択したオブジェクトだけを保存することができる．Rが起動する際，起動時の作業ディレクトリにある .RData ファイルの内容が自動的に読み込まれる．他の保存ファイルを現在のワークスペースに読み込むには load 関数を用いる．

2.1.2 テキスト出力

出力結果を保存するときに，ワークスペースは R オブジェクトだけで構成されており，実行中に生成した出力結果は一切含まれていないことに注意しよう．出力結果を保存するためには，Windows バージョンであれば「ファイル」メニューの「ファイルを保存…」を使うか，標準のカット&ペースト機能を用いればよい．すべてのプラットフォームバージョンで使用可能な ESS（Emac Speaks Statistics）を用いることもできる．ESS は Emacs エディタの「モード」の 1 つであり，R を Emacs のバッファ内で実行することができる．ESS の入手とインストール手順の説明については CRAN で得ることができる（付録 A 参照）．

出力結果を別ファイルに保存するもう 1 つの方法に sink 関数がある．これはカット&ペースト機能が無かった 80×25 ターミナル時代の名残ともいえる関数であるが，現在でも使うことができる．とくにバッチの修正で用いられている．使い方は次のとおりである：

```
> sink("myfile")
> ls()
```

これを実行すると計算出力が何も表示されなくなる！出力結果は，作業ディレクトリの myfile というファイルに保存されている．この出力先の変更に伴う出力停止は，次のコマンドで再変更されるまでは維持される：

```
> sink()
```

現在の作業ディレクトリは getwd() で確認することができ，任意の文字列（ここでは mydir）とともに setwd（mydir）で変更できる．作業ディレクトリの初期設定はシステムによって異なり，たとえば，Windows GUI バージョンであればユーザーのホームディレクトリ，コマンドラインバージョンは R を起動したディレクトリになっている．

2.1.3 Scripting

複雑さが増してくると，1 行ごとの入力を基本とする R での作業が煩雑になってくる．たとえば，8×8 の行列を入力したところでミスに気づいたとしよう．上向き矢印を使って移動し，もう一度 64 回入力し直さないとならない！そのようなとき，R のコード行を書き溜めた R スクリプトとしてファイルまたはパソコンのメモリ領域に保存して作業すればよい．

別の方法として source 関数という sink 関数とは反対の機能を有する関数を用いる方法がある．これは（たとえばファイル内のコマンドを）入力したものを実行する関数である．注意すべき点として，実行する前にファイル全体のシンタックスチェックすることが挙げられる．Echo=T としてセットすると，コマンドが出力結果と一緒に表示される．

もう 1 つの方法として，対話形式がある．R エディタというウインドウでは，1 行以上のコマンドを実行でき，プロンプト上に入力したのと同様に振る舞う．Windows

版と Macintosh 版の R には簡易なスクリプトウインドウが付属している．また R コマンドを入力する機能を有する（外部）テキストエディタがある．Windows 版の代表的なテキストエディタとして，TINN-R や WinEdt がある．これは ESS でも用いることができる（次節参照）．

コマンド履歴については savehistory や loadhistory コマンドで保存と再読み込みができ，Windows 版のメニューエントリーにマップされている．履歴の保存はスクリプトを書き始めるのに便利である．history() 関数もコンソールに入力した最後のコマンドを復元することができる（デフォルト設定で 25 行まで）．

2.1.4 ヘルプの利用

R では，一般的な初心者が必要とする範囲，あるいは理解できる範囲を大きく超えたさまざまなことを行うことができる．統計学的方法に関して必要になるであろうコードは，本文や付録 C の一覧表に示してある．しかし，すべてのことを網羅することは本書の範囲を明らかに超えている．

R には広範なオンラインヘルプが付属しており，テキスト形式だけでなく，HTML 形式から Netscape や Internet Explorer などのブラウザでも読むことができる．Windows 版ではメニューバーの「ヘルプ」メニューからアクセスすることができ，help.start() と打ち込むことでもアクセスすることができる．ヘルプページは専門的に記述されている．読み易さや教育的であることよりも正確で簡潔であることが優先されている．（このような記述の真価は，間逆のものに接した後にわかるものである．）

コマンドラインからは，いつでも help(aggregate) と入力するか，? という接頭辞からはじまる ?Aggregate と入力すると，aggregate 関数についてのヘルプを参照することができる．HTML ビューアが実行中であれば，ヘルプページはその中に表示される．そうでなければテキスト形式のヘルプがターミナルウインドウ内のページか別ウインドウに表示される．

HTML バージョンのヘルプシステムには，非常に便利な「検索エンジン及びキーワード」の機能があること，また apropos 関数を用いることで，特定の文字列を含むコマンド名や関数名を一覧することができることを知っておきたい．

R についての一連の解説文は，さまざまな形式で収められている．その中でも "An Introduction to R" は歴史的経緯という点で興味深く，もとは Bill Venable と David Smith によって S-PLUS のために書かれ，のちに多数の人々によって改められたものである．R 言語と R 環境について解説されているが，本書よりも R 言語に重きをおいて書かれている．Windows 版では，R のインストールの途中でこの一連の解説文の PDF 文章を一緒にインストールするかどうか選択することができ，Adobe Reader® がインストールされている場合に限るが，ヘルプメニューからも参照することができる．図を含まない HTML バージョンは，Web ブラウザ経由ですべてのプラットフォームでアクセスできる．

2.1.5 パッケージ

Rをインストールするといくつかのパッケージからなるライブラリが納まっている．基本インストールの一部となっているパッケージもある．CRAN（付録 A 参照）からダウンロードすることもでき，目的に応じて 1000 以上のパッケージが収載されている．またパッケージを自作することもできる．

ライブラリとは，パソコンのフォルダに相当するものである．システムライブラリはRのインストール時に自動生成される．インストールする際に，ユーザーによるシステムライブラリの変更を禁ずる設定をすることができる．プライベートユーザーライブラリを指定することができる．詳細は help(".Library") を参照．

パッケージはR言語で書かれた関数や，他の言語（CやFortranがほとんど）で書かれ，コンパイルされた動的にロードされるライブラリ，そしてデータセットを含むことができる．多くの場合，パッケージに含まれている機能は，ほとんどのユーザーには常時読み込まれていることは必要とされないような機能である．library コマンドを用いてRにパッケージを読み込むことができる．たとえば survival パッケージを読み込みたければ：

```
> library(survival)
```

とする．読み込まれたパッケージはユーザーワークスペースの一部としては扱われない．Rを終了させてから保存されたワークスペースを用いて再起動しても，パッケージは再度読み込みなおす必要がある．同じ理由で，読み込んだパッケージを取り除く必要はほとんど無い．しかし，もし必要ならば：

```
> detach("package:survival")
```

とすることで可能である（2.1.7 項も参照）．

2.1.6 組み込みデータ

多くのパッケージでは，標準版Rのディストリビューションか否かに係わらず，組み込みのデータセットが付属する．組み込みデータセットは容量が大きいことが多く，常時コンピュータのメモリに保管しているのは得策ではない．必要になったときにデータセットを読み込めばよい．多くのパッケージでは，システムにデータセットがメモリに保管されているかのように見せかけてあるだけで，実際にはデータセットを初めて参照したときにデータを組み込む *lazy loading* と呼ばれる機能を用いている．

この機能によって，データはいつでもパソコンのメモリに保存「されている」ように見える．たとえば，"thuesen" と入力すると同名のデータフレームが表示される．いくつかのパッケージでは，data 関数を用いることが求められる場合がある．結果としてデータフレームを組み込み，名前と引数を示す；たとえば data(thuesen) と入力すれば，thuesen データフレームを組み込むことができる．

data 関数は，パッケージに紐つけられたディレクトリ（2.1.5 項参照）から，ファイル名から拡張子を除いた部分の名前（ベースネーム）に一致するファイルを探しだして，データの組み込み処理を行う．組み込み処理は探し出されたファイルの拡張子

で異なり，代表的な2つの拡張子を例に取ると，拡張子 .tab がついているファイルの場合，read.table 関数によって読み込まれ（2.4 節），拡張子 .R がついているファイルは，ソースファイルとして読み込まれる．（そして，一般に内容が何であっても実効され得る！）

data 関数で紐つけられたカレントディレクトリにサブディレクトリがあれば，同様に探し出すことができる．この機能を用いると分析を簡便に遂行する手助けになる．

2.1.7 attach 関数と detach 関数

データフレーム内の変数にアクセスする記法は，次のように長めのコードを繰り返し書かなければならず，負担も大きくなってくる：

```
plot(thuesen$blood.glucose,thuesen$short.velocity)
```

幸いにも，特定のデータフレーム（ここでは thuesen を例に用いる）に含まれるオブジェクトを探すようにRを指定できる．

```
> attach(thuesen)
```

と入力すれば，見た目の悪い $ 記法を使わずとも thuesen 内のデータにアクセスすることができるようになる．

```
> blood.glucose
 [1] 15.3 10.8  8.1 19.5  7.2  5.3  9.3 11.1  7.5 12.2  6.7  5.2
[13] 19.0 15.1  6.7  8.6  4.2 10.3 12.5 16.1 13.3  4.9  8.8  9.5
```

結果的に，データフレーム thuesen はシステムの「検索パス」に指定されたことになっている．検索パスを確認するには search 関数を用いる．

```
> search()
 [1] ".GlobalEnv"       "thuesen"            "package:ISwR"
 [4] "package:stats"    "package:graphics"   "package:grDevices"
 [7] "package:utils"    "package:datasets"   "package:methods"
[10] "Autoloads"        "package:base"
```

thuesen が検索パスの2番目に位置していることに注意しよう．.GlobalEnv はワークスペースのことであり，package:base は標準的な関数が定義されているシステムライブラリを指している．Autoloads についてはここでは触れない．package:stats とそれ以降のパッケージには，統計的な基本，たとえばウィルコクソン検定などが含まれている．これら以外のパッケージにはさまざまな関数やデータセットが含まれている．（パッケージシステムは，モジュール化されており，使用目的ごとに最小限のパッケージの組み合わせでRで分析を実行できる．）Package:ISwR はこの本のためのデータセットが含まれている．

検索パスが異なれば，同じ名前のオブジェクトが存在することができる．そのような場合，Rは検索で見つかった最初の1つを選択する．（最初に .GlobalEnv の中を

検索し，次にthuesenのなかを検索する．）この理由のため，ワークスペース内で，データフレームの外で定義されているが，以前利用し検索パスに指定されているデータフレームの中にある同じ名前のベクタやファクタといった"意図しない"オブジェクトが先に検索されてしまうことがある．同じ理由で，データフレームに，検索パスに含まれる変数と同じ名前をつけることはよい考えではない．また，指定した後にデータフレームを加えた変更は変数に反映されないことも注意しよう．attach関数はデータフレームの（仮想的な）コピーを作成して，それに対して操作を行うものだからである．

データフレームを.GlobalEnvの前やpackage:baseの後に指定することはできない．しかし，2つ以上のデータフレームを指定することはできる．新しいデータフレームは，デフォルトで2番目の位置に挿入され，.GlobalEnvを除くすべてのパスは1つずつ右側にずれる．.GlobalEnvよりも前方にデータフレームを検索されるように配置することも以下の構文で可能である

```
with(thuesen, plot(blood.glucose, short.velocity))
```

状況に応じて，Rでは異なるオブジェクト検索を行う．特定の型の変数（一般的には関数）を検索する場合，他の型は無視した検索を行う．これは，たとえばYなどのように，システム関数と同じ名前が意図せずつけられていたときに，誤った検索結果を返してしまうことを防ぐための機能である．

データフレームを検索パスから除くにはdetach関数を用いる．引数が与えられない場合，通常期待される検索パスの2番目の位置のデータフレームが取り除かれる．.GlobalEnvの前やpackage:baseはdetachされることはできない．

```
> detach()
> search()
 [1] ".GlobalEnv"        "package:ISwR"      "package:stats"
 [4] "package:graphics"  "package:grDevices" "package:utils"
 [7] "package:datasets"  "package:methods"   "Autoloads"
[10] "package:base"
```

2.1.8 subset, transform, と within

すべての変数にインデックスを付与するという面倒な作業を経ることなく，データフレームを指定することが可能である．しかし，データの一部分を選択してサブセットを作成することや，変数変換して新しいデータフレームを作ることには，応用が利かない．このような処理を簡単に行う関数がいくつかある．それらの例を下記に示す:

```
> thue2 <- subset(thuesen,blood.glucose<7)
> thue2
   blood.glucose short.velocity
6            5.3           1.49
11           6.7           1.25
12           5.2           1.19
15           6.7           1.52
```

```
17          4.2            1.12
22          4.9            1.03
> thue3 <- transform(thuesen,log.gluc=log(blood.glucose))
> thue3
   blood.glucose short.velocity log.gluc
1           15.3           1.76 2.727853
2           10.8           1.34 2.379546
3            8.1           1.27 2.091864
4           19.5           1.47 2.970414
5            7.2           1.27 1.974081
...
22           4.9           1.03 1.589235
23           8.8           1.12 2.174752
24           9.5           1.70 2.251292
```

新しい変数やサブセットを得るための式で用いられる変数は，元のデータフレームに含まれている変数を用いていることに注意しよう．

subset 関数は単一のベクタに対しても使用することができる．この場合，論理ベクタによる位置指定を行う場合（short.velocity[blood.glucose<7] のような）とほぼ同じことになるが，選択基準を示すベクタの中に欠損値があった場合には自動的に除かれるという点が異なる．

subset 関数は，このほかに select 構文という引数があって，データフレームから変数を取り出すのに使われる．これについては 10.3.1 項で取り上げる．

transform 関数には使いにくい点がいくつかあり，最も問題なのは，新しい変数が他の変数に基づいて得られるような連鎖的な計算式を用いることができないことである．一般にシンタックスの＝記号は代入ではなく，名前を指示するために用いられるが，transform 関数では右辺で計算されるベクタを代入するように使われている．

transform 関数の代わりになるものとして，within 関数があり，使用例を示す：

```
> thue4 <- within(thuesen,{
+    log.gluc <- log(blood.glucose)
+    m <- mean(log.gluc)
+    centered.log.gluc <- log.gluc - m
+    rm(m)
+ })
> thue4
   blood.glucose short.velocity centered.log.gluc log.gluc
1           15.3           1.76       0.481879807 2.727853
2           10.8           1.34       0.133573113 2.379546
3            8.1           1.27      -0.154108960 2.091864
4           19.5           1.47       0.724441444 2.970414
5            7.2           1.27      -0.271891996 1.974081
...
22           4.9           1.03      -0.656737817 1.589235
23           8.8           1.12      -0.071221300 2.174752
24           9.5           1.70       0.005318777 2.251292
```

2 番目の引数は，任意の表現である（ここでは複合式表現，42 ページ参照）．with 関数に似た関数で，計算値を返す点が異なり，新しいデータフレームには，刷新された修正済みの変数が収載されて返される．上記のように，中間的な計算結果は rm を用いて削除できる．（データフレームと内容が非互換であるときにとくに重要である．）

■ 2.2　グラフィックス

　1.1.5 項では，単純なプロットを作成し，その上に曲線を重ね合わせる手順を学んだ．統計の図を作成するときには，デフォルト設定とは少し異なったプロットをつくりたくなる場合が非常によくある．注釈を加えたくなるときがあるかもしれないし，軸を変える——数値のかわりに文字ラベルを使ったり，目盛りの位置を通常とは変えたり——ことをしたくなる場合があるかもしれない．これらはすべて R で行うことができる．その方法は最初は若干風変わりに思えるかもしれないが，非常に柔軟かつ強力なアプローチである．

　この節では，典型的なプロットのもつ構造について深く見ていき，求めるプロットを得るためにどのようにすればよいかについて示す．ただし，このテーマは広大で複雑であり，本書で完全にカバーすることは意図していないことに注意してほしい．

　実際，本書では grid パッケージや lattice パッケージに含まれる重要な新しいツールについては触れていない[1]．

2.2.1　レイアウト

　R のグラフィックスモデルでは，1つのプロットは中心にあるプロット領域と，そのまわりを囲む余白からなる．プロット領域内の座標はプロットしようとするデータ自体の単位（つまり，軸に書かれている座標値そのもの）によって指定される．余白領域内の座標は，プロット領域の辺に対して垂直な方向に関しては，「行番号」により指定される．しかし，辺に沿った方向に関しては，データ自体の単位によって指定される．一般には余白には文字列が入るので，この方法は使いやすい．

　標準的な x-y プロットでは，プロットされる式から自動的に生成された x 軸と y 軸のタイトルがラベルとしてつけられる．しかし，これらのラベルを書き換えたり，追加で2つのタイトルを加えることもできる．プロットの上につけられる主タイトルと，最下部につけられる副タイトルである．そのためには plot 関数を以下のように呼ぶ．

```
> x <- runif(50,0,2)
> y <- runif(50,0,2)
> plot(x, y, main="Main title", sub="subtitle",
+      xlab="x-label", ylab="y-label")
```

　プロット領域内には，点や線を追加することができる．plot 関数を呼ぶときに指定してもよいし，後から points 関数や lines 関数で追加してもよい．同様に，文字列も以下のようにして追加できる．

```
> text(0.6,0.6,"text at (0.6,0.6)")
> abline(h=.6,v=.6)
```

訳注1　本書の説明による構文とはまったく異なる構文をとるが，非常に強力なパッケージである ggplot2 についても本書では触れていない．これらの新しいパッケージを用いたグラフィックスについては，Paul Murrell による2011年の書籍，R Graphics, Secod Edition が参考になる．

ここでは，abline 関数は点（0.6, 0.6）上で，文字列がどの点を中心に描かれるかを示すためだけに呼び出している．（通常は，abline 関数は $y = a + bx$ という直線を，aとbを引数として与えてプロットするために用いられる．しかし，下図のように水平線と垂直線を引くために用いることもできる．）

余白領域内の座標は mtext 関数で使われる．以下の例で説明しよう．

```
> for (side in 1:4) mtext(-1:4,side=side,at=.7,line=-1:4)
> mtext(paste("side",1:4), side=1:4, line=-1,font=2)
```

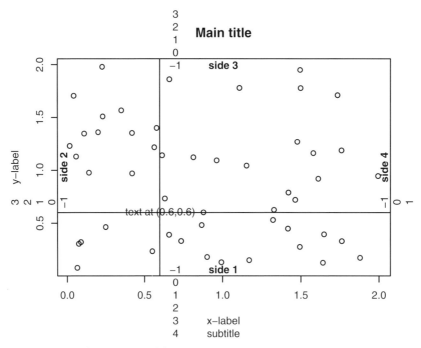

図 2.1　標準的なプロットのレイアウト

for による繰り返し（2.3.1 項参照）により，4方向の余白のそれぞれで，−1から4までの数字が対応する行位置に描画される．それぞれの数字は軸の中央ではなく，ユーザが指定した座標上で 0.7 に位置する場所に書かれる．その次の関数呼び出しで，各辺（辺；side）に辺の番号がラベルとして描かれる．font=2 という引数は，太字のフォントを使うということである．図 2.1 では，余白領域は必ずしもすべての数字を入れることができるほど広くはないこと，また，負の行番号を指定することでプロット領域内に文字列を入れることもできることに注意しよう．

2.2.2　部品からプロットをつくり上げる

高度なプロットは，それぞれを別個に描くことができるいくつかの要素から成り立っている．個別の描画コマンドはそれぞれの描画要素に対してよりきめ細かい設定ができるため，効果的な描画を実現するためには，まず最初に特定の要素を除いたプロットを描いておき，続けてその要素を後から追加するという手順が標準的なものとな

る．特殊なケースとして，たとえば下記のコマンドは実際にはまったく何も描画しない．

```
> plot(x, y, type="n", xlab="", ylab="", axes=F)
```

ここでは，type="n" により，点はプロットされなくなる．axes=F は軸とプロット周辺の箱を描かれなくする．そして x と y タイトルのラベルには空の文字列がセットされている．

しかし，何も描画されないことは，何も起こらないことを意味しているのではない．このコマンドを実行することにより，実際にデータがプロットされた場合と同様に，プロット領域と座標空間が準備される．描画要素を追加するためには，以下のようなコマンドを用いる：

```
> points(x,y)
> axis(1)
> axis(2,at=seq(0.2,1.8,0.2))
> box()
> title(main="Main title", sub="subtitle",
+     xlab="x-label", ylab="y-label")
```

2番目の axis 関数の呼び出しで，軸目盛り（およびそのラベル）が別途指定されていることに注意しよう．これはプロットに特別な軸をつけるための一般的なテクニックで，等間隔でない目盛りや，数値でないラベルをつけたい場合にも用いることができる．

type="n" をつけてプロットを行うことで，プロット領域の寸法を変更する副作用が得られるので，これはときに有用なテクニックになりうる．たとえば，グループごとに違う色を用いたプロットを作成するために，まず最初にすべてのデータを type="n" でプロットし，十分に大きいプロット領域をあらかじめ確保してから points 関数を用いて各グループの点を加える，ということができる．（なお，とくにこの例の処理については，co 引数にベクタが与える方法のほうが便利だろう．）

2.2.3　par 関数の利用

par 関数を用いることで，プロットの詳細な点まで非常にきめ細かい制御が可能となる．しかし，これは初心者にとっては（ときには経験豊富なユーザにとってさえも）きわめて難しいものである．これを学ぶための最良の方法は，単純にまずは試し，いくつかの有用なノウハウを学んで，その後ヘルプページを熟読しながら，それを用いて特定の問題を解決しようと試みることだろう．

すべてではないが，いくつかのパラメータはプロットを行う関数群の引数として指定することもできる．また，それらの関数群のもつ引数には par では設定できないものもいくつかある．両方で設定可能なパラメータの場合に，どちらで指定するかの違いは，一般に par で指定した場合にはその効果がその後も持続することにある．

par 関数により，線の太さや種類，文字のサイズやフォント，色，軸計算の方式，描画領域，クリッピングなどが設定できる．mfrow や mfcol パラメータを使えば，

1つの図をいくつかの副図に分割することもできる．

　たとえば，デフォルトの余白サイズは各辺にそれぞれ5行，4行，4行，2行ちょっとである．プロットを行う前に，これをpar(mar=c(4,4,2,2)+0.1)と変更できる．これにより下部の余白が1行，上部が2行減り，メインタイトルやサブタイトルがない場合には，使用されていない空白部分を減らすことができる．よく見ると，図1.5のプロット領域は本書中のほかの図に比べて若干小さめになっていることに気がつくだろう．それは，ほかのプロットは印刷の関係で余白領域を少なめにしてつくられているためなのである．

　ここで完全なグラフィックスパラメータを記載してもあまり有益ではないので，また個々のプロット作成時に，使われたパラメータについて戻って説明することにしよう．

2.2.4　プロットの組み合わせ

　いくつかの要素を同じプロット上に一緒に載せたい場合に，とくに考慮しなければならないことがある．正規分布の確率密度関数にヒストグラムを重ね書きすることを考えてみよう．（ヒストグラムについては4.2節，4.4.1項を参照．確率密度については3.5.1項を参照．）以下に示すのは正解に近いが，あと一歩の回答である．（図は示していない．）

```
> x <- rnorm(100)
> hist(x,freq=F)
> curve(dnorm(x),add=T)
```

hist関数にfreq=F引数を与えることによって，ヒストグラムは実際の計数値を示すのではなく，密度を示すようになる．curve関数はxに関する式をグラフ化し，add=Tによって現在のプロットに重ね書きがなされる．このように，ほぼうまくいくのだが，密度関数のプロットの上部が切れてしまうことがある．その理由はもちろん，正規分布の密度関数の高さはヒストグラムのy軸の決定時には考慮されていないためだ．順番を変えて，まず関数を描画してからヒストグラムを描くようにしてもうまくはいかない．そうするとヒストグラムのもっとも高い棒が切れてしまうことになる．

　これを解決する方法は，両方の描画要素のy値の分布の大きさをあらかじめ見て，両方を含むのに十分な大きさのプロットを作成することである（図2.2）：

```
> h <- hist(x, plot=F)
> ylim <- range(0, h$density, dnorm(0))
> hist(x, freq=F, ylim=ylim)
> curve(dnorm(x), add=T)
```

plot=Fつきで呼ばれているので，hist関数は何も行わないが，密度スケールでの棒の高さを含むデータ構造を返す．この結果と，dnorm(x)の最大値はdnorm(0)であることを利用すれば，ヒストグラムと正規分布の確率密度関数の両方をカバーする値の範囲（range）を求めることができる．range関数呼び出しに含まれている0は，

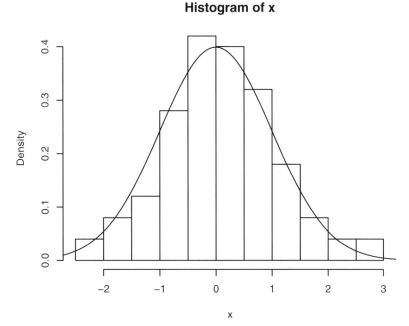

図 2.2　正規分布の密度関数を重ね書きしたヒストグラム

ヒストグラムの下端も範囲に含めるためである．そして，y の値範囲が hist 関数に ylim 引数として渡されている．

2.3　R プログラミング

　自分自身でオリジナルの R 関数を書くこともできる．実際には，長い目で見ればこのことが R で仕事をする主な理由であり魅力でもある．本書では，多数の基礎的な統計手法をコマンドラインから実行してみることを主眼においているために，プログラミングを扱うことはなるべく避けている．しかし，関数を書くことで何ができるかを体感してもらうために，ここでは次のような関数を考えてみよう．これは 2.2.4 項の例にあったコードを含むもので，これを使えば同じことが hist.with.normal (rnorm(200)) とするだけで実現できる．ここでは機能が少々拡張されており，0 と 1 のかわりにデータの平均値と標準偏差が使われるようになっている．

```
> hist.with.normal <- function(x, xlab=deparse(substitute(x)),...)
+ {
+     h <- hist(x, plot=F, ...)
+     s <- sd(x)
+     m <- mean(x)
+     ylim <- range(0,h$density,dnorm(0,sd=s))
+     hist(x, freq=F, ylim=ylim, xlab=xlab, ...)
+     curve(dnorm(x,m,s), add=T)
+ }
```

xlab 引数のデフォルト値の使われ方に注意しよう．xlab が指定されなかったときは，deparse(substitute(x)) により，与えられた式 x を文字列として評価した

結果が用いられる．たとえば，rnorm(100) を x として与えた場合には，x 軸のラベルは"rnorm(100)"という文字列となる．また，... という引数の使い方にも注意しよう．これは，指定されている以外に追加された引数をまとめて示す表現で，これはそのまま2回の hist 関数呼び出しに渡される．

Rのプログラミングについて学ぶためには，組み込み関数の中を見てみるとよい[2]．log10 や weighted.mean といった簡単なものから見ていくとよいだろう．

2.3.1 制御構造

これまでは，R言語のうち単一の式を評価する部分だけを扱ってきた．しかし，Rは本格的なプログラミング言語であり，条件分岐や繰り返し構文をもっている．たとえば，以下のようなコードを考えてみよう．（このコードが何をしているのかということはさほど重要ではないが，これは y の平方根を計算するための Newton 法の1種を実装している．）

```
> y <- 12345
> x <- y/2
> while (abs(x*x-y) > 1e-10) x <- (x + y/x)/2
> x
[1] 111.1081
> x^2
[1] 12345
```

while（条件）式　という構文は，条件が TRUE の間のみ，式を繰り返して評価することを表す．条件判断は繰り返しの最初に行われるので，式が一度も評価されない場合もあり得る．

同じようなアルゴリズムの変法として，条件判断を繰り返しの最後に行いたい場合には，repeat 構文を用いることができる．

```
> x <- y/2
> repeat{
+     x <- (x + y/x)/2
+     if (abs(x*x-y) < 1e-10) break
+ }
> x
[1] 111.1081
```

ここでは，ほかにも3つの制御構造を使っている．(a) 複合式：いくつかの式を中かっこ（{ }）でまとめたもの，(b) 条件分岐を示す if 構文，(c) 繰り返しから脱出する break 式である．

ついでにいえば，この繰り返しは y がベクタであっても使用可能である．単に，終了条件を

```
    if (all(abs(x*x - y) < 1e-10)) break
```

とすればよい．こうすると要素によっては繰り返し数が増えてしまうが，ベクタ演算

---

[2] 関数名だけを入力してエンターキーを押すと，関数定義の中身を見ることができる．

が利用可能になることで十分埋め合わせができるだろう．

しかしながら，もっとも頻用される繰り返し構文は for で，これは一定の値の集合に沿って繰り返しを行うものだ．次の例では，1 ずつ間をあけてべき乗の曲線を描いている．

```
> x <- seq(0, 1,.05)
> plot(x, x, ylab="y", type="l")
> for ( j in 2:8 ) lines(x, x^j)
```

"繰り返し変数" である j が，与えられた数列（2:8）の値を順番にとっていきつつ lines 関数が呼び出されていることに注意しよう．

2.3.2　クラスと総称関数

オブジェクト指向プログラミングとは，データとそれを扱うメソッド[3]を一貫して取り扱うことのできるシステムを作成するプログラミング手法である．その目的の 1 つは，異なる型のデータに対して，（実装こそ違うが）似たような形で用いることのできるメソッドを用意することで，プログラミングを簡単にすることにある．基本的な例として print メソッドがある．このような名前のメソッドは一般にさまざまな種類のデータオブジェクト[4]を表示するという意味をもつが，表示レイアウトはデータオブジェクトが何であるかによって変わる．一般に，データオブジェクトには "クラス" があり，クラスごとに "print メソッド" が定義されている．オブジェクト指向プログラミング言語はこのような考え方をさまざまな方法で実装している．

R の基礎部分のほとんどは S バージョン 3 と同じオブジェクトシステムを採用している．近年，S バージョン 4 に似た，別のオブジェクトシステムも開発された．新しいシステムには古いものと比べていくつかの利点があるが，ここでは古いほうに注目して説明する．S3 オブジェクトシステムは，オブジェクトが class という文字列ベクタの属性をもつという単純なものだ．たとえば，t 検定のような古典的検定関数の戻り値オブジェクトは，すべて "htest" というクラスとなっており，またそのことがそれらのオブジェクトが仮説検定の結果であることを示している．このようなオブジェクトを表示しようとすると，自動的に print.htest メソッドが使用される．これは，仮説検定の結果をうまく表示する（実例は 5 章を参照）．しかし，プログラミングの観点から見ると，これらのオブジェクトは単なるリストであり，たとえば p 値は次のように取り出すことができる．

```
> t.test(bmi, mu=22.5)$p.value
[1] 0.7442183
```

print 関数は "総称関数" と呼ばれるもので，その引数のクラスに応じて動作が

---

[3] 関数のように，データに対して何らかの操作を行うプログラム．
[4] オブジェクトとは,文字列,ベクタ,数値,日付といったような "型" をもった変数を発展させた考え方である．オブジェクトはデータを保持する変数の一種ではあるが，従来の変数と同様な "データの種類"，すなわちクラスの情報に加えて，それをどのような "メソッド" で取り扱うかという情報も含んでいる．

変わる．一般に，総称関数は以下のように実装されている：

```
> print
function (x, ...)
UseMethod("print")
<environment: namespace:base>
```

UseMethod（"print"）は，Rは対象オブジェクトの属するクラスに応じた名前の関数にコントロールを渡すことを意味している．（"htest"クラスであれば，print.htest関数になど）．もし特別な関数が定義されていなければ，print.default関数が使われる．printに関して利用されるすべてのメソッドを閲覧したければ，methods(print)とすればよい．（バージョン2.6.2では138個もあるので，ここでは示さない．）

■ 2.4　データの入力

データセットが大きくなってしまうと，c(...)を使ってデータ入力を行うことは現実的ではなくなる．本書のほとんどの例は，library(ISwR)によって利用可能なISwRパッケージのデータセットを使用している．しかし，あなた自身のデータに適応させたいならば，データファイルの型とその仕様を利用できるように対応させなければならない．

本節では，データをファイルからどのように読み込むか，また，Rのデータエディタモジュールをどのように使うかについて述べる．なお，Windows環境では特に注意すべき点があるため，若干Windowsシステム寄りの記述になっている．

2.4.1　テキストファイルからの読み込み

Rにデータを読み込むもっとも便利な方法はread.table関数を使うことである．この関数を使うためには，データは「ASCIIフォーマット」，すなわちWindowsのメモ帳などのテキストエディタで作成される「テキストファイル」でなければならない．read.table関数の結果はデータフレームとなる．データファイルは，各行が1人の被験者（あるいはラットなど）から得られたデータを特定の順序ですべて保持しており，データとデータが空白か，何らかの別の区切り文字で区切られている必要がある．ファイルの先頭行は変数名を示すヘッダ行とすることもできるので，そうすることを強く勧める．

Altman（1991）の表11.6は，Thuesenらによる心室円周短縮速度と空腹時血糖値との関係を見た例を示している．この章ではそのデータを，データの部分抽出法を示すときに用いた．また，相関と回帰の章でも用いる．これはISwRパッケージの組み込みデータセットの1つであり，データフレームthuesenとして利用できる．しかし，ここではそれをテキストファイルから読み込む方法を示す．

データがthuesen.txtというファイルに格納されていたと仮定すると，以下のようになる：

```
blood.glucose    short.velocity
15.3             1.76
10.8             1.34
8.1              1.27
19.5             1.47
7.2              1.27
5.3              1.49
9.3              1.31
11.1             1.09
7.5              1.18
12.2             1.22
6.7              1.25
5.2              1.19
19.0             1.95
15.1             1.28
6.7              1.52
8.6              NA
4.2              1.12
10.3             1.37
12.5             1.19
16.1             1.05
13.3             1.32
4.9              1.03
8.8              1.12
9.5              1.70
```

データをファイルに入力するには，Windowsならメモ帳か2.1.3項で述べたようなテキストエディタで始められるだろう．Unix/Linuxなら，emacsやviのような標準のエディタを使えばよいだろう．もしどうしても必要なら，少し気を付ければワードも利用できる．

上記のとおりにデータを入力すればよい．列と列の間は任意の数の空白文字で区切られている必要があること，NAが欠損値を示すことに注意しよう．

入力が完了したら，最後にデータをテキストファイルとして保存する．ワードでは，テキストファイルとして保存するために特別な操作が必要になることに注意しよう．それらのデフォルトの保存形式はほかのプログラムから読み込むのは難しいものになっている．

以後，ファイルがN:ドライブのISwRフォルダにあると仮定する．この場合，データは以下のように読み込むことができる．

```
> thuesen2 <- read.table("N:/ISwR/thuesen.txt",header=T)
```

header=Tを指定することで，先頭行がヘッダであり，ファイルに含まれる変数の名前がそこに書かれていることを示していることに注意しよう．また，Windowsシステムにおいても，ファイル名の中でバックスラッシュ（\）ではなくスラッシュ（/）が使われることにも注意しよう[5]．

Windowsのファイル名の中でバックスラッシュの使用を避ける理由は，この記号

訳注5　日本語版Windowsでは，バックスラッシュの代わりに円記号（¥）が使われるが，いずれにしてもRではスラッシュ（/）を用いる

がRではエスケープ文字（1.2.4項参照）として使われるため，二重にする必要がある．上記の例はN:\\ISwR\\theusen.txt のようにも書くことができる．

　読み込み結果はデータフレームとなり，変数 thuesen2 に格納される．この内容は以下のようになる：

```
> thuesen2
   blood.glucose short.velocity
1           15.3           1.76
2           10.8           1.34
3            8.1           1.27
4           19.5           1.47
5            7.2           1.27
6            5.3           1.49
7            9.3           1.31
8           11.1           1.09
9            7.5           1.18
10          12.2           1.22
11           6.7           1.25
12           5.2           1.19
13          19.0           1.95
14          15.1           1.28
15           6.7           1.52
16           8.6             NA
17           4.2           1.12
18          10.3           1.37
19          12.5           1.19
20          16.1           1.05
21          13.3           1.32
22           4.9           1.03
23           8.8           1.12
24           9.5           1.70
```

　ファクタ変数へ読み込むためには（1.2.8項参照），テキストを表す符号を用いてコード化するのが最も簡単な方法であろう．read.table 関数は，ベクタがテキストか数値かを自動的に判断して，もし前者ならばそれをファクタに変換してくれるのだ．（ただし，数値でコードされたファクタを認識することはできない．）たとえば，組み込みデータセットの secretin は，以下のように始まるファイルから読める．

```
   gluc person time repl time20plus time.comb
1    92      A  pre    a        pre       pre
2    93      A  pre    b        pre       pre
3    84      A   20    a        20+        20
4    88      A   20    b        20+        20
5    88      A   30    a        20+       30+
6    90      A   30    b        20+       30+
7    86      A   60    a        20+       30+
8    89      A   60    b        20+       30+
9    87      A   90    a        20+       30+
10   90      A   90    b        20+       30+
11   85      B  pre    a        pre       pre
12   85      B  pre    b        pre       pre
13   74      B   20    a        20+        20
....
```

　このファイルは，ファイル名以外の引数はなくても，read.table で直接読み込める．ファイルの先頭行のフィールド数がほかの行よりも1つ少ないような形式であ

ることを認識したときには，自動的に先頭行をヘッダとして解釈し，続くすべての行では最初のフィールドの値を行ラベルとして解釈する．この形式はすなわち，データフレームを表示させたときの形式そのものである．

ファクタをこのように読み込めることは便利であるが，欠点もある．レベルはアルファベット順となり，以下のように表示される．

```
> levels(secretin$time)
[1] "20"  "30"  "60"  "90"  "pre"
```

もしそうしたくないならば，ファクタのレベルに手を加える必要がある（10.1.2節参照）．

技術注記：上記で参照したファイルは，サブディレクトリ（フォルダ）rawdataにあるISwRパッケージに格納されている．あなたのシステム上でファイルが存在する場所は，ISwRパッケージがインストールされている場所である．以下のようにして，その場所を同定できる．

```
> system.file("rawdata", "thuesen.txt", package="ISwR")
[1] "/home/pd/Rlibrary/ISwR/rawdata/thuesen.txt"
```

2.4.2 read.table の詳細

read.table 関数は非常に柔軟性のあるツールで，選択肢を多く備えている．ここですべてを記載しようとは思わないが，何ができるかについていくつか紹介する．

ファイル形式について

header=T についてはすでに紹介した．ファイルに入力する形式には選択肢がいくつかあり，細かく指定することができる．

フィールドの区切り文字　これは，sep．を使って指定できる．空白文字がデフォルトの区切り記号だが，それに対立するものとして，データフィールドの間に正確に区切り文字が1つ存在しなければならないことに注意しよう．2つ続けて区切り文字があるのは，その間に欠損値があることを示す．反対にデフォルトのデータ配列中にある欠損値を表すためには特定の符号を使用する必要がある．また，スペースを含む文字列に対しては，何らかの引用符も必要となる．

NA 文字列　na.strings で，どのような文字列が欠損値を表すのかを指定することも可能である．さまざまな文字列があるだろう，しかし列ごとに異なる文字列とはならない．SAS からのファイルには，na.strings="." とすればよい．

引用符とコメント　Rでの引用符は，デフォルトで文字列の範囲を定めるために使われ，コメント文字に続くファイル内の # は無視される．これは，引数 quote と comment.char によって，修正したり除いたりできる．

フィールド数が異なる場合　一般的に，すべての行に含まれる変数の数が同じでない場合，エラーとなる．（最初の行は1項目少ないことは，上記の secretin データですでに述べた．）行の長さが異なる場合には，引数 fill と flush を使用する．

区切り文字の型

スプレッドシートやデータベースのようなアプリケーションによってテキストファイルを作成するには，多くのオプションを適応する必要がある．そのために，"事前に調理された" read.table の類型がある．そのうちの2つは，CSVファイルを読み込むためのもので，read.csv 関数と read.csv2 関数がある．前者は，フィールドがカンマで区切られていると仮定するもので，後者はフィールドがセミコロンで区切られ，小数点がカンマで表されているものと仮定する．（ヨーロッパ言語では，このような出力をよく見かける．）また，両方の関数で header=T がデフォルトになっている．さらなる変法として，read.delim と read.delim2 関数がある．これらは，何らかの区切り文字で区切られたファイルを読み込むために使われる．（デフォルトはタブ区切りである．）

入力の変換

read.table では，デフォルトの変換機能を優先することが望ましい．数値以外の入力データは，デフォルトでファクタに変換されるが，常にそうなるわけではない．たとえば名前とアドレスは一般的に変換されるべきではない．stringsAsFactors や項目ごとに as.is を使用することで，列全部に対して修正ができる．

自動変換は便利であるが，コンピュータの使用時間と記憶装置という点では能率が悪い．数値の列を読み込むには，read.table は，最初それを文字データとして読み込み，全部の要素が数値に変換できるかどうかチェックする．そうしてその後で変換を実行するのである．colClasses 引数はどの列がどのクラスかを明確に特定する機能を迂回できる．（一般的に "character" や "numeric" などの類は，特別な扱いとなる．）種類に "NULL" を指定することで，不必要な列を飛ばすこともできる．

2.4.3 データエディタ

Rでは，表計算ソフトに似たインターフェースでデータフレームを編集できる．インターフェースは少しおおざっぱなところはあるが，小規模なデータセットではかなり役に立つ．

データフレームを編集するときには，edit 関数を用いる：

```
> aq <- edit(airquality)
```

これを実行すると，各列にデータフレーム中の各変数が割り当てられた，表計算ソフト風のデータエディタが現れる．airquality データセットはRの組み込みデータセットなので，内容については help(airquality) を参照してほしい．エディタ内では，マウスやカーソルキーを用いてセル間を移動することができ，データを打ち込むことによってセルの内容を編集できる．変数の型は，列のヘッダをクリックすることで実数（数値）と文字列（ファクタ）の間で変更することができ，また変数名も同様に変更することができる．

Rバージョン 2.6.2 では，行や列単位で削除をすることはできず，新しいデータも末尾にしか追加できないことに注意が必要である．

データエディタを閉じると，編集後のデータフレームが変数 aq に代入される．オリジナルの airquality は変更されないままで残る．あるいは，もしオリジナルを上書きしてもよいのであれば，以下のようにすることもできる．

```
> fix(aq)
```

これは，aq <- edit(aq) と同じである．

空白のデータフレームにデータ入力するには，以下のようにする．

```
> dd <- data.frame()
> fix(dd)
```

dd <- edit(data.frame()) としても同じ動作になるが，初心者は dd を編集する必要が生じたときに，このコマンドをそのまま再実行してしまうことがある．そうすると，当然 dd のすべてのデータは破壊されてしまう．

どちらを使うにしても，まず空のデータフレームを作成するところから始める必要がある．なぜなら，edit 関数はデフォルトではユーザ定義関数の内容を編集するようになっており，edit() だけで始めるとテキストエディタが開いてしまうためである．

2.4.4 ほかのプログラムとのインターフェース

R とほかの統計パッケージや表計算プログラムとの間でデータを移動したくなることがあるだろう．単純な最後の手段は，相手のパッケージでデータをテキストファイルの類に出力してもらい，read.table，read.csv，read.csv2，read.delim，read.delim2 のどれかを使って前節で述べたように読み込むことだ．foreign パッケージは，「推奨パッケージ」とされるパッケージの 1 つで，したがって R のバイナリ配布物に同梱されている．これには SPSS（.sav 形式），SAS（外部移送形式），Epi-Info (.rec)，Stata，Systat，Minitab，S-PLUS バージョン 3 のダンプファイルなど，いくつかの形式のファイルを読み込む機能が含まれている．

Unix/Linux ユーザは，Windows マシンで作成されたデータセットを扱う機会がときどきあるだろう．その場合でも，foreign パッケージでサポートされている形式であれば読み込むことができる．通常の SAS データセットはサポートされる形式には入っていないことに注意しておこう．それらはあらかじめもとのシステム上で外部移送形式に変換しておく必要がある．Microsoft Excel で入力されたデータは，それと互換性がある OOo (OpenOffice.org) のようなアプリケーションで抽出することができる．

システムのクリップボードから読み込む方法は役に立つ．たとえば，表計算ソフトで必要な部分を選び，Windows の場合，Ctrl-C を押して R 内で，

```
read.table("clipboard", header=T)
```

とすればよい．

しかし，これには若干注意が必要である．正確さに欠く結果となるかもしれないか

らである．というのは，画面上に表示されているデータのみ移送されるからである．データの桁数が多い場合は問題となる．

データベースに格納されたデータについては，CRAN に多くののインターフェースパッケージがある．Windows といくつかの Unix データベースでとくに興味深いものは，RODBC パッケージである．なぜなら，Excel や Access といった一般的なアプリケーションに格納されたデータに対して ODBC ("Open Database Connectivity") 接続を行うことができるからだ．Unix データベース（たとえば PostgreSQL など）のいくつかは ODBC 接続も可能である．

これらのことについて最新の情報を得るためには，R に付属している "R Data Import/Export" マニュアルを参照してほしい．

■ 2.5 演　習

2.1 append 関数を用いて（help 機能を使用して調べよ）指定された位置で，ベクタの 2 つの要素の間に値を挿入する方法を述べよ．append 関数を使わない場合，どのようにすればよいか．

2.2 組み込みデータセット thuesen を，write.table 関数を用いてタブで区切られたテキストファイルに出力せよ．そして，それをテキストエディタ（具体的に使うプログラムはシステムによって異なる）を用いてそのファイルを閲覧せよ．さらに，NA 値を．（ピリオド）に置き換えて保存し，変更後のファイルを適切な関数を用いて再び R に読み込め．また, 別のアプリケーションを選び，このデータをそのアプリケーションに読み込め．そして，データに編集を加えて，新たなファイルに出力せよ．なお，この一連の操作のためには行ラベルを取り除く必要があるだろう．

第3章
確率と分布

　偶然性（randomness）と確率の概念は統計の要である．
　「ほとんどの実験や研究が完全に再現できない」というのは経験的に知られた事実であり，この再現可能性の度合いは場合によって異なる．物理系実験は小数点以下の位まで正確にデータを再現できる一方で，生物系データは概して再現性という点で信頼性に劣る．しかし，いかなる場合においても統計的分布をもとにしたデータの考察は，統計手法を理解するうえできわめて重要である．
　この章では，確率の基本と，無作為抽出や理論上の確率分布を処理するRの関数について概略を述べることにする．

■ 3.1　無作為抽出

　確率理論の初期研究は，ゲームやギャンブルに関して行われ，対称的推測（symmetry considerations）に基づいていた．それゆえ，確率の基本概念は無作為抽出であり，よく切られたカードの束から札を配ることや，壺の中でかき混ぜられた数字つきのボールを取り出すことに例えられている．

　Rでは，この無作為抽出が sample 関数を用いてシミュレーションできる．いま，1～40の数字の中から無作為に5つの数字を選ぶとすると，この状況は，次のプログラムで再現できる．

```
> sample(1:40,5)
[1]  4 30 28 40 13
```

最初の引数は抽出されるもとのベクタであり，次の引数が標本の大きさ（サンプルサイズ）を示す．実際のプログラムでは，sample(40,5)とすればよい．なぜならこの関数の第1引数では，単一の数は1からその数までの整数の並びを表すからである．

　sample のデフォルトは，非復元抽出（sampling without replacement）である．つまり，抽出されたサンプルは同じものを2つ含んでおらず，また当然，サンプルサイズは抽出されるもとのベクタの長さよりも大きくはならない．もし復元抽出（sampling with replacement）を行うのであれば，replace=TRUEという引数を加える．

　復元抽出はコイン投げやサイコロ振りに適した方法である．たとえば，Rで10回のコイン投げをシミュレートするときは次のようなプログラムを組むことができる．

```
> sample(c("H","T"), 10, replace=T)
 [1] "T" "T" "T" "T" "T" "H" "H" "T" "H" "T"
```

　公平な確率をもつコイン投げであれば，表の出る確率は裏の出る確率に等しい．しかし確率事象はこのような対称確率の場合だけとは限らない．たとえば手術の成功可否のような場合には50%よりも大きな成功率を願いたいものである．こうした非対称確率（手術成功率90%など）のシミュレーションは，prob という引数を sample に用いることで実現可能になる．

```
> sample(c("succ", "fail"), 10, replace=T, prob=c(0.9, 0.1))
 [1] "succ" "succ" "succ" "succ" "succ" "succ" "succ" "succ"
 [9] "succ" "succ"
```

この方法が上記の例には最適といえないのであるが，詳しくは後の二項分布での解説を参考されたい．

■ 3.2　確率計算と組み合わせ

　先に挙げた sample(1:40, 5) の非復元抽出の例に戻ろう．1～40までの数字の中から，ある数字を得るための確率は，最初は1/40，次に1/39，…と続く．よって，

この場合に特定のサンプルを得る確率は，$1/(40 \times 39 \times 38 \times 37 \times 36)$ で計算される．Rでは，prod関数を用い，ベクタの数の積を求める．

```
> 1/prod(40:36)
[1] 1.266449e-08
```

しかし注意すべきは，これは所与の順番で決められた数をとる際の確率だということである．仮にロトくじのようなゲームであれば，5つの数字の集合を正しく推測することだけが必要である．つまり，異なる順序で同じ数字が与えられるというケースを含むのである．その場合，当然5つの数字を引き当てる確率は同じであるから，異なる順序で同じ数字が与えられるケースが何通りあるのかを明らかにし，掛け合わせる計算を要する．まず最初の数字を選ぶ方法は5通りある．2番目の数字は4通り，と続く．よって，5つの数字の並べ方は $5 \times 4 \times 3 \times 2 \times 1$ の順列で求められる．これは $5!$（5の階乗）と記すこともできる．したがって，ロトくじに当たる確率は次のように書ける．

```
> prod(5:1)/prod(40:36)
[1] 1.519738e-06
```

このほかにも同じ結果を導く方法がある．それは，40個の数字の中から5つの数字を選ぶ方法が何通りあるのかを計算することである．実際の数字は重要ではない．5つの数字の集合はすべて同じ確率でもたらされるからである．

$$\binom{40}{5} = \frac{40!}{5!35!} = 658008$$

Rではchoose関数を用いてこの数を計算できる．

```
> 1/choose(40,5)
[1] 1.519738e-06
```

3.3 離散型分布

二項分布に従う独立復元事象を考える際，それぞれの単一の事象で成功したか失敗したかというよりは，事象全体の成功と失敗の総数に着目する．当然，この総数はランダムであり，独立したランダムな結果に依存するため，確率変数（random variable）と呼ばれる．この場合，0, 1, …, n（nは試行回数）のいずれかの値をとり得るような，離散した確率変数となる．連続型の確率変数については後述する．

確率変数 X は，$f(x) = P(X = x)$ で与えられる任意の1点における確率（点確率），もしくは累積分布関数（cumulative distribution function）$F(x) = P(X \leq x)$ で説明される確率分布を有する．この場合，分布は任意の1点の確率で計算される．

$$f(x) = \binom{n}{x} p^x (1-p)^{n-x}$$

これは二項分布として知られ，式に示される $\binom{n}{x}$ は二項係数として知られている．パラメータ p は個々の試行の成功確率である．二項分布の点確率のグラフは図3.2(p.56)に示される．

二項分布に関連するRの関数を説明するのは，便宜上，連続型分布を解説した後にする．

ほかの多くの分布も単純な確率モデルから導かれる．例としては二項分布に類似する幾何分布があるが，これは最初の成功が起きる前までに起きた失敗の数を記録していくものである．

3.4 連続型分布

データはときに連続量で測定される．たとえば，温度，濃度などがそうである．このような測定値は通常，ある程度の偶然の変動を含んでいるので，完全に再現性があるわけではない．この偶然の変動は一定のパターンに従っている．典型的には，変動は中央値付近にまとまるため，中央値から大きくずれる誤差は小さな誤差より稀である．

連続量をモデル化するためには，あらゆる変数の値をとり得る確率変数を定義する必要がある．無限個の数が限りなく近くに存在するため，特定の値をとる確率はゼロとなり，離散型確率変数でいう点確率のようなものはない．その代わりに，確率には密度という概念がある．確率密度とは領域の大きさで x 付近の微小な領域の確率を割った，微小確率のことである．累積分布関数は前述のとおりであり，確率密度とは以下の関係にある．

$$F(x) = \int_{-\infty}^{x} f(x)\,dx$$

数多くある標準分布は統計学理論でも取り上げられ，Rでも分析可能である．ここではいくつかの例外を除いてその詳細は割愛する．

一様分布（uniform distribution）は特定の区間（通常 [0, 1]）において一定の密度関数をとる．

正規分布（normal distribution；ガウス分布としても知られる）は密度関数を次の式で得る．

$$f(x) = \frac{1}{\sqrt{2\pi}\sigma} \exp(-\frac{(x-\mu)^2}{2\sigma^2})$$

数式で示したとおり，平均 μ と標準偏差 σ によって関数が変化する．正規分布は特徴的なベル型を描き（図3.1），μ と σ の値を変化させることで移動したり変形したりする．また，多くの統計モデルにおいて誤差変動を表すのに用いられる．正規分布は分

布の近似分布として採用されることがある．大きなサンプルサイズでの二項分布が，適切に測られた正規分布に近似されるというのが好例である．

3.5　Rに組み込まれている分布

モデル構築や統計的仮説検定に必要な標準分布はRに組み込まれており，従来の統計表と完全に一致している．ここでは正規分布と二項分布にしか言及しないが，そのほかの分布に関しても同様である．

統計分布では，以下の4つの重要項目が計算される．

・確率密度もしくは点確率
・累積確率と分布関数
・分位
・擬似乱数

Rで実行されるすべての分布は，上記の4つについてそれぞれ関数をもつ．たとえば，正規分布であればそれぞれ dnorm, pnorm, qnorm, rnorm（頭文字はそれぞれ density, probability, quantile, random を表す）で実行される．

3.5.1　密　度

連続型確率分布の密度は"ある値 x に近づく"という相対的確率の尺度である．特定の区間内の値をとる確率は，対応する分布曲線の下側の面積に等しい．離散型確率分布において，"密度"という語は点確率として用いられ，ある任意の値 x をとる確率を示す．専門的には，"計数尺度に関連した密度"というのが正しい．

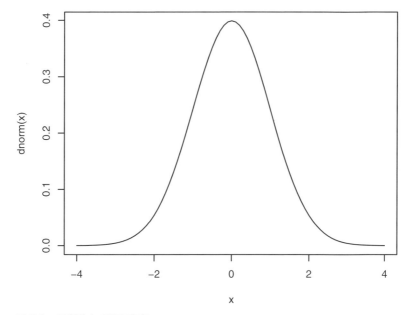

図 3.1　正規分布の確率密度

密度関数は4つの関数の中でも実際には使用頻度の低い関数である．しかし，もし正規分布のベル型曲線を描きたいときには，Rでは次のように表現する．

```
> x <- seq(-4,4,0.1)
> plot(x,dnorm(x),type="l")
```

(type 引数の値はアルファベットのエル（l）であって，数字の1ではないことに注意されたい．)

14ページで扱った，seq関数は等間隔の値を生成した．ここでは，－4から4までの数を0.1刻みに（-4.0, -3.9, -3.8, …, 3.9, 4.0）と並べる．plotの引数としてtype="l"を用いると，点そのものを作図するというよりは点と点の間に線を引くことができる．

同じ作図をする別の方法としては，curve がある．

```
> curve(dnorm(x), from=-4, to=4)
```

これはグラフ作成には便利な方法であるが，前提としてyがxで表される単純な関数であることが求められる．

変数が独立した値のみをとる離散分布については，ピンダイアグラムを描くのが好ましい．ここでは $n = 50$, $p = 0.33$ の二項分布の場合を例にとる（図3.2）．

```
> x <- 0:50
> plot(x,dbinom(x,size=50,prob=.33),type="h")
```

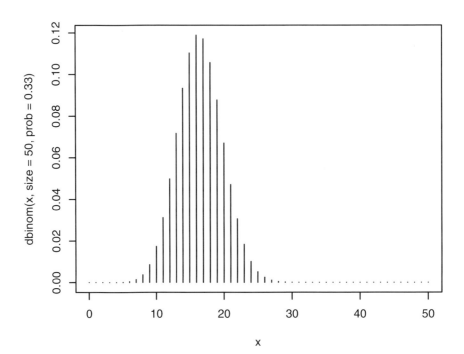

図3.2　binom（50, 0.33）の点確率

ここでは，d-系の関数に3つの引数があることに注意する．xに加えて，試行回数n, 確率パラメータpを特定しなければならない．これにより，対称的確率を有するサイコロをたとえば50回投げたときの5または6の目が出る回数と一致するような分布を描くことができる．dnormは2つ以上の引数をとる．すなわち，平均と標準偏差である．これらはおのおののデフォルトとして，それぞれ0と1の値をもつ．なぜなら，もっともよく必要とされるのは標準正規分布だからである．

0:50というのはseq(0,50,1)，0から50のすべての数字（p.15参照）の省略である．Type = "h"（「histogramに似た」という意味でh）が棒を描くよう指定する．

3.5.2　累積分布関数

累積分布関数は与えられた分布内でxをとる（xに"当たる"）もしくはxを下回る確率のことを指す．Rでは，p（probability）で始まる関数である．

グラフで密度を描くように，累積分布関数も描くことができる．しかし，通常このグラフはそれほど有益ではなく，グラフに示すより実際の数値を出すほうが望ましい．たとえば，健康な人で平均値132，標準偏差13の正規分布によって説明できる生化学指標があるとしよう．いま，ある患者の測定結果が160であったとすれば，

```
> 1-pnorm(160,mean=132,sd=13)
[1] 0.01562612
```

約1.5％の人々がこの値もしくはそれ以上であると計算される．pnorm関数は，与えられた平均値，標準偏差の正規分布において，第1引数よりも小さな値をとる確率を示す．

累積分布関数はそのほかの統計検定に応用できる．符号検定を考えてみよう．20人の患者に，それぞれ2種類の治療法A，Bを盲検的に無作為順序で行った．そのうえで，2種類の治療法はどちらがよく効いたのかを尋ねたとする．結果として，16人の患者がAのほうがよかったと答えた．これは本当に「Aのほうが優れた治療法である」といえるだけの十分な証拠であるのか，また2つの治療法が同じくらいよいとして，「Aのほうが優れている」という結果が偶然起こったのかどうか，という疑問が湧く．もし2つの治療法に相違がないのであれば，治療法Aを好む人の数は，$p = 0.5$, $n = 20$の二項分布に従うことになる．では，観察した中で得られる結果はどのくらい確か（不確か）であろうか．それを答えるには，正規分布と同様に尾側確率が必要であり，直感的に判断できる．

```
> pbinom(16,size=20,prob=.5)
[1] 0.9987116
```

この値から1を引けば上側確率になる．しかし，これは誤りである！ 必要なのは観察された値か，より極端な値をとる確率であるが，pbinomは16以下となる確率を与えているのである．よって，"15以下"というのを代わりに用いる必要がある．

```
> 1-pbinom(15,size=20,prob=.5)
[1] 0.005908966
```

仮に，どちらの治療法がよいか判断できず，両側検定を行うとするならば，反対方向で極端な結果を導く確率を加えなくてはならない．例では，4 人以下の人々が治療法 A を好む確率を意味する．

```
> 1-pbinom(15,20,.5)+pbinom(4,20,.5)
[1] 0.01181793
```

（明らかに，片側確率のちょうど 2 倍になる．）

このコマンドに見られるように，順序正しく引数が与えられていれば，size や prob といったキーワードを使うことが厳密に必要なわけではない（1.2.2 項（p.10）参照）．

観察そのものを数える必要があるのかどうか，それを理解するのはきわめて紛らわしい．幸いにも binom.test 関数はそうした形式を理解して正しい二項検定を行う．これについては 8 章で取り扱う．

3.5.3 分　位

分位関数は累積分布関数の逆関数である．p-quantile はそれ以下の値をとる確率が p となるような値のことである．中央値（メディアン）は 50%分位と定義される．

離散分布の場合に，これをどのように定義するべきかはここでは詳しくふれない．R の機能を用いて実験すれば，ある程度推測することができるだろう．

統計数値表はそのほとんどが分位で与えられている．一連の確率について統計数値表は，統計的に有意であると判断されるために超えなくてはならない統計量の境界を示している．これは単に作業上の理由によるものであり，p 値を正確に求める方法があるときには不必要な機能である．

理論上の分位は通常，信頼区間の計算や，調査や実験のデザインにおいて，必要な例数を計算するための検出力分析に用いられる（9 章参照）．単純な信頼区間の例をここで示そう．（5 章も参考にされたい．）

もし正規分布をとり，同じ母平均 μ，標準偏差 σ である n 個の観測値があるならば，その標本平均 $\bar{x}$ は母平均 μ の周囲，標準偏差 $\sigma/\sqrt{n}$ で正規分布することが知られている．よって，この場合の 95%信頼区間は次の数式で得られる．

$$\bar{x} + \sigma/\sqrt{n} \times N_{0.025} \leq \mu \leq \bar{x} + \sigma/\sqrt{n} \times N_{0.975}$$

$N_{0.025}$ は正規分布の 2.5%分位である．もし $\sigma = 12$ のとき，$n = 5$ 人で標本平均 $\bar{x} = 83$ であるのならば，相対量は次のように計算できる．（sem とは standard error of the mean，すなわち平均値の標準偏差の頭文字である．）

```
> xbar <- 83
> sigma <- 12
> n <- 5
> sem <- sigma/sqrt(n)
> sem
[1] 5.366563
> xbar + sem * qnorm(0.025)
[1] 72.48173
> xbar + sem * qnorm(0.975)
[1] 93.51827
```

よって，μ の 95%信頼区間は 72.48 から 93.52 と求められる．
（これは σ が既知であるという仮定に基づいていることに注意しよう．この仮定はプロセス制御分野では妥当な場合がある．より一般的に，σ をデータから推定する場合には，t 分布に基づいた信頼区間を算出することになるが，それは 5 章で論じる．）

正規分布は対称的であることから，$N_{0.025} = -N_{0.975}$ として $\bar{x} \pm \sigma/\sqrt{n} \times N_{0.975}$ で与えられる．Φ を正規分布の累積分布関数（pnorm）を示す標準記号とするとき，分位そのものは $\Phi^{-1}(0.975)$ と示せる．

分位のほかの応用は，Q-Q plot（4.2.3 項参照）である．これは一連のデータが与えられた分布からきていると仮定するのが妥当かどうかを評価することができる．

3.5.4 乱　数

多くの人はコンピュータでの乱数生成に否定的である．なぜなら，それは予想も再生も可能な結果だと想定されるためである．よって私たちに実際にできることは，あたかも無作為に選ばれたような, 擬似乱数（"pseudo-random" numbers）を作成することである．

ここでは，乱数を用いて，偶然性がデータから計算される量にどのように影響するかを実感してもらうことにする．専門的統計において，擬似乱数は，数学的近似の正確性と仮定を乱す影響について研究するために用いられる．

乱数を生成する関数の使い方は簡単である．最初の引数で乱数の数を特定し，続く引数でそのほかの関連する分布の関数と同様に設定する．たとえば，以下のようになる．

```
> rnorm(10)
 [1] -0.2996466 -0.1718510 -0.1955634  1.2280843 -2.6074190
 [6] -0.2999453 -0.4655102 -1.5680666  1.2545876 -1.8028839
> rnorm(10)
 [1]  1.7082495  0.1432875 -1.0271750 -0.9246647  0.6402383
 [6]  0.7201677 -0.3071239  1.2090712  0.8699669  0.5882753
> rnorm(10,mean=7,sd=5)
 [1]  8.934983  8.611855  4.675578  3.670129  4.223117  5.484290
 [7] 12.141946  8.057541 -2.893164 13.590586
> rbinom(10,size=20,prob=.5)
 [1] 12 11 10  8 11  8 11  8  8 13
```

■ 3.6 演 習

3.1 次の事象の確率を計算せよ．
  (a) 標準正規分布の変数が 3 より大きくなる
  (b) 平均値 35，標準偏差 6 で正規分布する変数が 42 より大きくなる
  (c) 確率 0.8 をとる二項分布の事象に 10 回のうち 10 回成功する
  (d) X が標準一様分布をとる場合に，$X < 0.9$ となる
  (e) 自由度 2 の χ^2 分布で $X > 6.5$ になる

3.2 標準正規分布する値の 5% は平均値からほぼ ±2 s の外側に位置することが知られている．では，これはどの程度正しいのだろうか．1%，5‰，1‰ の境界の点を求めよ．また，標準偏差を単位として四分位の位置を示せ．

3.3 ある外科医が，術後合併症の発生頻度が 20% と知られている病気の新しい手術法を提案している．彼は 10 人の患者に新手術を試み，一例も合併症の患者を出さなかった．では，既存の方法によって 10 人を手術した場合の成功確率はいくらか？

3.4 コイン投げのシミュレーションは R のプログラム上で sample 関数の代わりに rbinom 関数を用いても可能である．その方法を説明せよ．

第 4 章

記述統計とグラフ

　実際の統計モデルとデータ解析に移る前に，データを簡単に要約して，基本統計量やグラフでまとめておくと便利である．この章では，その方法について解説する．

■ 4.1　単変量に対する基本統計量

Rでは，基本統計量を簡単に求めることができる．平均，標準偏差，分散，中央値の算出方法を以下に示す．

```
> x <- rnorm(50)
> mean(x)
[1] 0.03301363
> sd(x)
[1] 1.069454
> var(x)
[1] 1.143731
> median(x)
[1] -0.08682795
```

この章では，正規分布をしている長さ50のベクタxを乱数で発生させ，これをサンプルデータとして使用する．サンプルデータを再発生させた場合，同じ結果は得られない．発生する乱数はそのたびごとに異なるからである．

経験的な分位（quantiles）は，関数quantileによって以下のように求められる．

```
> quantile(x)
        0%        25%        50%        75%       100%
-2.60741896 -0.54495849 -0.08682795  0.70018536  2.98872414
```

初期設定では，最小値，最大値，3種類の四分位（quantile）が得られる．（第1，第2，第3四分位，あるいは0.25，0.5，0.75分位．つまり4分割されるのでこのように呼ばれている．）同様に，十分位（deciles）は，0.1，0.2，…，0.9で表され，centilesまたはpercentilesは百分率を表す．第1と第3四分位の差は，interquartile range (IQR)と呼ばれ，標準偏差の頑健な代替値として使われる．

求めたいパーセント点を引数に加えれば，ほかの分位値も求められる．十分位の求め方を例に挙げると，以下のようになる．

```
> pvec <- seq(0,1,0.1)
> pvec
 [1] 0.0 0.1 0.2 0.3 0.4 0.5 0.6 0.7 0.8 0.9 1.0
> quantile(x,pvec)
        0%        10%        20%        30%        40%
-2.60741896 -1.07746896 -0.70409272 -0.46507213 -0.29976610
       50%        60%        70%        80%        90%
-0.08682795  0.19436950  0.49060129  0.90165137  1.31873981
      100%
 2.98872414
```

経験的分位数では，定義が複数個可能であることに注意を要する．

Rでの定義は"sum polygon"を基本としている．i番目の観測値は，第$(i-1)/(n-1)$分位にランクされ，中間分位（intermediate quantiles）は，線形補間により求められる．これはときとして混乱を招く．たとえばサンプル数が10のとき，この定義によると，第1四分位以下には対象が3つ存在することになるからである．このほかの定義はquantile関数のtype引数を指定すれば利用できる．

4.1 単変量に対する基本統計量

もし欠損値がデータ中にある場合，さらに複雑になる．以下にその例を挙げる．

データセット juul は Anders Juul（Rigshospitalet, Department for Growth and Reproduction）の調査によって得られたデータで，健康なヒト（おもに小学生）の血清 IGF-I（インスリン様成長因子）に関するものである．データセットは ISwR パッケージ中にあり，さまざまな変数を含んでいるが，そのうち，今回は igf1（血清 IGF-I）のみ用いる．この章の後半で，tanner（思春期の度合いを表すターナーの成熟度分類，第一次，第二次性徴出現に基づく 5 段階の分類），sex（性），menarche（初経；第 1 回目を迎えたか迎えていないかの指標）についての変数も用いる．

このとき，igf1 の平均値算出で問題が生じる．

```
> attach(juul)
>  mean(igf1)
[1] NA
```

R では，指定しない限り欠損値を飛ばすことはないため，欠損値を含むベクタの平均は欠損値となる．しかし，引数に na.rm（*n*ot *a*vailable, *rem*ove）を加えれば欠損値は除かれる．

```
> mean(igf1,na.rm=T)
[1] 340.168
```

ただし，少々面倒な例外がある．関数 length は na.rm を認識しないため，igf1 の欠損値を除いた測定値の個数はわからないが，次のように書けば求められる．

```
> sum(!is.na(igf1))
[1] 1018
```

計算に論理値が使われている場合，TRUE は 1 に，FALSE は 0 に変換される．

関数 summary を使うと，数値変数の概要をわかりやすく表示してくれる．

```
> summary(igf1)
   Min. 1st Qu.  Median    Mean 3rd Qu.    Max.   NA's
   25.0   202.3   313.5   340.2   462.8   915.0   321.0
```

1st Qu. と 3rd Qu. は，それぞれ経験的四分位の第 1 四分位と第 3 四分位を示す．

データフレームの全変数の概要も表示可能である．

```
> summary(juul)
      age            menarche           sex
 Min.   : 0.170   Min.   :  1.000   Min.   :1.000
 1st Qu.: 9.053   1st Qu.:  1.000   1st Qu.:1.000
 Median :12.560   Median :  1.000   Median :2.000
 Mean   :15.095   Mean   :  1.476   Mean   :1.534
 3rd Qu.:16.855   3rd Qu.:  2.000   3rd Qu.:2.000
 Max.   :83.000   Max.   :  2.000   Max.   :2.000
 NA's   : 5.000   NA's   :635.000   NA's   :5.000
      igf1            tanner            testvol
```

```
 Min.   : 25.0    Min.   : 1.000    Min.   :  1.000
 1st Qu.:202.2    1st Qu.: 1.000    1st Qu.:  1.000
 Median :313.5    Median : 2.000    Median :  3.000
 Mean   :340.2    Mean   : 2.640    Mean   :  7.896
 3rd Qu.:462.8    3rd Qu.: 5.000    3rd Qu.: 15.000
 Max.   :915.0    Max.   : 5.000    Max.   : 30.000
 NA's   :321.0    NA's   :240.000   NA's   :859.000
```

このデータセットでは，menarche，sex，tanner のコード化を数値変数で行っているが，実際には明らかにカテゴリデータである．これを修正すると次のようになる．

```
> detach(juul)
> juul$sex <- factor(juul$sex,labels=c("M","F"))
> juul$menarche <- factor(juul$menarche,labels=c("No","Yes"))
> juul$tanner <- factor(juul$tanner,
+                       labels=c("I","II","III","IV","V"))
> attach(juul)
> summary(juul)
      age          menarche     sex          igf1
 Min.   : 0.170   No  :369   M   :621    Min.   : 25.0
 1st Qu.: 9.053   Yes :335   F   :713    1st Qu.:202.2
 Median :12.560   NA's:635   NA's:  5    Median :313.5
 Mean   :15.095                          Mean   :340.2
 3rd Qu.:16.855                          3rd Qu.:462.8
 Max.   :83.000                          Max.   :915.0
 NA's   : 5.000                          NA's   :321.0
   tanner        testvol
 I   :515    Min.   : 1.000
 II  :103    1st Qu.: 1.000
 III : 72    Median : 3.000
 IV  : 81    Mean   : 7.896
 V   :328    3rd Qu.: 15.000
 NA's:240    Max.   : 30.000
             NA's   :859.000
```

ファクタ変数に対する表示がどのように変わるか，注意が必要である．

juul は一度 detach され，変更後に再度 attach される．これは，attach されたデータフレームに対しては変更を行うことができないためである．しかしこの処理は今回は必ずしも必要というわけではない．というのは，summary 関数は，attach されているかどうかにかかわらずデータフレームに直接作用するからである．

上記では，変数 sex，menarche，tanner は適切なレベルをもったファクタに変換される．（生のデータ中では数値で表されていた．）変換された変数は，オリジナルの sex，tanner，menarche 変数を置換して，データフレーム juul に戻される．関数 transform を使ってもよいだろう．

```
> juul <- transform(juul,
+   sex=factor(sex,labels=c("M","F")),
+   menarche=factor(menarche,labels=c("No","Yes")),
+   tanner=factor(tanner,labels=c("I","II","III","IV","V")))
```

■ 4.2 データの視覚化

4.2.1 ヒストグラム

ヒストグラムを描くことでデータの分布状況が把握できる．これは x 軸の特定の区間に，対象がいくつ入るかを計測したものである（図 4.1）．

```
> hist(x)
```

hist では，breaks=n を指定することで，ヒストグラム中にほぼ n 本の棒グラフが得られる．R により，ヒストグラム作成のための適切なブレークポイントが探し出されるからである．ヒストグラムの分割間隔を完全に指定するには，n として数値ではなくベクタを使用する．Altman（1991, pp. 25‐26）にある，年齢階級別事故率を例にとろう．これは，年齢階級 0‐4，5‐9，10‐15，16，17，18‐19，20‐24，25‐59，60‐79 歳のそれぞれについて度数を計測して得られたものである．

```
> mid.age <- c(2.5,7.5,13,16.5,17.5,19,22.5,44.5,70.5)
> acc.count <- c(28,46,58,20,31,64,149,316,103)
> age.acc <- rep(mid.age,acc.count)
> brk <- c(0,5,10,16,17,18,20,25,60,80)
> hist(age.acc,breaks=brk)
```

最初の 3 行で，Altman（1991, pp.25‐26）の本文中の表に基づいてデータを作成した．rep 関数により，その階級に入る観測値の数だけ年齢階級の中間点の値が繰り返されたデータがつくられる．すなわち，"28 2.5-year-olds, 46 7.5-year-olds, …" のようになる．次に，データを区切るブレークポイントのベクタ brk が定義され（外れ値

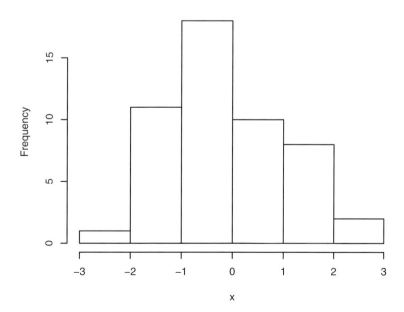

図 4.1　ヒストグラム

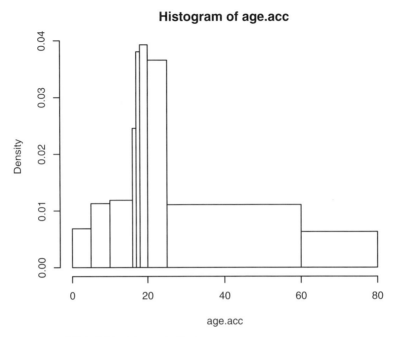

図 4.2　不均等な分割によるヒストグラム

を含める必要がある），hist 関数の breaks 引数として使用されて，図 4.2 が得られる．

ここではブレークポイントが等間隔でないため，柱の面積が総度数に対する割合となっているような，"適切な"ヒストグラムが自動的に得られた．y 軸は単位が密度となっており，x 単位当たりのデータの割合となっている．つまり，ヒストグラムすべての面積の合計が 1 となるように設定されている．もし何らかの理由により，柱の高さがおのおのの区間内の度数と一致するような（誤解を招きやすい）ヒストグラムを作成したい場合は，freq=T を指定すると得られる．デフォルトではブレークポイントが等間隔分割になっている（この場合は各柱に含まれる対象数を一目で把握できる）が，その場合は freq=F を指定すれば，y 軸を密度で得られる．これは y 軸の単位の変換に過ぎないが，理論的に対応したヒストグラムを重ね合わせられるという利点がある．

4.2.2　経験的累積分布

経験的累積分布関数は，x 以下の大きさをもつデータ数の割合として定義される．すなわち，もし x の値が小さいほうから数えて k 番目だとするならば，データ数の割合，k/n は x 以下となる．（たとえば x が 10 個のうち 7 番目の場合は 7/10 となる．）経験的累積分布関数の図は図 4.3 のようになる．ここで，x は 4.1 節の模擬データベクタである．

```
> n <- length(x)
> plot(sort(x),(1:n)/n,type="s",ylim=c(0,1))
```

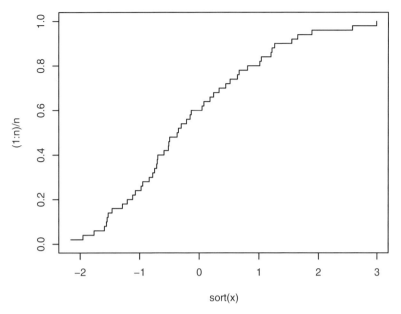

図 4.3 経験的累積分布関数

作図パラメータ type="s" は，階段関数（ステップ関数）を表す．(x, y) は階段の左端で，ylim は，プロットした場合の y 座標の極値（最大値，最小値）を表す 2 要素からなるベクタである．c(...) は，ベクタを作成するときに使われる関数としてすでに紹介済みである．

ecdf 関数には，より精巧な経験的累積分布関数を得るための方法がいくつかある．これは階段関数の数学的定義の観点からはより正確である．

4.2.3 Q-Q プロット

経験的累積分布関数（empirical cumulative distribution function, c.d.f.）を計算する目的の 1 つは，データに正規分布を仮定できるかどうかを調べることにある．よりよい予測のためには，データの小さいほうから数えて k 番目の観測値を，標準正規分布に従う n 個の値の小さいほうから k 番目の値を対照としてプロットすればよい．この場合，もしデータが平均，標準偏差にかかわらず正規分布をとっているなら，直線となるはずである．

このようなプロットをつくり出すのは少々厄介であるが，以下に示すような組み込み関数 qqnorm を使えば，簡単に図 4.4 に示すようなプロットが得られる．

```
> qqnorm(x)
```

図のタイトルが示すように，この種のプロットは "Q-Q プロット"（quantile versus quantile）と呼ばれている．x と y は経験的累積分布関数に対して，逆になっている——観測値は y 軸に沿ってプロットされる．この条件で，曲線の外側部分が中央部より急勾配となっている場合，すそ広がりの大きな分布となる．

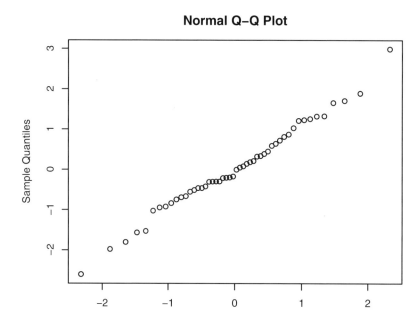

図 4.4 qqnorm(x) を用いた確率プロット

"確率プロット"として知られているプロットは Q-Q プロットに似ているが，軸が入れ替わっている．これは，R のプログラムが，より適切な描画を選ぶようになっているからである．つまり，理論的分位値（Theoretical Quantiles）は事前にわかっているのに対し，経験的分位値（Sample Quantiles）はデータによって変わるからである．一般的に固定値は水平方向に，変数は垂直方向に，軸を設定する．

4.2.4 箱ひげ図

箱ひげ図は，分布の様子を視覚的に要約したものである．図 4.5 は，Altman（1991, p.23）の例にある IgM とその対数値に対する図である．R での箱ひげ図描画について以下に説明する．中ほどにある箱は"ヒンジ"（ほとんどの場合四分位である．ヘルプページの boxplot.stats を参照）と中央値を表す．"ひげ"を表す直線は，観測値の最大 / 最小値を表す．ただしこれはもっとも近いヒンジから箱の大きさの 1.5 倍の距離以内の値を示す．もしそれを超える観測値がある場合は，"外れ値"として個別に表示される．R プログラムの例を以下に示す．

```
> par(mfrow=c(1,2))
> boxplot(IgM)
> boxplot(log(IgM))
> par(mfrow=c(1,1))
```

2 つのプロット図を横に並べて一緒に表示するには，グラフィックスパラメータ mfrow を利用する．前記のプログラムは，「マルチフレーム（多面表示）を用い，行方向に，1 × 2 でプロット図を配置せよ」の指示を出す．個々のプロットは，1 行 2

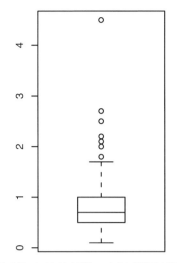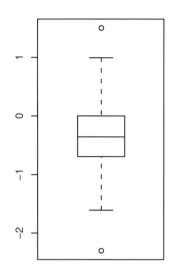

図 4.5 IgM および log IgM の箱ひげ図

列に配置される．mfcol が列方向のプロットに対するパラメータであるということは容易に推測できるであろう．2 × 2 の配置の場合，違いは，2 番目のプロットが，右上になるか左下になるかである．最後に，配置のパラメータを，c(1,1) にリセットしておかなければ，以後の 2 つのプロットはまた 1 行 2 列の横並びで表示されてしまうことに注意されたい．

4.3　グループ内要約統計量

グループデータを扱う場合，グループ内での要約統計量を求めるにはさまざまな方法がある．たとえば平均や標準偏差の表が挙げられる．この節の終わりまでに tapply という関数を使えるようにしよう（1.2.15 項参照）．ここで 1 つ例を提示する．麻酔中の 3 種類の換気方法に対する赤血球中の葉酸濃度の違いを測定した例である（Altman(1991, p.208)）．7.1 節でこの例のカテゴリの説明をする．

```
> attach(red.cell.folate)
> tapply(folate,ventilation,mean)
N2O+O2,24h  N2O+O2,op     O2,24h
  316.6250    256.4444   278.0000
```

tapply は変数 folate（葉酸）を換気方法ごとに分割し，各群に対する平均を返す．標準偏差とデータ数についても同様である．

```
> tapply(folate,ventilation,sd)
N2O+O2,24h  N2O+O2,op     O2,24h
  58.71709    37.12180   33.75648
> tapply(folate,ventilation,length)
N2O+O2,24h  N2O+O2,op     O2,24h
         8          9          5
```

結果をもっと見やすくしてみよう．

```
> xbar <- tapply(folate, ventilation, mean)
> s <- tapply(folate, ventilation, sd)
> n <- tapply(folate, ventilation, length)
> cbind(mean=xbar, std.dev=s, n=n)
              mean   std.dev n
N2O+O2,24h 316.6250 58.71709 8
N2O+O2,op  256.4444 37.12180 9
O2,24h     278.0000 33.75648 5
```

juul における tanner 段階ごとの igf1 の平均を求める場合，ここでも欠損値の問題に遭遇するが，

```
> tapply(igf1, tanner, mean)
  I  II III  IV   V
 NA  NA  NA  NA  NA
```

欠損値を除いて平均を出すには "na.rm=T" をパラメータとして入れる必要がある．そのためには tapply に引数を追加すればよい．

```
> tapply(igf1, tanner, mean, na.rm=T)
       I       II      III       IV        V
207.4727 352.6714 483.2222 513.0172 465.3344
```

aggregate 関数と by 関数は，同様のトピックを取り扱うバリエーションである．前者は tapply と非常によく似ているが，データフレーム全体に対して用いることが可能であり，結果もデータフレームとして返す点が異なる．これは多くの変数を一度に示すときに有用である．たとえば以下のようになる．

```
> aggregate(juul[c("age","igf1")],
+           list(sex=juul$sex), mean, na.rm=T)
  sex      age      igf1
1   M 15.38436 310.8866
2   F 14.84363 368.1006
```

このケースでは，グループ化引数は，それが 1 次元であっても，リストでなければならないこと，そしてそのリストの要素の名前が出力の列名として使われることに注意しよう．また，関数はデータフレームのすべての列に適用されるため，列の一部を選択する必要があるかもしれない点にも注意が必要だ．この例では数値変数だけを選択している．

インデックス変数は必ずしも集計されるデータフレームの一部である必要はない．また，インデックス変数は subset 関数のように「スマートに評価」されることもないので，juul$sex のように記す必要がある．データフレームがリストと似た性質をもつことを利用すれば，以下のようにも書ける．

```
> aggregate(juul[c("age","igf1")], juul["sex"], mean, na.rm=T)
  sex      age      igf1
1   M 15.38436 310.8866
2   F 14.84363 368.1006
```

（データフレームから角括弧 [] で抽出した場合，結果もデータフレームになる，という「トリック」を使っている．）

by 関数もやはり似ているが，異なる動作をする．by に与えた集計関数への引数はデータフレーム（のサブセット）になるので，たとえば以下のように，Juul データから sex 変数の値ごとに，summary 関数による要約を得ることができる．

```
> by(juul, juul["sex"], summary)
sex: M
      age          menarche     sex         igf1           tanner
 Min.   : 0.17   No  :  0    M:621    Min.   : 29.0    I   :291
 1st Qu.: 8.85   Yes :  0    F:  0    1st Qu.:176.0    II  : 55
 Median :12.38   NA's:621             Median :280.0    III : 34
 Mean   :15.38                        Mean   :310.9    IV  : 41
 3rd Qu.:16.77                        3rd Qu.:430.2    V   :124
 Max.   :83.00                        Max.   :915.0    NA's: 76
                                      NA's   :145.0
     testvol
 Min.   :  1.000
 1st Qu.:  1.000
 Median :  3.000
 Mean   :  7.896
 3rd Qu.: 15.000
 Max.   : 30.000
 NA's   :141.000
------------------------------------------------
sex: F
      age          menarche     sex         igf1           tanner
 Min.   : 0.25   No  :369    M:  0    Min.   : 25.0    I   :224
 1st Qu.: 9.30   Yes :335    F:713    1st Qu.:233.0    II  : 48
 Median :12.80   NA's:  9             Median :352.0    III : 38
 Mean   :14.84                        Mean   :368.1    IV  : 40
 3rd Qu.:16.93                        3rd Qu.:483.0    V   :204
 Max.   :75.12                        Max.   :914.0    NA's:159
                                      NA's   :176.0
     testvol
 Min.   : NA
 1st Qu.: NA
 Median : NA
 Mean   :NaN
 3rd Qu.: NA
 Max.   : NA
 NA's   :713
```

この呼び出しの結果は，実際にはいくつかのオブジェクトのリストを，クラス "by" のオブジェクトとしてラップしたものであり，このクラスの print メソッドにより出力されている．この結果を変数に格納して，標準的なリストに対する位置指定を行うことで，それぞれのサブグループ別の結果にアクセスすることができる．同じ方法を用いて，グループ別にもっと複雑な統計解析を行うこともできる．

4.4 グループデータの図示

グループデータを扱う場合，ただデータをプロットするだけでなく，群間の比較ができなければならない．この節では，一般的な作画技術を復習し，複数群に対する同種のプロットを同一ページ上に作画を試みる．いくつかの関数には，複数群からなるデータを表示するための，特別な機能がある．

4.4.1 ヒストグラム

すでに4.2.1項でhist(x)がデータ変数xに対するヒストグラムを返すことを学んだ．Rは各群に適切な数のデータが入るように群の数を選び，同時にカットポイントがx軸上で見やすい値になるように保証している．

異なる間隔のカットポイントを，引数breaksを使って設定することも可能であるが，厳密に指定どおりになるとは限らない．というのは，Rは見やすい位置になるよう境界を自動的に調整するからである．たとえば，energyデータを利用した次の例では0.5MJの倍数が境界値に使われている．これは1.2.14項に出てきた，2群の女性に対する24時間エネルギー消費量のデータである．

ここでは，一般的に使用できるさらなるテクニックを示す．最終結果は図4.6に示されているが，まず，データをとってこなくてはならない．

```
> attach(energy)
> expend.lean <- expend[stature=="lean"]
> expend.obese <- expend[stature=="obese"]
```

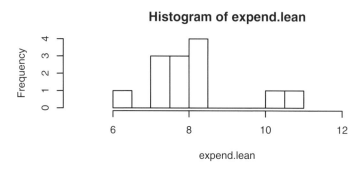

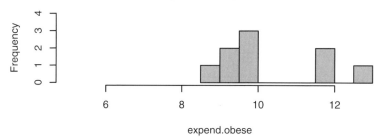

図4.6　改良後のヒストグラム

energy データフレーム中の expend ベクタを，要素 stature の値によって，2つのベクタに分けていることに注意してほしい．作図プログラムは以下のようになる．

```
> par(mfrow=c(2,1))
> hist(expend.lean,breaks=10,xlim=c(5,13),ylim=c(0,4),col="white")
> hist(expend.obese,breaks=10,xlim=c(5,13),ylim=c(0,4),col="grey")
> par(mfrow=c(1,1))
```

同一画面に2つのヒストグラムを描くために，par(mfrow=c(2,1)) を設定した．hist コマンドの中では，すでに述べたように引数 breaks が使われ，col については見てのとおり，柱の色を指定できる．また，2つの図の中で，同じ x 軸と y 軸を得るために，xlim，ylim コマンドを使用する．しかし，ヒストグラムの柱が同じ幅になったのは偶然である．

上述のような図を描く場合，結果を出すには1行以上のプログラム入力が必要であるが，R コンソールウィンドウで毎回何らかの修正が必要となるコマンド呼び出しを使用するのは，わずらわしいものである．そんな場合，最初，スクリプトウィンドウやテキストエディタでプログラムを書き始めて，それを全部カット＆ペーストして使うのもよい方法かもしれない（2.1.3 節参照）．まず簡単な関数から書き始めるのも，意欲を高めるにはよいだろう．

4.4.2 並列箱ひげ図

同一枠内に複数群の箱ひげ図を描くこともできる．データがおのおのの群で別のベクタである場合でも，あるいは1つの長いベクタであって，別のベクタあるいはファクタによってグループが定義されている場合でも可能である．後者の例が図 4.7 であるが，これは 1.2.14 項で紹介したエネルギーデータを利用したものである．プログラムを以下に示す．

```
> boxplot(expend ~ stature)
```

別個のベクタ，expend.lean と expend.obese を同じように描画することも可能である．その場合，ベクタを2つの別個の引数として特定する構文が必要である．

```
> boxplot(expend.lean,expend.obese)
```

このプロットの図示はしないが，前記のプログラムと1つ違う点は，x 軸のラベルである．また，第3の書式というものが存在するが，そこではデータは，単一の引数，ベクタのリストとして与えられている．

下記のプロットは expend ベクタ全体とグループ化変数 stature によって作成される．

"y~x" 式の表記法は，"y は x によって説明される" という意味をもつ．これは最初のモデル式であるが，6 章，7 章の回帰分析や分散分析では相当な量のモデル式が出てくる．

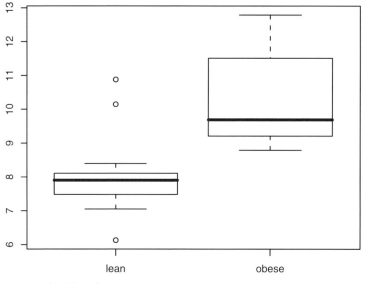

図 4.7　並列箱ひげ図

4.4.3　ストリップチャート

前節の箱ひげ図は Laurel and Hardy の結果であるが，データに対して上出来の図とはいえない．1 つのグループの四分位範囲がほかのグループに比べてかなり大きくなり，箱ひげ図が"太り気味"となっている．これと同じくらい小さなサイズの群では四分位の決定は適切に行われないため，生データをそのままプロットしたほうがよいかもしれない．手描きの場合は，数直線上に点で印をつけた点図表を描くことになる．これを自動化した R の関数は，"stripchart"である．図 4.8 は 4 種類のストリップチャートである．

4 つのプロットのプログラムを以下に示す．

```
> opar <- par(mfrow=c(2,2),mex=0.8,mar=c(3,3,2,1)+.1)
> stripchart(expend~stature)
> stripchart(expend~stature,method="stack")
> stripchart(expend~stature,method="jitter")
> stripchart(expend~stature,"jitter",jitter=.03)
> par(opar)
```

4 プロット間の空白を少なくするためには，"par"マジックを使っている．"mex"は行間余白を減らし，"mar"はプロット部を囲む行数を減らす．これは 4 グループすべてのプロットに対して実行され，表題，副題，さらに x, y 軸標示はすべて記載されなくなる．設定を変更した場合，もとの数値はすべて変数中（ここでは opar の中）に保存され，par(opar) で呼び出すことができる．

最初のプロットは標準的なストリップチャートである．ここでは点は直線状にプロットされるだけである．問題は，いくつかの点が重なり合って見えなくなることである．それを解決するために method 引数として，"stack"と"jitter"を設定できる．
"stack"は，同じ値の点を上方面に積み上げてプロットするもので，上右側プロ

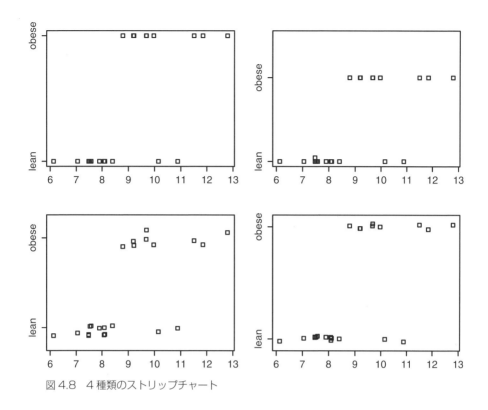

図4.8 4種類のストリップチャート

ットにあるように，データが完全に一致する場合のみ積み上げが実行される．ここでは重なり合うのは2回の7.48だけであるが，8.08, 8.09, 8.11の3点はほとんど同じ場所にプロットされてしまう．

"jitter"方式は，すべての点を垂直方向にランダムに少しずらす方法である．プロット番号3（左下）の標準的"jitter"は少し大きめである．データが水平線上にあるほうがはっきりしてわかりやすいかもしれない．そのためには，jitterをデフォルトの0.1より低く設定すればよい．4番目のプロットがその設定による図である．

この例では箱ひげ図で行ったようにさまざまな方式でデータを指定することはせず，expend~statureを全般を通して用いた．また，以下のように書くことも可能である．

```
stripchart(list(lean=expend.lean, obese=expend.obese))
```

しかし，"stripchart(expend.lean,expend.obese)"は使えない．

■ 4.5　表の作成

カテゴリデータは，一般的に表にして解析する．この節では，データから表を作成する方法と，度数の関連性について解析する方法を概説する．

4.5.1 表の作成

ここではおもに2次元の表について解説する．まず，本や論文誌に載っているような表を直接入力する．

2次元の表は，数値が行列になっていなければならない（1.2.7項）．Altman（1991, p.242）には，カフェイン消費量を，出産経験者の婚姻状況ごとに表した例がある．この表は下記のように入力することができる．

```
> caff.marital <- matrix(c(652,1537,598,242,36,46,38,21,218
+ ,327,106,67),
+ nrow=3,byrow=T)
> caff.marital
     [,1] [,2] [,3] [,4]
[1,]  652 1537  598  242
[2,]   36   46   38   21
[3,]  218  327  106   67
```

matrix関数は表の数値を1つのベクタとして引数に，さらに行数をnrowの引数に含めなければならない．基本的に数値は列方向に入っていくため，もし行方向に入れたいならbyrow=Tを指定する必要がある．

ncolを使って行数の代わりに列数を指定してもよい．列数か行数のどちらかが与えられた場合，Rプログラムは値の数に合わせるように，自動的にもう一方を計算する．仮に列数と行数が与えられて，その数が値の数と一致しなかった場合，値は"再利用"される．これはある（ここではない！）場合において，利用価値がある．

数値配列に行名，列名をつけると，印刷したときにわかりやすいだろう．

```
> colnames(caff.marital) <- c("0","1-150","151-300",">300")
> rownames(caff.marital) <- c("Married","Prev.married","Single")
> caff.marital
              0 1-150 151-300 >300
Married     652  1537     598  242
Prev.married 36    46      38   21
Single      218   327     106   67
```

さらに，以下のようにして行や列そのものに名前をつけることもできる．これは，似たような分類基準でたくさんの表を作成する場合にとくに有用である．

```
> names(dimnames(caff.marital)) <- c("marital","consumption")
> caff.marital
              consumption
marital         0 1-150 151-300 >300
  Married     652  1537     598  242
  Prev.married 36    46      38   21
  Single      218   327     106   67
```

実は，これまで説明をごまかしていた点がある．表は行列と完全に同じものではない．特別なメソッドをもった"table"というクラスがあるのだ．as.table(caff.marital)で，そのクラスへの変換ができる．下記のtable関数は，"table"クラスのオブジェクトを返す．

ほとんどの初歩的な利用においては，2次元の表が必要な時に行列を使うこともで

きる．as.tableが必要になる重要なケースの1つは，表から計数値のデータフレームに変換するときである：

```
> as.data.frame(as.table(caff.marital))
      marital consumption Freq
1     Married           0  652
2  Prev.married          0   36
3      Single           0  218
4     Married       1-150 1537
5  Prev.married      1-150   46
6      Single       1-150  327
7     Married     151-300  598
8  Prev.married    151-300   38
9      Single     151-300  106
10    Married        >300  242
11 Prev.married       >300   21
12     Single        >300   67
```

　実際には，データセット中，個人に対する変数が多い場合もあるだろう．そのような場合は，table, xtabs, ftableなどを使って，表形式にしたほうがよい．この3つの関数は，数値ベクタやファクタを表形式に表すが，ファクタでは行名，列名に対するレベルが自動的に設定される．それゆえ，数値コード化されたカテゴリデータを表にする場合はあらかじめファクタに変換することを勧める．table関数は3つのうちでもっとも古く，基本的なものである．ほかの2つはモデル式をもとにしたインターフェースであり，多次元クロス表に適している．

　p.63で紹介したデータセットjuulのうち，ここでは別の変数，性（sex）と初経（menarche）について見てみよう．後者は初経の有無を表す．以下のようにして，簡単な表をつくることができる．

```
> table(sex)
sex
  M   F
621 713
> table(sex,menarche)
   menarche
sex No Yes
  M  0   0
  F 369 335
> table(menarche,tanner)
        tanner
menarche  I  II III IV   V
     No 221  43  32  14   2
     Yes   1   1   5  26 202
```

　もちろん，初経に対する性の表はデータの内部整合性を見るためである．初経と思春期の発育程度を表すターナーの成熟度分類で構成される表のほうが興味深い．

　2つより多くの種類の変数を使った表もつくれるが，そのような場合に使える簡単な統計関数はそんなに多くはない．このようなデータを簡単に表形式にするには，たとえば，table(factor1, factor2, factor3)のように書けばよい．計数値の表入力には，array関数（matrixと同種の機能をもつ関数）を利用する．

xtabs 関数は table 関数ととてもよく似ているが，モデル式のインターフェースを用いる点が異なる．もっともしばしば用いるのは，分類変数の一覧を+記号で区切って右辺だけに書いた式である．

```
> xtabs(~ tanner + sex, data=juul)
       sex
tanner   M   F
   I   291 224
   II   55  48
   III  34  38
   IV   41  40
   V   124 204
```

このインターフェースを用いることで，attach を行うことなく，データフレーム内の変数を参照することができていることに注意しよう．空の左辺に計数値のベクタを置くことで，あらかじめ集計されたデータを扱うこともできる．

table 関数や xtabs 関数における複数の表の出力形式はあまり良くなく，たとえば以下のようになる．

```
> xtabs(~ dgn + diab + coma, data=stroke)
, , coma = No

     diab
dgn    No Yes
  ICH  53   6
  ID  143  21
  INF 411  64
  SAH  38   0

, , coma = Yes

     diab
dgn    No Yes
  ICH  19   1
  ID   23   3
  INF  23   2
  SAH   9   0
```

次元を追加したことで，サブテーブルの数が増えて，見失いやすくなってしまった．ここで ftable 関数の登場である．この関数は以下のような「平らな」表を作成する：

```
> ftable(coma + diab ~ dgn, data=stroke)
    coma  No     Yes
    diab  No Yes No Yes
dgn
ICH       53   6  19   1
ID       143  21  23   3
INF      411  64  23   2
SAH       38   0   9   0
```

左側の変数はページを横断して，右側の変数は下に向かって表にされる．ftable 関数は上で見たように生のデータに対して使用できるが，data 引数[1]に他の関数によって生成された表自体を与えることもできる．

行列と同じように，表は t 関数を使って転置できる．

```
> t(caff.marital)
        Married Prev.married Single
0           652           36    218
1-150      1537           46    327
151-300     598           38    106
>300        242           21     67
```

多次元クロス表に対する指標の交換には，一般的な転置である aperm を使う．

4.5.2　合計枠と相対頻度

合計枠が必要とされることが多いが，これは表の一方の軸に沿って計数値を合計したものである[2]．欠損値の問題があるので，単一のファクタを表形式で表した結果とは異なると思われるが，apply 関数を用いると，比較的簡単にできる（1.2.15 項）．単純化されたコマンド margin.table があるので，以下に示す．

最初に表自身を作成しなければならない．

```
> tanner.sex <- table(tanner,sex)
```

tanner.sex は任意に選んだ変数名で，tanner と sex のクロス表なのでこの名前とした．

```
> tanner.sex
      sex
tanner  M   F
   I   291 224
   II   55  48
   III  34  38
   IV   41  40
   V   124 204
```

次に合計枠を作成する．

```
> margin.table(tanner.sex,1)
tanner
  I  II III  IV   V
515 103  72  81 328
> margin.table(tanner.sex,2)
sex
  M   F
545 554
```

margin.table の 2 番目の引数は合計する方向を表す．1 は行ごとの合計，2 は列ごとの合計である．

表中の相対頻度は，一般的に行または列の合計に対する割合で表される．相対頻度

訳注 1　data 引数があるのは，総称関数の ftable ではなく，モデル式を引数とした場合に呼ばれる ftable.formula 関数である．
　　 2　「小計」や「合計」など，行方向あるいは列方向の値の合計を示すのに使われる領域のこと．

表は，prop.table で以下のように作成できる．

```
> prop.table(tanner.sex,1)
     sex
tanner        M         F
    I   0.5650485 0.4349515
   II   0.5339806 0.4660194
  III   0.4722222 0.5277778
   IV   0.5061728 0.4938272
    V   0.3780488 0.6219512
```

行（方向1）の合計が1となることに注意されたい．百分率を求めたいときは，すべてに100を掛ければよい．

prop.table は表の総計に対する割合を表示することはできないが，以下のようなプログラムで計算できる[3]．

```
> tanner.sex/sum(tanner.sex)
     sex
tanner         M          F
    I   0.26478617 0.20382166
   II   0.05004550 0.04367607
  III   0.03093722 0.03457689
   IV   0.03730664 0.03639672
    V   0.11282985 0.18562329
```

margin.table, prop.table は多次元クロス表でも実行可能である．この場合，合計枠が多次元となるので，margin 引数もベクタとなり得る．

4.6 表の視覚化

プレゼンテーションには，計測数や百分率の表よりグラフで表示するほうがわかりやすい．この節ではその方法について述べる．

4.6.1 棒グラフ

barplot で棒グラフが描ける．この関数の引数は，ベクタでも行列でもよい．一番簡単な例を次に示す（図4.9）．

```
> total.caff <- margin.table(caff.marital,2)
> total.caff
      0   1-150  151-300    >300
    906    1910     742     330
> barplot(total.caff, col="white")
```

col= "white" を引数に入れなければ，彩色されたプロットとなる[4]．しかしこれではモノクロ表示の本には向かない．

3　R バージョン 2.11.0 以降では，prop.table(tanner.sex) とすることで，表の総計に対する割合を計算できるようになった．
4　R バージョン 1.9.1 以降では，グレーに塗りつぶされたプロットとなる．

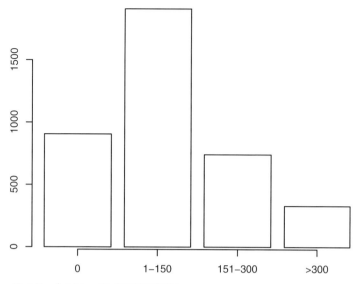

図 4.9 全カフェイン消費量の簡単な barplot

引数が行列の場合，barplot は，デフォルトで"積み重ね棒グラフ"となる．この場合，行列の各列を表す棒グラフは各列の行の値ごとに区切られる．各行の値を横に並べる場合，引数 beside=T を使うとよい．改良を加えたプログラムと結果（図 4.10）を以下に示す．

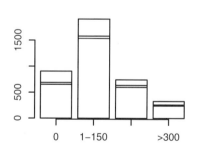 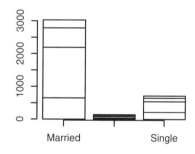

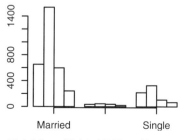 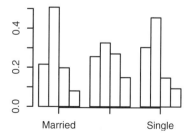

図 4.10 二元表における 4 種の barplot

```
> par(mfrow=c(2,2))
> barplot(caff.marital, col="white")
> barplot(t(caff.marital), col="white")
> barplot(t(caff.marital), col="white", beside=T)
> barplot(prop.table(t(caff.marital),2), col="white", beside=T)
> par(mfrow=c(1,1))
```

最後の3つのプロットは，行と列を転置関数 t で入れ替えたものである．一番最後の図は，棒グラフが各群の総数に対する割合として表されている．この例では，婚姻状況で分けた各群の総数を相対的に比較する場合の情報は失われている．しかし，以前に婚姻していた女性の群（データセットは出産経験であったことを思い出してほしい）は，数が非常に少ないので，一番最後の例以外ではカフェイン消費量をほかの婚姻状況群と比較するのはほとんど不可能である．

一般的に，プロットをきれいに装飾する方法はいろいろあるが，1つ例を示す（図4.11）．

```
> barplot(prop.table(t(caff.marital),2),beside=T,
+ legend.text=colnames(caff.marital),
+ col=c("white","grey80","grey50","black"))
```

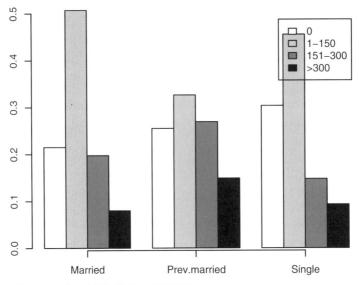

図4.11　色と凡例を指定した棒グラフ

凡例が1本の棒グラフ上に重なっているが，これはRプログラムが，凡例を置けるだけの空き領域を自動的に見つけることができないためである．しかし，legend関数で凡例の位置を明示的に指定することができる．そのためには，locator()が便利であるが，これは図上でマウスのボタンをクリックすると，legend関数の引数として設定できる座標値が返されるという機能をもった関数である．詳細は p.192 を参照されたい．

4.6.2 点図表

Cleveland 点図表は William S. Cleveland (1994) によって命名されたが，これは表を行，列両方の面から同時に評価できるものである．引数に beside=T を加えた棒グラフと同じ意味をもつが視覚的にはかなり異なる印象を与える．図 4.12 に例を示す．

```
> dotchart(t(caff.marital), lcolor="black")
```

(線の色は，デフォルトの "gray" では紙面に表し難いために変更した．)

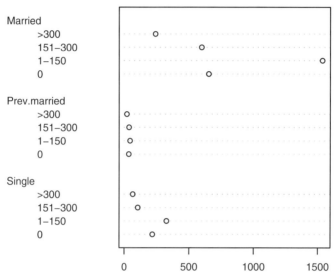

図 4.12　カフェイン消費量の点図表

4.6.3 円グラフ

円グラフは，昔から統計学者には冷ややかな目で見られていた．というのは，とるに足らないデータを印象深く見せるためにさんざん使われてきたが，解釈しにくいものであったからである．しかし，少なくとも棒グラフでは効果的に伝えられないような情報を，円グラフは，稀にではあるが，含んでいることがある．たまには有用なこともある円グラフであるが，R でも簡単に描くことができる．カフェイン消費量と婚姻状況の表を例に示す．(図 4.13；プロット間の空間を少なくするための "par マジック" については，4.4.3 項を参照されたい．)：

```
> opar <- par(mfrow=c(2,2),mex=0.8, mar=c(1,1,2,1))
> slices <- c("white","grey80","grey50","black")
> pie(caff.marital["Married",], main="Married", col=slices)
> pie(caff.marital["Prev.married",],
+       main="Previously married", col=slices)
> pie(caff.marital["Single",], main="Single", col=slices)
> par(opar)
```

引数 col は，円グラフの分割された各部分の色を設定する．

piechart ではもっといろいろなことができるが，詳細については関数 pie のヘルプページを参照されたい．パイの種類別売り上げの分布図をさまざまな円グラフで紹介している．

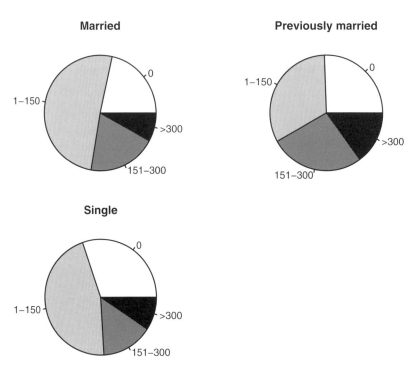

図 4.13　婚姻状況によるカフェイン消費量の円グラフ

4.7　演　習

4.1　いろいろな種類の線と点のプロットを実際に試して学習せよ．点の形状，線の種類，線の太さ，色を変えてみよう．

4.2　plot(rnorm(10),type="o") のプログラムで線と点を重ねてプロットしたとき，線は点の中に見える状態である．見えないようにするにはどうすればよいか？

4.3　同じプロット画面に 2 つの qqnorm を重ねて描くにはどうするか？　また，type="l" でプロットした場合，どこがまちがっているか？　またそれを回避するにはどうするか？

4.4　react データセットのヒストグラムを描け．このデータは不連続であるためヒストグラムは偏ったものになる．なぜか？　MASS パッケージにある truehist を代わりに試してみるとよい．

4.5　一様分布から 5 つの任意の数からなるサンプルベクタ z をつくり，x の関数として quantile(z,x) の線をプロットせよ．（ヒント；curve を使う．）

第 5 章

1 標本または 2 標本の検定
——t 検定および Wilcoxon 検定——

　ここから先は，実際に R を用いて統計解析を行うための手順を具体的に見ていくことにしよう．これまでの章では，どちらかといえば文法の説明に重点が置かれていたが，この先はむしろ実際の出力結果や，それぞれの関数に対して用いられる引数に注目しながら解説を行う．

　連続量データの比較は，統計学的検定の中では基本中の基本であるといってもよい．1 つのグループのデータをある特定の値と比較する場合もあれば，2 つのグループ間でデータの比較を行う場合もある．この章ではこの連続量データの比較をテーマとして取り上げる．

　これから紹介する t.test と wilcox.test は，それぞれ t 検定と Wilcoxon 検定を R で行うための関数であり，ともに 1 標本および 2 標本（対応のない場合および対応のある場合）の検定に用いることができる．よく統計学のテキストで目にする「Mann-Whitney の検定」は，「対応のない 2 標本の Wilcoxon 検定（Wilcoxon 順位和検定）」に相当する検定であり，どちらを用いても得られる結果は変わらない．

5.1　1標本の t 検定

t 検定は，データが正規分布を示す母集団から得られたものであることを前提としている．1標本の t 検定では，$N(\mu, \sigma^2)$ の分布をもつ（つまり平均 μ，分散 σ^2 の正規分布に従う）母集団から大きさ n の標本 $x_1, x_2, \cdots, x_n$ を無作為に抽出したと仮定したうえで，母集団の平均 μ がある既知の値 μ_0 に等しいかどうかを検定する．（つまり帰無仮説（null hypothesis）$\mu = \mu_0$ を検定する．）母集団の平均 μ と標準偏差 σ の推定値として，無作為抽出により得られた標本の平均 $\bar{x}$ と標準偏差 s を用いることができるが，これらはあくまで推定値であり，真の値との間にずれが生じ得ることを頭に入れておく必要がある．

ここで鍵となるのが，平均値の標準誤差（standard error of the mean; SEM）という概念である．これは平均 μ，分散 σ^2 の正規分布に従う母集団から，大きさ n の標本を無作為に抽出したときの標本平均のばらつき（標準偏差）を示しており，下記の式で表される．

$$\mathrm{SEM} = \sigma/\sqrt{n}$$

これは，「標本の無作為抽出を何度か繰り返し，それぞれの抽出ごとに平均値を計算したとすると，それら標本平均の分布は母集団の分布よりもばらつきの少ないものになる」ということを意味している．しかし標本の抽出を1回しか行わなかった場合でも，母集団の標準偏差 σ を標本の標準偏差 s で置き換えた $s/\sqrt{n}$ を SEM の推定値として用いることができる．ここで SEM の値は，実際にある母集団から抽出された標本の平均が，真の母平均からどのくらいまで隔たる可能性があるのか（すなわち，標本誤差により説明される標本平均のばらつきがどのくらいであるか）を示している．正規分布を示すデータでは，全体の95%の値がほぼ $\mu \pm 2\sigma$ の範囲内に収まることが知られているので，母集団の真の平均値が μ_0 であった場合，$\bar{x}$ は95%の確率で $\mu_0 \pm 2\mathrm{SEM}$ の範囲内に存在していると推測される．厳密には，以下の式で表される検定統計量 t を計算し，この値が採択域（acceptance region）に含まれているかどうかを検討する．

$$t = \frac{\bar{x} - \mu_0}{\mathrm{SEM}}$$

このとき t が採択域の外側に存在する確率は，その採択域を求める際に用いた有意水準に等しい．有意水準は慣例的に5%を用いることが多いが，この場合のおおよその採択域は -2 から 2 の範囲となる．

標本サイズが小さい場合には，SEM の計算に標本の標準偏差が用いられていること，またそのために t 分布は標準正規分布 $N(0, 1)$ よりも裾野が広がった形となることに留意しなければならない．つまり n が小さいとき，t 分布では正規分布に比べて大きな偏差が起こりやすくなっているのだが，この原因は小さい SEM を用いて正規化してしまうところにある．大きさ n の標本における採択域の限界値を知りたいときは，t 分布表の自由度 $n - 1$ の部分を参照すればよい．

もし t の値が採択域の外側にあれば，あらかじめ選択した有意水準で帰無仮説を棄

却する．一方，実際に計算された検定統計量を t_s とした場合に，$|t| \geq |t_s|$ となるような t の値を得る確率 p を求め，p 値が有意水準の値より小さければ帰無仮説を棄却するという方法もある．

結果の方向性に関して事前に確かな情報があるときは，片側検定を行うことが可能である．たとえば μ が μ_0 よりも必ず大きくなることが予想されている場合は，t の値が上側の棄却域に入っているときにのみ帰無仮説を棄却する，という方法を選ぶこともできる．しかし，ここで単に下側の棄却域を取り除いただけでは有意水準が半分になってしまうので，両側検定と同じ有意水準で検定するためには上側の棄却域の大きさを2倍にする必要がある．これにより，棄却限界値は両側検定のときよりも小さな値となる．p 値を考えるにあたっても同様で，上記の場合，p 値は $t \geq t_s$ であるような t の値を得る確率となり，両側検定における p 値（つまり $|t| \geq |t_s|$ となるような t の値を得る確率）の半分になってしまう．ここで注意してほしいのは，ただやみくもに片側検定を使ってはならない，という点である．あえて片側検定を選ぶ場合は，その正当な理由をあらかじめ研究プロトコルの中で明確に示しておく必要がある．両側検定では有意差が見られなかったものが片側検定だと有意になるからといって，それを理由に片側検定を選択するのはまちがいであり，不正行為とみなされても仕方がない．

ここで例として，11人の女性の1日あたりのエネルギー摂取量［kJ］のデータ（Altman, 1991, p.183）を取り上げることにする．まずはRで daily.intake というベクタを作成しよう．

```
> daily.intake <- c(5260,5470,5640,6180,6390,6515,
+ 6805,7515,7515,8230,8770)
```

続いて，データの特性値をいくつか出してみよう．（このような小さなデータセットではあまり必要性が感じられないかもしれないが．）

```
> mean(daily.intake)
[1] 6753.636
> sd(daily.intake)
[1] 1142.123
> quantile(daily.intake)
   0%   25%   50%   75%  100%
 5260  5910  6515  7515  8770
```

ここで，この11人の女性のエネルギー摂取量が，栄養所要量として推奨されている7725 kJ から大きくかけ離れているかどうかを調べたいとする．データが正規分布を示す母集団から抽出されたものであると考えて，この母集団の平均値が 7725 に等しいかどうか（つまり $\mu = 7725$ であるかどうか）を検定する．これには以下のように関数 t.test を用いる．

```
> t.test(daily.intake,mu=7725)

        One Sample t-test

data:  daily.intake
```

```
t = -2.8208, df = 10, p-value = 0.01814
alternative hypothesis: true mean is not equal to 7725
95 percent confidence interval:
 5986.348 7520.925
sample estimates:
mean of x
 6753.636
```

関数 t.test は以前に 1 章（1.1.4 項）でも登場しており，今回の出力形式もそのときとまったく同じである．出力結果について，1 章では簡単にふれるにとどまっていたが，この章ではもっと具体的に解説を行っていく．

出力のレイアウト自体はほかの多くの検定に共通するものであるが，順を追って 1 つ 1 つ詳しく見ていくことにしよう．

```
One Sample t-test
```

これについては説明の必要はないだろう．何という検定を行ったのか，ただそれを示しているにすぎない．ここで注目に値するのは，要求されているのが 1 標本の検定であることを，t.test が関数呼び出しの形式から自動的に読み取っている，という点である．

```
data:  daily.intake
```

これは検定に用いられたデータが何であるかを示している．データ名はコマンドの中にも書かれているので，コマンドが出力と一緒に表示されている場合，この部分は必要ないと思うかもしれない．しかし，関数 source を使ってコマンドを外部ファイルから読み込んだ場合などは，出力と一緒にコマンドが表示されないので，データ名を記したこの部分は重要である．

```
t = -2.8208, df = 10, p-value = 0.01814
```

このあたりからようやく本質的な部分に入っていく．ここでは，t 統計量とそれに伴う自由度に加えて p 値も示されており，ひと目で $p < 0.05$ であるとわかる．よって，得られた t 値に対応する採択域を t 分布表で確認するまでもなく，5% の有意水準で μ = 7725 という帰無仮説は棄却される．

```
alternative hypothesis: true mean is not equal to 7725
```

この 1 行には，(a) 検定すべき母平均の値（7725 kJ）と，(b) これが両側検定であること（"not equal to"）という 2 つの重要な情報が含まれている．

```
95 percent confidence interval:
 5986.348 7520.925
```

これはデータの母平均の 95% 信頼区間を示したもので，μ_0 がこの範囲に含まれている場合，母平均と μ_0 との間に有意な差は見られないということを意味している．ここでは，t 値が採択域に含まれる場合にとり得る μ_0 の範囲を検討しており，t 検定の

場合と考え方は逆である．（t 検定ではまず μ_0 の値をもとに t_s を計算し，それを 5% 有意水準に対応する t の範囲と比較するのに対し，95% 信頼区間の場合は 5% 有意水準に対応する t の値をもとに μ の範囲を計算し，それと μ_0 を比較する．）95% 信頼区間は以下の不等式で与えられる．

$$\bar{x} - t_{0.975}(f) \times s < \mu < \bar{x} + t_{0.975}(f) \times s$$

```
sample estimates:
mean of x
 6753.636
```

これが最後の部分であるが，ここには標本平均，つまり母平均の（点）推定値が示されている．

関数 t.test に対して任意で用いることのできる引数はたくさんあるが，そのうち 1 標本の検定に関連するものは mu, alternative, conf.level の 3 つである．このうち mu は，上述の例でも示したように，帰無仮説の中で母平均 μ の値を規定するときに用いる（デフォルトは mu=0）．alternative は片側検定を行うための引数であり，対立仮説が $\mu > \mu_0$ の場合は alternative="greater"，対立仮説が $\mu < \mu_0$ の場合は alternative="less" のように指定する．3 つ目の conf.level は，信頼区間を求める際の信頼水準を規定する引数であり，conf.level=0.99 と書けば 99% 信頼区間が得られる．

さて，これまで述べる機会がなかったが，実は多くの場合，長い引数には省略形が存在する．たとえば先述の alternative="greater" も，本当のところは alt="g" と書けば十分だったのである．

5.2 Wilcoxon 符号つき順位検定

t 検定では母集団が正規分布に従うことが前提とされているが，この前提が多少崩れたとしても検定の結果が大きく左右されることはない．（つまり頑健性がある．）標本サイズが大きい場合は，とりわけ正規分布からのずれによる影響を受けにくいと考えられる．しかし，それでもなお頑健性に頼らない方法で分析を行いたいというときには，母集団に正規分布を仮定しない統計的手法（distribution-free methods）を用いるとよい．これにはほとんどの場合，もとになるデータを対応する順序統計量に置き換えることが必要になってくる．

1 標本の Wilcoxon 符号つき順位検定では，まずすべての観測値から理論上の μ_0 を引いて差をとったものに，符号を無視して，その絶対値が小さいものから順番に順位をつける．その後，差の符号が正であるものの順位の和と，負であるものの順位の和をそれぞれ計算する．ここでポイントとなるのは，データの分布が μ_0 をはさんで左右対称であった場合，検定統計量の計算は，「1 から n までの整数について，1 つ 1 つの整数が選ばれるかどうかの確率が 1/2 のときに，実際に選ばれたものの和を計算するという作業」に相当するという点である．検定統計量の分布は，少なくとも理

論のうえでは正確に算出できるということになっている．標本サイズが大きくなると計算がとても複雑になるが，その分布は正規分布に限りなく近づく．

Rを用いてWilcoxon符号つき順位検定を行うときの手順は，t検定のときとほぼ同じである．

```
> wilcox.test(daily.intake, mu=7725)
        Wilcoxon signed rank test with continuity correction

data:  daily.intake
V = 8, p-value = 0.0293
alternative hypothesis: true location is not equal to 7725

Warning message:
タイがあるため、正確なp値を計算することができません in: wilcox.test.default(...
```

Wilcoxon符号つき順位検定のようなノンパラメトリック検定では，パラメータ推定量やそれに伴う信頼限界などが存在しないため，出力結果はt.testのときに比べてかなり短くなっている．しかし，場合によってはWilcoxon符号つき順位検定でも位置的な尺度を規定し，その値に対する信頼区間を計算することが可能である．これに関してさらに詳しく知りたければ，ヘルプファイルのwilcox.testの項を参照するとよいだろう．

母集団に正規分布を仮定しない（つまりノンパラメトリックな）手法が，t検定のようなパラメトリックな手法に比べて優れているかどうかは議論の分かれるところである．もしデータがパラメトリック検定の前提となる条件を満たしているならば，パラメトリック検定を行ったほうがいくらか効率がよい．その違いは標本サイズが大きい場合には5%ほどであるが，標本サイズが小さい場合にはさらに大きなものとなる．たとえば，Wilcoxon符号つき順位検定において，「結果が有意水準5%で有意であるためには，標本サイズは必ず6以上でなければならない（データの内容にかかわらず，標本サイズが5以下の場合は絶対に有意差は得られない）」という事実を知っておくことは必要であろう．しかし，これよりもさらに重要なのは，ノンパラメトリック検定にはパラメトリック検定のように明らかな前提条件はないが，だからといって観測値が互いに独立でない場合や，重要な共変量の影響によりバイアスが生じてしまうような場合にも使ってよいとは限らない，という点である．

Wilcoxon符号つき順位検定を行うにあたり，標本中に等しい観測値が複数存在する場合，同順位（ties）の問題が生じる．このようなときは，順位の平均値を用いる．たとえば等しい観測値が4つあって，それらが順位のうえで6番目から9番目に相当するならば，4つの観測値すべてに7.5の順位を与える．標本サイズが大きく，検定統計量の分布が正規分布に近似できる場合は，同順位の存在はたいして問題にはならない．しかし，小さな標本で同順位が存在する場合，正確な分布を計算することはとても難しく，関数wilcox.testを用いても計算は不可能である．

検定統計量Vは正の順位の和である．先述のエネルギー摂取量の例では，7515という観測値が同順位であったため，p値は正規分布への近似により算出されている．

t.testの場合と同様に，関数wilcox.testにも引数muとalternativeを用いることができる．またcorrectという引数により，連続性の補正（つまり正規分

布に近似させるかどうか）のオン/オフを切り替えることも可能である．（出力例のタイトル部分を見ればわかるように，この引数のデフォルトは「オン」である．オフにするには correct=F と指定する．）一方，正確検定を行うかどうかを指定したい場合は，引数 exact を用いる．このように任意でオン/オフを切り替えるときには，一般に TRUE もしくは FALSE という論理値を使うということを先に学んだが，覚えているだろうか？

5.3　独立2標本のt検定

2標本のt検定は，2つの標本がそれぞれ同じ母平均をもつ分布から抽出されたものである（つまり母平均に差がない），という仮説を検定するときに用いられる．

2標本の検定であろうが1標本の検定であろうが，原則としてその理論に大きな違いはない．ここでは，2つの標本データ x_{11}, $\cdots$, x_{1n_1} と x_{21}, $\cdots$, x_{2n_2} が，正規分布を示す2つの母集団 $N(\mu_1, \sigma_1^2)$ と $N(\mu_2, \sigma_2^2)$ からそれぞれ抽出されたと仮定したうえで，帰無仮説 $\mu_1 = \mu_2$ を検定することを目的としており，検定統計量tは以下のように計算される．

$$t = \frac{\bar{x}_2 - \bar{x}_1}{\text{SEDM}}$$

ここで SEDM（standard error of difference of means）は平均値の差の標準誤差を表しており，次の式により求めることができる．

$$\text{SEDM} = \sqrt{\text{SEM}_1^2 + \text{SEM}_2^2}$$

SEDM を計算する方法は2通りあるが，どちらの方法を用いるかは，2つの標本の母分散が等しいと考えるかどうかによって決まる．昔からよく用いられてきたのは，母分散が等しいと仮定して進める方法である．この方法では，まず2標本のそれぞれの標準偏差を用いて合併標本標準偏差（pooled s）を計算し，その値を前出の SEM の公式に代入したものを用いて SEDM を計算する．帰無仮説のもとで，t値は自由度が $n_1 + n_2 - 2$ のt分布に従う．

もう1つの方法は Welch 検定と呼ばれ，2つの標本標準偏差 s_1 と s_2 からそれぞれ SEM_1 と SEM_2 を計算する．この方法を用いた場合，t値は実際にt分布を示すわけではないが，s_1 と s_2 を用いて計算した自由度と標本サイズによって規定されるt分布で近似することは可能である．

一般的に，Welch 検定を用いるほうがより安全であるとされてはいるが，標本サイズと標準偏差の両方ともが2つのグループ間で大きく異なっているという場合を除き，どちらの方法を用いてもたいてい同様の結果が得られる．

ここで再び1日のエネルギー消費量のデータに戻り（1.2.14項参照），やせた女性と肥満の女性でエネルギー消費量に差が見られるかどうかについて考えてみよう．

```
> attach(energy)
> energy
   expend stature
1    9.21    obese
2    7.53     lean
3    7.48     lean
...
20   7.58     lean
21   9.19    obese
22   8.11     lean
```

ここでは必要な情報が，データフレームで2列に表示されている．stature というファクタは，それぞれの女性がどちらのグループに所属するのかを示しており，数値である expend は，それぞれのエネルギー消費量を MJ（メガジュール）の単位で表している．R では，モデル式を指定すれば，このようにデータフレームの形で整理されたデータを，関数 t.test や wilcox.test で分析することが可能である．古い（が，まだ使える）書式では，2つのグループのデータを別々の変数として指定しなければならなかったが，新しい書式では，データフレームの形で保存されているデータをそのまま用いることができるので，とても便利である．同じデータを別の基準でグループ分けする，といった場合にも，新しい書式のほうがより融通がきく．

さて，2つのグループ間でエネルギー消費量に差が見られるかどうかを検討するためには，以下の要領で t 検定を行う．

```
> t.test(expend~stature)

        Welch Two Sample t-test

data:  expend by stature
t = -3.8555, df = 15.919, p-value = 0.001411
alternative hypothesis: true difference in means is not equal to 0
95 percent confidence interval:
 -3.459167 -1.004081
sample estimates:
 mean in group lean mean in group obese
           8.066154            10.297778
```

ここで，「expend が stature によって説明される」というモデル式を指定するために，チルダ（~）という演算子が用いられていることに注目してほしい．

出力の形式は，1標本の t 検定の場合とほとんど同じである．しかし95%信頼区間に関しては，これが「2標本の平均の差」の信頼区間を表しているということに注意しなければならない．今回の例では，信頼区間に「ゼロ」が含まれていないので，有意水準5%において有意差を示す p 値が得られていることと矛盾しない．

2標本の t 検定では，Welch 検定がデフォルトに設定されている．Welch 検定を用いた場合には，自由度の値が整数ではなくなるが，これは Welch 検定が母集団の等分散を仮定しない方法であることに起因する．（このほかの原因により自由度が端数をもつ場合もある．）

通常の（統計のテキストでよく目にするタイプの）t 検定を行うには，「等分散を仮定する」ということをわざわざ指定しなければならないのだが，これには引数

var.equal=T を使う.

```
> t.test(expend~stature, var.equal=T)

        Two Sample t-test

data:  expend by stature
t = -3.9456, df = 20, p-value = 0.000799
alternative hypothesis: true difference in means is not equal to 0
95 percent confidence interval:
 -3.411451 -1.051796
sample estimates:
 mean in group lean mean in group obese
           8.066154            10.297778
```

今度は自由度の値が整数,つまり $13 + 9 - 2 = 20$ になっていることに気がついただろうか? Welch 検定に比べて p 値は少しだけ小さくなり(0.14%から0.08%),信頼区間の幅も多少狭くはなっているが,全体的に見ればこれらの変化は微々たるものであるといえるだろう.

■ 5.4 分散の比較

R で2標本の t 検定を行うにあたっては,必ずしも母集団に等分散を仮定する必要はない.しかし,もし等分散性を事前に確認したいという場合には,関数 var.test を用いて検定を行うことが可能である.これは標本分散の比に関する F 検定であり,t.test と同じ方法で呼び出すことができる.

```
> var.test(expend~stature)

        F test to compare two variances

data:  expend by stature
F = 0.7844, num df = 12, denom df =  8, p-value = 0.6797
alternative hypothesis: true ratio of variances is not equal to 1
95 percent confidence interval:
 0.1867876 2.7547991
sample estimates:
ratio of variances
          0.784446
```

この検定で有意な結果が得られなかったということは,すなわち,「2つの母分散が等しいという帰無仮定を棄却するに足る十分な証拠は得られなかった」ということを意味している.しかし,信頼区間の幅がかなり広いという事実からもわかるように,このような小さなデータセットにおいて当分散性の仮定を信じるかどうかは,もはや本人次第であるといえるだろう.また,この検定は正規分布からのずれに敏感であり,統計的方法として頑健性に欠けているという点にも注意が必要である.古くから用いられている主要な検定を集めたパッケージ stats には,今回用いたものとは異なる等分散性の検定もいくつか含まれている.前提となる条件や長所・短所は検定によってさまざまであるが,ここでそれらを1つ1つ詳細に解説することはやめておく.

等分散性の検定は,2つの標本が互いに独立であることを前提としているため,対

応のあるデータに用いてはならない.

■ 5.5　2 標本の Wilcoxon 順位和検定

母集団の分布が正規分布に従うかどうかが疑わしい場合，正規性を前提とする t 検定を用いるよりも，ノンパラメトリックな検定を用いるほうが望ましいかもしれない．2 標本の Wilcoxon 順位和検定では，まずいったんグループの枠を取り払い，データを「すべての観測値をひとまとめにした中での順位」に置き換える．その後再びもとのようにグループ化し，どちらか片方のグループの順位和を計算する．つまりこれら一連の過程は，「1 から $n_1 + n_2$ までの整数の中から，繰り返しを避けつつ n_1 個の数値を抽出する」という問題を扱っているのと同じである．

2 標本の Wilcoxon 順位和検定にも関数 wilcox.test を用いるが，その手順は t.test の場合とほぼ同じである．

```
> wilcox.test(expend~stature)
        Wilcoxon rank sum test with continuity correction

data:   expend by stature
W = 12, p-value = 0.002122
alternative hypothesis: true mu is not equal to 0

Warning message:
タイがあるため、正確なp値を計算することができません in: wilcox.test.default(...
```

検定統計量 W は，片方のグループの順位和からその理論上の最小値を引いたものである．（つまり，仮に小さな値がすべてそちらのグループに集まっていたとすれば，W はゼロになる.) 両方のグループの順位和を計算し，その小さいほうをそのまま検定統計量として用いると記したテキストもあるが，結局やっていることは同じである．また 1 標本の Wilcoxon 符号つき順位検定のときと同様，2 標本の Wilcoxon 順位和検定においても同順位の問題が存在する．この場合には，やはり W の分布を正規分布に近似させて検定を行う必要がある．

■ 5.6　対応のある t 検定

対応のある検定は，同じ対象について 2 回ずつ観測を行った結果を比較する場合に用いられる．2 つの観測値の差をとることで，問題を 1 標本の検定と同様に扱うことができるようにする，というのがその基本的な考え方である．ここで注意しなければならないのは，「観測値の差の分布は観測値自体の大きさにかかわらず一定である」という暗黙の仮定が存在する点である．この条件が満たされているかどうかをチェックするためには，対応する観測値をそれぞれ x 軸，y 軸にとってデータをプロットし，ここに $y = x$ の直線を加えた散布図を描いてみるとよい．もしくは，対応する観測値の差を y 軸に，その平均を x 軸にとったグラフ（Bland–Altman プロットと呼ばれることもある）を用いることもできる．これらの結果，もし観測値の大きさによってばらつきに違いが見られたならば，さまざまな方法でデータを変換してみるとよいかも

しれない．差の標準偏差が観測値の大きさに比例しているというケースをよく見かけるが，この場合には対数変換を用いるとよい．

ここで例として用いるのは，1章でも何度か取り上げた閉経前と閉経後のエネルギー摂取量に関するデータである．（閉経前のデータに関しては，6.1節で使用した`daily.intake`とまったく同じものである．）1章ではデータをプロンプトから入力したが，同じデータが`ISwR`パッケージにもデータセットとして装備されているので，それを用いることも可能である．

```
> attach(intake)
> intake
    pre post
1  5260 3910
2  5470 4220
3  5640 3885
4  6180 5160
5  6390 5645
6  6515 4680
7  6805 5265
8  7515 5975
9  7515 6790
10 8230 6900
11 8770 7335
```

同じ11人の女性がそれぞれ2回の測定を受けているので，各個人内の差を求めることに問題はない．

```
> post - pre
 [1] -1350 -1250 -1755 -1020  -745 -1835 -1540 -1540  -725 -1330
[11] -1435
```

ひと目ですぐに，差がすべて負の値をとっていることがわかる．つまり，今回測定を行った女性全員において，閉経後はエネルギー摂取量が低下している，ということである．そこで，次の要領で対応のあるt検定を行う．

```
> t.test(pre, post, paired=T)

        Paired t-test

data:  pre and post
t = 11.9414, df = 10, p-value = 3.059e-07
alternative hypothesis: true difference in means is not equal to 0
95 percent confidence interval:
 1074.072 1566.838
sample estimates:
mean of the differences
              1320.455
```

もはや出力結果について説明すべきことはほとんどないといってよいだろう．観測値の差についての検定であるという点を除けば，実質的には1標本のt検定の出力とまったく同じである．

対応のあるデータを用いるときに忘れてはならないのが，関数呼び出しの際に必

ず paired=T と明記する，ということである．古い書式では，上記のコマンドの paired=T の部分を削除したものが，対応のない t 検定を行う場合のコマンドとなるので注意が必要である．（2つのグループが別々のベクタで指定される．）対応のあるデータを用いているにもかかわらず，それを考慮に入れないで分析を進めるなどというのはもってのほかである．

本当はやってはいけないことをやってみせるのは教育学上よろしくないと思われるかもしれないが，参考までに上と同じデータを，対応のない t 検定により分析した場合の結果を示しておく．

```
> t.test(pre, post) #WRONG!
         誤り！
        Welch Two Sample t-test

data:  pre and post
t = 2.6242, df = 19.92, p-value = 0.01629
alternative hypothesis: true difference in means is not equal to 0
95 percent confidence interval:
  270.5633 2370.3458
sample estimates:
mean of x mean of y
 6753.636  5433.182
```

上の例のように，R では # という記号（「ハッシュ」とも呼ばれ，番号を表す記号としてよく用いられる）を使ってコメントを追加することが可能である．コマンドが実行される際，この記号の後に続く内容は無視される．

対応のない t 検定を行った場合，結果は有意水準 5% において有意であるが，対応のある検定のときと比べて t の値がかなり小さくなっているということが見てとれる．また信頼区間の幅は，対応のある検定を正しく選択したときの約 4 倍にまで広がっている．つまり，1 グループの女性についてそれぞれ "pre" と "post" の計 2 回の測定を行ったにもかかわらず，検定を行うにあたってその情報を考慮に入れなかったため，検定の効率が下がってしまった，というわけである．逆に考えれば，閉経前のデータと閉経後のデータを別々のグループから得るよりも，同じグループで 2 回の測定を行うほうが，効率の面ではより優れた実験デザインである，ということもできる．

■ 5.7 対応のある Wilcoxon 検定

対応のある Wilcoxon 検定では，対応する観測値の差をとり，その差について 1 標本のときに使った Wilcoxon 符号つき順位検定を行う．

```
> wilcox.test(pre, post, paired=T)
        Wilcoxon signed rank test with continuity correction

data:  pre and post
V = 66, p-value = 0.00384
alternative hypothesis: true mu is not equal to 0
```

```
Warning message:
タイがあるため、正確なp値を計算することができません in: wilcox.test.default(...
```

結果の構成は，t 検定のときとまったく同じである．Wilcoxon の順位和は，差がすべて同じ符号の場合に最大値をとり，それ以上大きくはならないのに対し，t 統計量は理論上いくらでも大きな値をとり得る．そのことを考えれば，Wilcoxon 符号つき順位検定の p 値がそこまで小さな値をとらないというのも納得がいくのではないだろうか．

ところで今回も再び，同順位の存在により正確な p 値の算出が不可能になる，という問題が登場している．ここで原因となったのは，2つの -1540 という値である．

ところが今回のケースでは，Wilcoxon 符号つき順位検定の正確な p 値は，実際はいとも簡単に計算できてしまうのである．すなわち，「測定値の差が 11 個とも正である確率」と「測定値の差が 11 個とも負である確率」を足したものであり，$2 \times (1/2)^{11}$ = 1/1024 = 0.00098 と計算される．この値と比較すると，上記の出力結果中の p 値は 4 倍近い値であり，正規分布への近似により得られた p 値が正確な p 値に比べてかなり大きな値となっている，ということがわかる．

■5.8　演　習

5.1 データセット react（データフレームではなくベクタの形のデータであることに注意せよ）の値は正規分布に従っているといえるか？　また t 検定を用いて分析した場合，平均値はゼロから有意に離れているか？

5.2 データセット vitcap に関して，2 つのグループ間で肺活量に差があるかどうか，t 検定を用いて分析せよ．また差の 99％信頼区間も計算せよ．ここで得られた結果は誤解を招くおそれがあるのだが，それはなぜか？

5.3 ノンパラメトリックな手法を用いて react および vitcap を分析せよ．

5.4 データセット intake について，対応のある t 検定を行うための前提となる条件が満たされているかどうか，グラフを用いて確認せよ．

5.5 関数 shapiro.test は，Q-Q プロットの直線性の程度に基づいて分布の正規性を検定する，という統計的手法である．この関数を用いてデータセット react を分析せよ．この方法は外れ値を取り除くのに役立つといえるか？

5.6 クロスオーバー比較臨床試験のデータ ashina における治験薬の効果は，時期効果を無視するならばごく簡単な方法で分析することができる．（どのような方法だろうか？）しかし，実はもっと優れた方法がある．（ヒント：個人内で生じ得る差（intra-individual differences）について考えよ．）もし臨床試験の結果に影響を与える要因が時期効果のみだった場合，その差はそれぞれのグループ内でどのようにふるまうだろうか？　両方の方法で分析を行い，得られた結果を比較せよ．

5.7 母集団に正規分布を仮定した 10 個のデータセット（各 25 個の観測値からなる）を作成し，それぞれ 1 標本の t 検定を行え．正規分布とは異なる分布を仮定し

た標本を用いた場合はどうなるだろうか？ 自由度 2 の t 分布や指数分布も試みよ．（指数分布では平均が 1 であるかどうかを検定する．）一連の作業を自動的に繰り返して行う方法を発見することができたか？

第 6 章

回帰と相関

　この章で学ぶのは，基本的な回帰分析の方法である．これにはモデルを検査するための図や，信頼区間・予測区間の表示に用いる図の描き方も含まれる．さらに，関連トピックとして相関を取り上げ，パラメトリックおよびノンパラメトリックの分析方法について解説を行う．

6.1 線形単回帰

たとえば，データ short.velocity をデータ blood.glucose の関数として表したい，というように，線形回帰を用いて 2 つの変数の関係を表したい場合を考えてみることにしよう．ただし，このセクションで扱うのはごく基本的な事項のみであり，もっと複雑な内容については 12 章で扱う．

線形回帰のモデルは次の式で表される．

$$y_i = \alpha + \beta x_i + \epsilon_i$$

ここで，残差を表す ϵ_i はそれぞれ独立であり，$N(0, \sigma^2)$ の正規分布に従うものとする．上記の方程式において，残差を除く非ランダム部分（$\alpha + \beta x_i$）により，y_i は一直線上に並ぶことが説明される．この回帰直線の傾き（つまり回帰係数：regression coefficient）は β であり，x の 1 単位の変化に対する y の変化を示す．またこの直線は，切片（intercept）α において y 軸と交わる．

パラメータ α，β，および σ^2 は，最小 2 乗法（method of least squares）を用いて推定することが可能である．具体的には，以下の式で示される残差平方和（SS_{res}）を最小にするような α と β の値を見つければよい．

$$SS_{res} = \sum_i (y_i - (\alpha + \beta x_i))^2$$

そうはいっても，ただやみくもに試行錯誤を繰り返す必要はない．残差平方和が最小値になるような α と β の値は，閉形式を用いれば簡単に求めることができる．

$$\hat{\beta} = \frac{\sum (x_i - \bar{x})(y_i - \bar{y})}{\sum (x_i - \bar{x})^2}$$
$$\hat{\alpha} = \bar{y} - \hat{\beta}\bar{x}$$

残差分散は $SS_{res}/(n-2)$ で推定され，その平方根をとったものが残差標準偏差である．

標本誤差の存在により，標本の傾きと切片は母集団の切片と傾きからいくぶんずれていることが想定される．試しに，「1 組の x_i の値に対して y_i の値をそれぞれ複数回測定してみる」という状況をイメージしてみれば，毎回異なる傾きと切片が得られることは容易に想像がつくだろう．標本平均のばらつきを表す指標として，5 章では SEM を計算したが，これと同様に 1 組の標本（x_i, y_i）についても，切片と傾きの推定値の標準誤差 s.e.($\hat{\alpha}$) と s.e.($\hat{\beta}$) を計算することが可能である．そしてこれらの標準誤差は，母集団パラメータの信頼区間を算出したり，パラメータがある特定の値をもつかどうかを検定したりする際に必要となる．

単回帰分析では，ほとんどの場合において帰無仮説 $\beta = 0$ を検定する．$\beta = 0$ のとき，回帰直線は x 軸に対して平行となり，x の値にかかわらず y の値は一定，という分布を示すことになるからである．ここで行う検定は t 検定であり，検定統計量 t として，傾き β の推定値をその標準誤差で割ったものを用いる．

$$t = \frac{\hat{\beta}}{\text{s.e.}(\hat{\beta})}$$

もし母集団の傾きがゼロならば，統計量 t は自由度 $n-2$ の t 分布に従う．切片がゼロであるかどうかの検定もこれと同様に行うことができるが，だからといってそれが実質的に意味のある仮説検定であるとは限らない，という事実を心にとどめておく必要がある．ここでは回帰直線が原点を通らなければならない理由もなく，またデータの範囲をはるかに超えて外挿を行うことにもつながるので，切片の検定は意味のないものであるといえる．

この節で例として用いるデータは，データフレーム thuesen として ISwR パッケージに含まれている．まずは attach しておこう．

```
> attach(thuesen)
```

線形回帰分析には関数 lm（linear model）を用いる．

```
> lm(short.velocity~blood.glucose)

Call:
lm(formula = short.velocity ~ blood.glucose)

Coefficients:
  (Intercept)   blood.glucose
      1.09781         0.02196
```

関数 lm の引数はモデル式（model formula）であり，チルダ記号（~）は「~によって説明される」と読む．チルダは箱ひげ図やストリップチャートを描くとき，また t 検定や Wilcoxon 検定を行うときにも登場したので，今までに何度か目にした記憶があるだろう．

lm は線形単回帰のみならず，もっと複雑な回帰分析を行いたい場合にも利用できる関数である．今回のモデル式は，目的変数 1 つに対し説明変数が 1 つ，というものであったが，実際はもっと多くの項目を公式に含めることが可能である．たとえば重回帰分析（11 章で詳しく取り上げる）において，y を目的変数とし，x1, x2, x3 を説明変数とする場合，モデル式は y ~ x1 + x2 + x3 となる．

もっともベーシックな形で関数 lm を実行した場合，出力されるのは切片（α）と傾き（β）の推定値のみである．これにより，もっとも当てはまりのよい直線は short.velocity = 1.098 + 0.0220 × blood.glucose であると考えられるが，とくに有意を示す検定結果などが表示されているわけではない．

関数 lm の結果はモデルオブジェクト（model object）であるが，これは S 言語特有の概念である．（R は S から派生した言語である．）ほかの統計解析パッケージの場合は，さまざまなオプションにより設定された分析の結果が，目に見える形となって出力表示される．これに対して関数 lm で得られるのは，モデルを適合させた結果がカプセル化されたオブジェクトであり，必要な数値は抽出関数を使ってそこから引き出す，というしくみになっている．つまり関数 lm のオブジェクトには，実際に打ち

出された結果よりも多くの情報が含まれているというわけである．

基本的な抽出関数として summary 関数が挙げられる．

```
> summary(lm(short.velocity~blood.glucose))

Call:
lm(formula = short.velocity ~ blood.glucose)

Residuals:
     Min      1Q   Median      3Q     Max
-0.40141 -0.14760 -0.02202  0.03001 0.43490

Coefficients:
              Estimate Std. Error t value Pr(>|t|)
(Intercept)    1.09781    0.11748   9.345 6.26e-09 ***
blood.glucose  0.02196    0.01045   2.101   0.0479 *
---
Signif. codes:  0 '***' 0.001 '**' 0.01 '*' 0.05 '.' 0.1 ' ' 1

Residual standard error: 0.2167 on 21 degrees of freedom
Multiple R-Squared: 0.1737,     Adjusted R-squared: 0.1343
F-statistic: 4.414 on 1 and 21 DF,  p-value: 0.0479
```

ほかの統計パッケージを用いた場合の出力結果も，これとよく似た形式であろう．以下で結果を細かく分けて解説を行っていく．

```
Call:
lm(formula = short.velocity ~ blood.glucose)
```

これまでに取り上げた t 検定などの場合と同様，初めに出力されるのはこのようなタイトルである．情報としては関数呼び出しをもう一度繰り返したにすぎず，同じものをたった今コマンドとして打ち込んだ場合は，別におもしろくも何ともない 1 行である．しかし，結果を変数として保存し，後でプリントアウトするという場合などには，タイトルがついていると便利であるといえるだろう．

```
Residuals:
     Min      1Q   Median      3Q     Max
-0.40141 -0.14760 -0.02202  0.03001 0.43490
```

これは残差の分布について，その特性を簡単に示したものであるが，これを用いて残差が正規分布を示すかどうかを大まかにチェックすることが可能である．定義上，残差の平均値はゼロであることから，もし残差の分布が正規分布に従うならば，その中央値はゼロ付近に位置し，最小値と最大値の絶対値はほぼ等しくなるはずである．上の例はこれらの条件を満たしているものの，第 3 四分位がかなりゼロに近いということが見てとれる．しかしこの点に関しては，今回のように標本サイズが小さい場合，とくに気にする必要はない．

```
Coefficients:
              Estimate Std. Error t value Pr(>|t|)
(Intercept)    1.09781    0.11748   9.345 6.26e-09 ***
```

```
    blood.glucose  0.02196     0.01045   2.101    0.0479 *
    ---
    Signif. codes:  0 '***' 0.001 '**' 0.01 '*' 0.05 '.' 0.1 ' ' 1
```

ここで再び回帰係数と切片が示されているが，今回はそれらの標準誤差や t 値， p 値も同時に出力されている．また右端には，有意水準を表す符号（* マーク）がつけられている．符号の定義は表の欄外に示されており，一つ星は $0.01 < p < 0.05$ を表していることがわかる．

ところで有意水準を示すこの符号に関しては，これまでさまざまな論議が繰り返されてきた．「ひと目見ただけで有意な結果が含まれているかどうかがすぐ判別できる」という点がメリットであるという主張もあるが，「まったく意味のない検定の結果に対しても無駄に符号がつけられるのは考えものだ」という声も少なくない．たとえば上記の例でも，切片の検定結果に対して有意差を示す三つ星マークがつけられているが，切片の値そのものにほとんど意味がないので，それにつけられた符号もまったく的外れなものであるといえる．もしこの機能がわずらわしければ，options(show.signif.stars=FALSE) を実行することにより機能をオフにすることも可能である．

```
    Residual standard error: 0.2167 on 21 degrees of freedom
```

これは残差のばらつき（つまり実際の観察値が回帰直線のまわりにどの程度ばらついているか）を表しており，モデルパラメータ σ の推定値である．

```
    Multiple R-Squared: 0.1737,    Adjusted R-squared: 0.1343
```

単回帰分析において，1 つ目の R^2 は [1] Pearson の相関係数を 2 乗したものに等しく，$R^2 = r^2$ が成り立つ（6.4.1 項参照）．2 つ目の値は調整 R^2 であり [2]，この値に 100 を掛けたものは「分散の減少割合（%）」を表す．（調整 R^2 は負の値をとることもある．）

```
    F-statistic: 4.414 on 1 and 21 DF,  p-value: 0.0479
```

これは，回帰係数がゼロに等しい，という帰無仮説に対して F 検定を行った結果である．ただ単回帰分析の場合，先述の t 検定とまったく同じことを別の方法でやっているにすぎないので，これといって目新しい情報が含まれているわけではない．一方，後に登場する重回帰分析においては，この F 検定はとても重要な役割を担うことになるのだが，とりあえず単回帰では，F 検定の結果が傾きゼロを仮定した場合の t 検定の結果と等しくなる，ということだけ覚えていてほしい．実際，上記の F 統計量は t 統計量の 2 乗に等しく（$4.414 = (2.101)^2$），またこの事実は自由度 1 のモデルすべてにおいて共通している．

さて，ここから先では，残差のグラフの描き方や，データとともに信頼限界および予測限界を示したグラフの描き方について見ていくことにしよう．まずは観測値と回

訳注 1　重相関係数を 2 乗したもので，決定係数もしくは寄与率とも呼ばれる．
　　 2　自由度調整み決定係数，自由度調整済み寄与率．

帰直線のみをプロットしてみよう．図 6.1 は以下の要領で作成したものである．

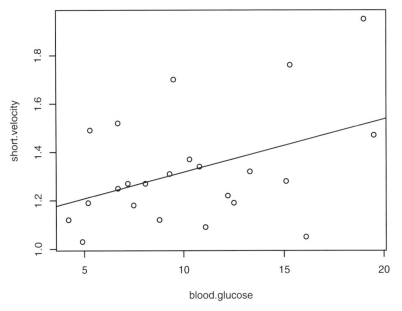

図 6.1　散布図と回帰直線

```
> plot(blood.glucose,short.velocity)
> abline(lm(short.velocity~blood.glucose))
```

abline 関数は，切片と傾きの値（つまり a と b であり，abline の名前はここからきている）に基づいて直線を描く関数である．切片と傾きは，abline(1.1,0.022) のようにスカラーの形で与えることもできる．一方，上記のように，関数 lm により線形モデルをデータにあてはめ，得られた結果を用いてグラフを描かせるという便利な方法もある．

6.2　残差とあてはめ値

6.1 節では，関数 summary を用いて，回帰分析の結果からさまざまな情報を取り出す方法を学んだ．これとはまた別の抽出関数に，fitted と resid がある．この節では，これら 2 つの関数の使い方について説明したいと思う．便宜上，まずは関数 lm の戻り値を lm.velo（"velocity" の略であるが，もちろんほかの名前でもかまわない）として保存しておく．

```
> lm.velo <- lm(short.velocity~blood.glucose)
> fitted(lm.velo)
        1        2        3        4        5        6        7
1.433841 1.335010 1.275711 1.526084 1.255945 1.214216 1.302066
```

```
           8        9       10       11       12       13       14
    1.341599 1.262534 1.365758 1.244964 1.212020 1.515103 1.429449
          15       17       18       19       20       21       22
    1.244964 1.190057 1.324029 1.372346 1.451411 1.389916 1.205431
          23       24
    1.291085 1.306459
> resid(lm.velo)
            1            2            3            4            5
  0.326158532  0.004989882 -0.005711308 -0.056084062  0.014054962
            6            7            8            9           10
  0.275783754  0.007933665 -0.251598875 -0.082533795 -0.145757649
           11           12           13           14           15
  0.005036223 -0.022019994  0.434897199 -0.149448964  0.275036223
           17           18           19           20           21
 -0.070057471  0.045971143 -0.182346406 -0.401411486 -0.069916424
           22           23           24
 -0.175431237 -0.171085074  0.393541161
```

関数 fitted は，あてはめ値（fitted values）を戻り値として返す．あてはめ値とは，「回帰モデルを作成する際に使われた x の値に対する回帰直線上の y の値」のことであり，今回の例では 1.098+0.0220*blood.glucose により求められる．一方，関数 resid が戻り値として返す残差（residuals）は，このあてはめ値と実測値（実際に観測された short.velocity の値）の差を表している．

あてはめ値と残差には，それぞれデータフレーム thuesen における行番号と同じ番号がつけられている．ここで注目してほしいのは，両方とも 16 番目の値が欠けているという点である．今回の場合，もととなる目的変数（short.velocity）の 16 番目が欠損値であることが原因となっている．

ここで，データに欠損値が存在する場合の問題点について少々論じておきたい．

グラフに回帰直線を追加する場合，普通は abline(lm.velo) を用いるが，もしかしたらこれを lines 関数でやってみようと思う人もいるかもしれない．しかし lines を用いると，以下のようにエラーメッセージが出てしまう．

```
> plot(blood.glucose,short.velocity)
> lines(blood.glucose,fitted(lm.velo))
以下にエラー xy.coords(x, y)  : 'x' と 'y' の長さが異なります
```

short.velocity の値の 1 つが欠損値（NA）であるため，24 個の x に対し y の値が 23 個しか存在しないことがエラーの原因である．つまり lines を用いて直線をきちんと描くためには，short.velocity と blood.glucose の両方の値がそろっているケースのみを選択しなければならない，というわけである．

```
> lines(blood.glucose[!is.na(short.velocity)],fitted(lm.velo))
```

関数 is.na を用いると，引数として与えた変数が NA（欠損値）であるものすべてを真とするベクタが得られることを思い出してほしい．（"!" は "NOT（〜ではない）"を表す論理演算子なので，つまりここでは「short.velocity が欠損値ではない場合の blood.glucose の値すべて」が選ばれることになる．）この方法のメリットは，得られたデータの範囲を超えて回帰直線が延長されてしまうことがない，という点で

ある．方法的に問題はないのだが，ただ欠損値を含む変数が複数ある場合には引数の指定が面倒になってくる．

```
...blood.glucose[!is.na(short.velocity) & !is.na(blood.glucose)]...
```

このようなときに便利なのが関数 complete.cases である．この関数を使えば，いくつかの変数のすべてに欠損値がない対象のみ，あるいはデータフレームに含まれるすべての変数についてデータが全部そろっている対象のみを選ぶことも簡単である．

```
> cc <- complete.cases(thuesen)
```

この後，関数 attach を用いて thuesen[cc,] を検索パスに加え，そこから解析を進めることもできる．しかし，もっと簡単に NA を処理する手段として，na.exclude を用いる方法がある．na.exclude は，関数 lm の引数として用いるか，もしくは以下のようにオプションとして指定するかのどちらかである．

```
> options(na.action=na.exclude)
> lm.velo <- lm(short.velocity~blood.glucose)
> fitted(lm.velo)
       1        2        3        4        5        6        7
1.433841 1.335010 1.275711 1.526084 1.255945 1.214216 1.302066
       8        9       10       11       12       13       14
1.341599 1.262534 1.365758 1.244964 1.212020 1.515103 1.429449
      15       16       17       18       19       20       21
1.244964       NA 1.190057 1.324029 1.372346 1.451411 1.389916
      22       23       24
1.205431 1.291085 1.306459
```

16番目の予測値が，今度は欠損値として表示されていることに気づいただろう．オプションに変更を加えた後は，オブジェクト lm.velo を再計算しなければならないので注意しよう．

実測値とそれに対応する回帰直線上の値（あてはめ値）を直線で結び，残差を示したグラフを作成したいときは以下の要領で行う．できあがったグラフは図 6.2 のようになる．segments は線分を描くための関数であるが，引数として線分の端点の座標をとり，その順番は (x_1, y_1, x_2, y_2) となる．

```
> segments(blood.glucose,fitted(lm.velo),
+          blood.glucose,short.velocity)
```

x 軸にあてはめ値，y 軸に残差をとった簡単なグラフ（図 6.3）は以下の方法で得られる．

```
> plot(fitted(lm.velo),resid(lm.velo))
```

また，残差の分布が正規分布に従っているかどうかの目安として，以下の要領でQ-Qプロット（4.2.3項参照）を作成し，グラフが直線になるかどうかをチェックしてみよう（図 6.4）．

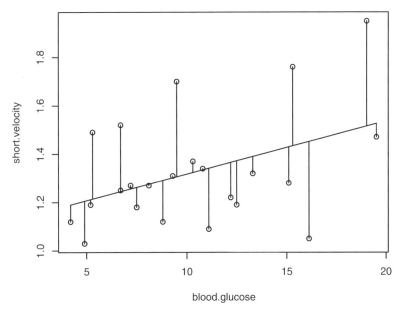

図 6.2 あてはめ直線と残差の線分を加えた short.velocity と blood.glucose の散布図

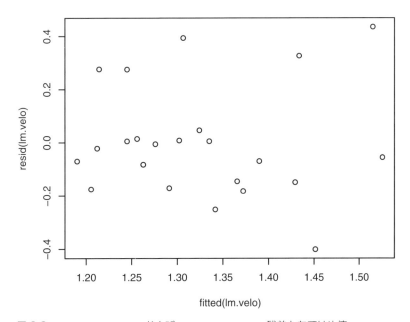

図 6.3 short.velocity および blood.glucose：残差とあてはめ値

```
> qqnorm(resid(lm.velo))
```

6.3　予測域と信頼域

　回帰直線に加えてその不確実性を示す区間を示したグラフを目にする機会は多いが，この区間には幅の狭いものと広いものの 2 種類がある．

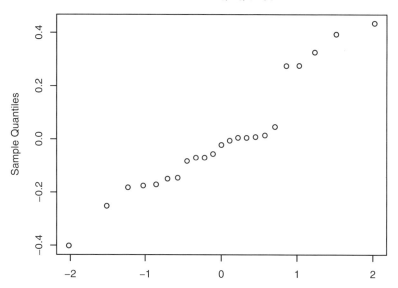

図 6.4 `short.velocity` および `blood.glucose`：残差の Q-Q プロット

　幅が狭いほうの区間は信頼域（confidence bands）と呼ばれ，回帰直線自体の不確実性を表している．これは SEM が母平均を推定するときの精度を示しているのと似ている．標本サイズが大きければ信頼域の幅は狭くなるが，これはつまり観測値が多いほど回帰直線のばらつきが少なくなるということを意味している．また，信頼域が中央部にかけて狭くなっていることが多いのも，観測値が密集している中央部のほうが回帰直線のばらつきが少ないためである．この事実は数学的にも証明可能であるが，次のように直感的に捉えると理解しやすいかもしれない．まず，$\bar{x}$ に対応する回帰直線上の y の値は，直線の傾きにかかわらず $\bar{y}$ である．したがって，この地点における予測値の標準誤差は，y の SEM（平均の標準誤差）となる．これに対し，x が $\bar{x}$ 以外の値をとる場合は，予測値のばらつきに加え，傾きの推定値のばらつきによる影響も考慮しなければならない．傾きの推定値のばらつきは，x の値が $\bar{x}$ から離れるほど影響力を増すため，それに伴って信頼域の幅も広がる，というわけである．この解釈を行うにあたって，理論的には $\bar{y}$ と $\hat{\beta}$ の間に相関がないことを確認しておく必要がある．

　幅の広いほうの区間は予測域（prediction band）と呼ばれ，将来の観測値に関する不確実性を表している．予測域は観測値の大部分をカバーする範囲であり，観測値がいくら増えても完全に回帰直線に収束することはない．それどころか，観測値が増えるに従って予測域を示す 2 本の線は，（真の回帰直線）$\pm (2 \times$（残差標準偏差））に近づく（95％信頼限界の場合）．標本サイズが小さいときは，予測域も回帰直線自体の不確実性による影響を受けて湾曲しているが，信頼域の場合ほどひどくはない．また予測域は，残差が分散一定の正規分布を示すことを前提として計算されているので，自らの手もとにあるデータがこれにあてはまらない場合は使わないほうがよいだろう．

　関数 `predict` を用いると，予測値（predicted values）だけでなく予測域や信頼

域などの区間を抽出することもできる．引数として何も指定しなければ，とりあえずあてはめ値（fitted values）のみが得られる．

```
> predict(lm.velo)
       1        2        3        4        5        6        7
1.433841 1.335010 1.275711 1.526084 1.255945 1.214216 1.302066
       8        9       10       11       12       13       14
1.341599 1.262534 1.365758 1.244964 1.212020 1.515103 1.429449
      15       16       17       18       19       20       21
1.244964       NA 1.190057 1.324029 1.372346 1.451411 1.389916
      22       23       24
1.205431 1.291085 1.306459
```

引数として interval="confidence" もしくは interval="prediction" を加えると，予測値のベクタとともにこれらの区間が得られる．引数は省略形を用いることも可能である．

```
> predict(lm.velo,int="c")
         fit      lwr      upr
1   1.433841 1.291371 1.576312
2   1.335010 1.240589 1.429431
...
23  1.291085 1.191084 1.391086
24  1.306459 1.210592 1.402326
> predict(lm.velo,int="p")
         fit       lwr      upr
1   1.433841 0.9612137 1.906469
2   1.335010 0.8745815 1.795439
...
23  1.291085 0.8294798 1.752690
24  1.306459 0.8457315 1.767186
警告メッセージ：
predict.lm(lm.velo,int="p") で：
  現在のデータによる予測は未来の応答値を参照しています
```

fit は予測値（expected values）を表しており，ここではあてはめ値（fitted values）とまったく同じ値である．（実は同じである必要はない，ということが読み進めればわかる．）lwr（lower），upr（upper）は区間の上限と下限を示しており，int="c" の場合は予測値に対する信頼域を，int="p" の場合は今回と同じ blood.glucose の値をもつ別の人々の short.velocity を新たに測定すると仮定した場合の予測域を示している．

　このときに出ている警告メッセージは，何か誤りがあることを示しているわけではないが，落とし穴がある．この区間は，回帰直線をあてはめる対象となった観測値自体を評価するために用いるべきではない．極端な x 値のデータはより大きな影響力をもち，そこで区間がより直線に近づくため，予測区間は誤った方向に曲がる．

　これらの区間を散布図に付け加えたいとき，もっとも便利な関数は matlines である．この関数を使うと，ベクタに対して行列の列の値をプロットすることが可能である．

　しかしこの方法にはいくつか問題がある．1つ目は，blood.glucose の値がランダムな順番で並んでいる点である．これでは，信頼域曲線上の点をでたらめに結んだ

線分が何本も引かれる，という事態に陥ってしまう．2つ目は，予測域（とくにその下側）がグラフのプロット領域の外側まで広がってしまい表示されない可能性があるという点である．3つ目に，matlines のコマンドがさまざまな線の種類や色を用いて繰り返し実行されてしまわないよう気をつけることも重要である．ところで，以前あてはめ値を求めたときの na.exclude の設定（p.106）により，データに欠損値を含む対象については今回も NA として表示されていることに注意しよう．

これらの問題の解決策としては，適切な x の値（ここでは blood.glucose）を含む新しいデータフレームを作成し，それらの x に対して改めて予測値を算出するという方法が考えられる．以下にその方法を示す．

```
> pred.frame <- data.frame(blood.glucose=4:20)
> pp <- predict(lm.velo, int="p", newdata=pred.frame)
> pc <- predict(lm.velo, int="c", newdata=pred.frame)
> plot(blood.glucose,short.velocity,
+      ylim=range(short.velocity, pp, na.rm=T))
> pred.gluc <- pred.frame$blood.glucose
> matlines(pred.gluc, pc, lty=c(1,2,2), col="black")
> matlines(pred.gluc, pp, lty=c(1,3,3), col="black")
```

順を追って解説しよう．まず，変数 blood.glucose に適当な値（ここでは 4:20）を代入した新しいデータフレーム（pred.frame）を作成する．この新しいデータに対して関数 predict を用い，予測域または信頼域を含む結果を，それぞれ pp または pc という名前で保存しておく．

続いて作図を行う．まず，予測域を表示するのに十分なプロット領域を確保することに注意しつつ，標準的な散布図を作成する．範囲の設定は，ylim=range(short.velocity, pp, na.rm=T) により行う．ここで関数 range は，引数として与えた値のうち，最小のものと最大のものを長さが2のベクタとして返す．また引数 na.rm=T により，範囲を算出するにあたって欠損値は読み飛ばされる．関数 range の引数として short.velocity が含まれているのは，仮に予測限界の外側にいくつか観測値が存在した場合でも，それらが確実に表示されるよう範囲を設定するためである．（ただし，今回はそのような値は存在しない．）最後に，予測値を求める際に用いた blood.glucose の値を x 軸にとり，適当な線の種類と色を選んで曲線を付け加える．この結果，最終的に得られるグラフは図 6.5 のようになる．

■ 6.4 相　関

相関係数（correlation coefficient）は，2つのランダムな変数間の関連の強さを表す尺度であり，−1から1までの値をとる．変数の測定単位に依存せず，また2つの変数 x と y を入れ替えてもその値は変わらない．相関係数が +1 または −1 のときは2つの変数間に完全な相関があることを意味し，ゼロのときは無相関であることを意味する．相関係数の符号が負の場合，片方の変数の値が大きくなるにつれてもう片方の変数の値は小さくなる．逆に2つの変数の値がともに大きくなったり小さくなったりする場合は，相関係数の符号は正となる．相関係数はまちがった方法で利用される

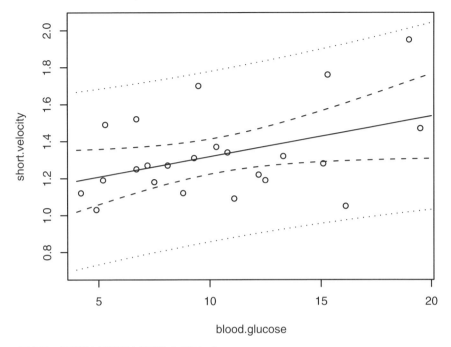

図 6.5　信頼域と予測域を追加したプロット

ことも多く，とくに回帰分析とともに用いる際には細心の注意を払う必要がある．

この節では，相関を表す指標としてパラメトリックなものとノンパラメトリックなものを取り上げ，R におけるそれぞれの計算方法を説明していく．

6.4.1　Pearson の（積率）相関係数

Pearson の相関係数は 2 次元正規分布を前提としており，確率密度を表す楕円状の等高線によって相関関係が示される．2 つの変数がともに分散 1 となるように変換されているならば，相関係数がゼロの場合に等高線は円形となる．一方，相関係数が ±1 に近づくにつれて楕円は細長くなり，最終的には線分へと収束する．

標本相関係数(r)は以下の式により計算される．

$$r = \frac{\sum(x_i - \bar{x})(y_i - \bar{y})}{\sqrt{\sum(x_i - \bar{x})^2 \sum(y_i - \bar{y})^2}}$$

x_i と y_i が完全な直線関係にある場合を除き，r の絶対値は 1 より小さくなる．このため Pearson の相関は，しばしば"線形相関（linear correlation）"とも呼ばれる．

相関係数を t 分布に従う変数へと変換すれば，その相関が有意なものであるかどうかを検定することも可能である（変換のための公式はここでは示さないが）．その方法は，y の x への回帰（もしくはその逆）における傾きの検定とまったく同じものである．

関数 cor を用いると，2 つ以上のベクタ間の相関係数を計算することができる．しかし，もしこの関数をそのまま thuesen の 2 つのベクタに用いたとすると，次のよ

うなことが起こる．

```
> cor(blood.glucose,short.velocity)
以下にエラー cor(blood.glucose, short.velocity)  :
        cov/cor 関数に欠損した観測値があります
```

Rを用いて基本的な統計解析を行う際はいつも，欠損値を含まないデータを使うか，もしくは欠損値の扱いについて明確に指定するかのどちらかを選ばなくてはならない．mean や var，sd などのように，扱うベクタが1つの場合は，引数 na.rm=T を用いて計算前に欠損値を除くことが可能である．これに対し，関数 cor を用いる場合は次のように指定する．

```
> cor(blood.glucose,short.velocity,use="complete.obs")
[1] 0.4167546
```

なぜ関数 cor では na.rm=T を使わないのだろうか？　たとえば3つ以上の変数が関与しているケースでは，仮に1つの変数の値が欠損していても，残りの欠損値ではない変数の組み合わせが存在するため，そこからの情報も計算の過程で利用されてしまうという可能性が考えられる．（この場合，相関行列が正値定符号とはならないかもしれない．）つまり，(1) 首尾よく欠損値を削除して正しい計算結果を導く，(2) エラーメッセージが出る，という二者択一の問題として捉えることができなくなってしまうのである．

データフレームに含まれるすべての変数間の相関係数を示した行列は，以下の要領で得られる．

```
> cor(thuesen,use="complete.obs")
               blood.glucose short.velocity
blood.glucose      1.0000000      0.4167546
short.velocity     0.4167546      1.0000000
```

ここで示した例は非常にシンプルなものであるが，データフレームに含まれる変数がさらに多くなれば，もっとおもしろみのある相関行列が得られることだろう．

ところで上記の計算結果からは，相関係数が有意にゼロから離れているかどうかを知ることはできない．これを検定するためには関数 cor.test を用い，引数として2つの変数を指定してやる．

```
> cor.test(blood.glucose,short.velocity)

        Pearson's product-moment correlation

data:  blood.glucose and short.velocity
t = 2.101, df = 21, p-value = 0.0479
alternative hypothesis: true correlation is not equal to 0
sample estimates:
      cor
0.4167546
```

母相関係数の信頼区間も得られる．

ここで得られた p 値が，6.1 節で行った回帰分析の結果や，この後の 6.5 節で説明される分散分析表に基づいた回帰モデルの結果とまったく同じであることを確認しよう．

6.4.2 Spearman の順位相関係数（ρ）

1 標本や 2 標本の平均の検定にノンパラメトリック版が存在したのと同様に，相関係数の場合もノンパラメトリックな検定を行うことが可能である．母集団分布の正規性に左右されないという点がメリットであり，実際に座標の単調な変換を行っても，相関係数はその影響を受けない．ただ欠点として，明快な解釈が困難であることが挙げられる．さて，ノンパラメトリックな相関係数のなかでも，比較的簡単でよく用いられるものとして Spearman の順位相関係数（ρ）がある．これは，観測値を単純に対応する順位で置き換えて相関係数を計算することにより得られる．2 つの変数が互いに独立であるという帰無仮説のもとでは，ρ の正確な分布を計算することが可能である．

グループ間の比較を行うときは，基本的に 1 種類の検定に対して 1 つの関数が存在したが，相関係数の検定はその種類にかかわらずすべて関数 cor.test によって規定される．Spearman の順位相関も，いくつかある相関の検定の 1 つとみなされるわけである．したがって，spearman.test などという関数は存在せず，cor.test に対するオプションとして Spearman を指定する．

```
> cor.test(blood.glucose,short.velocity,method="spearman")

        Spearman's rank correlation rho

data:  blood.glucose and short.velocity
S = 1380.364, p-value = 0.1392
alternative hypothesis: true rho is not equal to 0
sample estimates:
      rho
0.318002

Warning message:
p-values may be incorrect due to ties in: cor.test.default(...
```

6.4.3 Kendall の順位相関係数（τ）

相関を求める方法の 3 つ目として，Kendall の順位相関係数（τ）がある．これは，"一致する（concordant）組み合わせの数" と "一致しない（discordant）組み合わせの数" に基づいて相関係数を求める方法である．グラフ上の任意の 2 点に関して，x 座標における差と y 座標における差の符号が等しい場合，この組み合わせは一致していると考える．すべての組み合わせが一致しているとき，2 つの変数は単調増加の関係にあり，すべての組み合わせが不一致であるときは単調減少の関係にある．2 変数が互いに独立である場合，一致する組み合わせと一致しない組み合わせの数は等しくなる．

標本サイズが大きくなると，必然的に組み合わせの数が増えるため，前の 2 つの方法に比べてかなり計算が煩雑になる．しかし，今回の例のような小さなデータセット

であればまったく問題はなく，一般的に標本サイズが5000ぐらいまでならこの方法を用いることが可能である．

KendallのτはSpearmanのρに比べて結果の解釈が容易であるが，その点を除けばどちらの方法を用いてもとくに差はないであろう．

```
> cor.test(blood.glucose,short.velocity,method="kendall")

        Kendall's rank correlation tau

data:  blood.glucose and short.velocity
z.tau = 1.5706, p-value = 0.1163
alternative hypothesis: true tau is not equal to 0
sample estimates:
      tau
0.2350616

Warning message:
タイのため正確なp値を計算することができません  in: cor.test.default(...
```

ここで注意してほしいのは，先述のPearsonの相関係数が（かろうじてではあるが）5%の有意水準で有意であったのに対し，ノンパラメトリックな相関係数は両方とも有意ではないという点である．

6.5 演習

6.1 データセット rmr における代謝率と体重の関係をグラフに示せ．続いて，この関係に線形回帰モデルを当てはめよ．このモデルに基づき，体重が70 kgの場合の代謝率を予測せよ．また，回帰直線の傾きの95%信頼区間を算出せよ．

6.2 データセット juul において，25歳を超える被験者のグループにおけるIGF-I（インスリン様成長因子I）の値の平方根と年齢の関係に線形回帰モデルをあてはめよ．

6.3 データセット malaria において，対数変換した抗体価の値と年齢の関係を分析せよ．また，この関係をグラフに図示せよ．ここで，とくに何か気づいたことはないか？

6.4 2次元正規分布に従う模擬データは次の手順で作成することができる．(a) 平均0, 標準偏差1の正規変量Xを作成する．(b) 平均ρX, 標準偏差$\sqrt{1-\rho^2}$の分布をもつYを作成する．以上を用いて，任意の相関係数をもつ模擬データの散布図を何通りか描け．さらに，これらのデータセットのいくつかにおいて，それぞれSpearmanとKendallの相関係数を計算せよ．

第 7 章

分散分析と Kruskal–Wallis 検定

　この章では，2つ以上の群の比較について検討する．パラメトリックの場合に用いる分散分析（Analysis of Variance），ノンパラメトリックの場合に用いる Kruskal–Wallis 検定について説明し，さらに，二元配置分散分析（Two-way analysis of variance）を取り上げる．

■ 7.1　一元配置分散分析

　この章では，一元配置分散分析（one-way analysis of variance）に関する理論を説明する．説明をする前に，まずは若干の定義をしておく．x_{ij} を i 群 j 番目の観測値とする．したがって，x_{35} といえば第 3 群 5 番目の観測値ということになる．$\bar{x}_i$ は i 群の平均値であり，$\bar{x}_.$ は総平均（すべての観測値の平均）を意味する．

　観測値は次のように分解できる．

$$x_{ij} = \bar{x}_. + \underbrace{(\bar{x}_i - \bar{x}_.)}_{\substack{\text{総平均からの}\\\text{群別平均の偏差}}} + \underbrace{(x_{ij} - \bar{x}_i)}_{\substack{\text{群別平均からの}\\\text{観測値の偏差}}}$$

モデルとして表現すると

$$X_{ij} = \mu + \alpha_i + \epsilon_{ij}, \qquad \epsilon_{ij} \sim N(0, \sigma^2)$$

すべての群が等しいという仮説は，すべての α_i がゼロになるということである．ϵ_{ij} で示される誤差項は独立であり，同じ分散をもつと仮定されている．

　ここで，群内変動として知られる偏差平方和を考える．

$$\mathrm{SSD}_W = \sum_i \sum_j (x_{ij} - \bar{x}_i)^2$$

そして群間変動である偏差平方和を求める．

$$\mathrm{SSD}_B = \sum_i \sum_j (\bar{x}_i - \bar{x}_.)^2 = \sum_i n_i (\bar{x}_i - \bar{x}_.)^2$$

上記の 2 式は次の関係式を導く．

$$\mathrm{SSD}_B + \mathrm{SSD}_W = \mathrm{SSD}_{\text{total}} = \sum_i \sum_j (x_{ij} - \bar{x}_.)^2$$

　つまり，総変動は群間の平均値の差を説明する項と，群内の個別の測定値の差を説明する項に分けることができる．群による差異が総変動を説明し，また，明らかに意味のある群間の差は変動の大部分を説明する．

　しかし，平方和は正の値のみをとる．したがって，まったく意味のない差であっても変動の一部を説明してしまう．問題は，群間に差がない場合，偶然起こる差によって説明される変動はどのくらい小さなものであるか，ということである．いま，k を群の数とし，N を観測値総数とする．群間には系統的な差がまったくないとすると，群間変動 SSD_B の自由度は $k-1$ で，群内変動 SSD_W の自由度は $N-k$ でそれぞれ表される．

　結果として，以下のような平均平方和を計算することで偏差平方和は標準化される．

$$\mathrm{MS}_W = \mathrm{SSD}_W/(N-k)$$
$$\mathrm{MS}_B = \mathrm{SSD}_B/(k-1)$$

MS_W とは，各群の分散を結合させて得られる，σ^2 の推定値である．実際の群効果がないとすると，MS_B もまた σ^2 の推定値となる．しかし，もし群効果があるのだとすれば，群別の平均値に差ができ，MS_B は大きくなる傾向にある．よって，群別平均間の有意な差を見出すための検定は，2つの分散の推定値の比較によってなされる．これが，実際には，目的が群別の平均値を比較することであるにもかかわらず，分散分析（analysis of variance）と呼ばれるゆえんである．

正式な検定にはランダムな変動は平均平方和の差をもたらすことを考慮する．この差を調べるため，次の F で示される式を計算する．

$$F = \mathrm{MS}_B/\mathrm{MS}_W$$

F は理想的には1をとり，差がないことを意味する．帰無仮説のもとでの F 分布は，自由度 $N-k$, $k-1$ で与えられる分布である．仮に有意水準を5%と設定した場合には，算出した F が F 分布の95%分位より大きければ，平均は等しいという帰無仮説を棄却できる．注意すべきは，この検定は片側検定だということである．したがって，群別平均にほとんど差がない場合には，F 値はきわめて小さくなる．

Rでは，単純な分散分析は回帰分析でも用いられる関数，`lm` で実行できる．より精緻な分析のためには，`aov` や `lme`(linear mixed effects models, `nlme` パッケージより実行可能）といった関数もある．等分散でない場合の t 検定を拡張し，等分散性の仮定をゆるめた Welch の方法は，関数 `oneway.test` を用いて実行することができる（8.1.2 項参照）．

この章のおもな説明には Altman（1991, p.208）による "Red cell folate（赤血球中の葉酸）" データを例として用いる．`lm` を使うためには，データの値が1つのベクタに含まれており，それぞれが属する群が1つのファクタ（1.2.8 項参照）に記録されている必要がある．`red.cell.folate` のデータは適切な形式のデータフレームになっている．

```
> attach(red.cell.folate)
> summary(red.cell.folate)
     folate         ventilation
 Min.   :206.0   N2O+O2,24h:8
 1st Qu.:249.5   N2O+O2,op :9
 Median :274.0   O2,24h    :5
 Mean   :283.2
 3rd Qu.:305.5
 Max.   :392.0
```

`summary` の呼び出しは，データフレーム中の各変数の分布の要約をすることを思い出そう．`summary` の形式は数値ベクタかファクタかによって異なるため，変数が正しく定義されているかを照合することができる．

`ventilation` ファクタに含まれる値は，それぞれ「N_2O と O_2，24 時間」，「N_2O

と O_2，手術中」，「O_2 のみ，24 時間」を表している．

続いて分散分析を示し，そしてグループ化されたデータを表やグラフとして提示するために役に立つ技術をいくつか紹介する．

一元配置分散分析は回帰分析に類似している．ただ1つの違いは，説明変数には量的変数ではなく，ファクタが必要である，ということである．Rでは lm 関数を用いることでモデルを計算し，anova 関数によって分散分析表を出力できる．

```
> anova(lm(folate~ventilation))
Analysis of Variance Table

Response: folate
            Df Sum Sq Mean Sq F value  Pr(>F)
ventilation  2  15516    7758  3.7113 0.04359 *
Residuals   19  39716    2090
---
Signif. codes:  0 '***' 0.001 '**' 0.01 '*' 0.05 '.' 0.1 ' ' 1
```

ここで SSD_B と MS_B が1行目に示され，SSD_W と MS_W が2行目に示されている．

通常，統計学の教科書には，平方和は"群間"や"群内"で分類されて示される．Rでも，そのほかの多くの統計ソフトウェアと同様であるが，少し異なる表記が用いられる．群間変動は群を分類するファクタの名前（ventilation）で表示され，群内変動は Residual と表示される．分散分析表は多くの統計モデルで使われるので，群を比較するという特定の問題にあまり関係しない形式を用いるのが便利なのである．

より発展した例として，4.1節で説明した juul のデータを考える．データの中の tanner 変数は数値ベクタであり，ファクタではない．表にする場合であれば，この違いは出力結果の少しの違いしかもたらさないが，分散分析を行ってしまうと，重大な誤りをもたらす．

```
> data(juul)
> attach(juul)
> anova(lm(igf1~tanner))   ## 誤り!
Analysis of Variance Table

Response: igf1
           Df    Sum Sq  Mean Sq F value    Pr(>F)
tanner      1  10985605 10985605  686.07 < 2.2e-16 ***
Residuals 790  12649728    16012
---
Signif. codes:  0 '***' 0.001 '**' 0.01 '*' 0.05 '.' 0.1 ' ' 1
```

これはデータを群ごとに説明しているのではなく，各群の順番を示す値に対する線形回帰である．tanner の自由度が1であることがその証拠である．

この問題は次のようにして解決できる．

```
> juul$tanner <- factor(juul$tanner,
+                       labels=c("I","II","III","IV","V"))
> detach(juul)
> attach(juul)
```

```
> summary(tanner)
   I   II  III   IV    V NA's
 515  103   72   81  328  240
> anova(lm(igf1~tanner))
Analysis of Variance Table

Response: igf1
           Df   Sum Sq  Mean Sq F value    Pr(>F)
tanner      4 12696217  3174054  228.35 < 2.2e-16 ***
Residuals 787 10939116    13900
---
Signif. codes:  0 '***' 0.001 '**' 0.01 '*' 0.05 '.' 0.1 ' ' 1
```

変更した定義を用いるために，juul のデータセットを再び attach する必要がある．attach されたデータフレームは実際にはオリジナルと分離されたコピーである．（ただし，オリジナルに変更が加わらない限り，コピー用にメモリが消費されることはない．）変更後は，誤りが正され，自由度 Df は本来そうあるべきであった 4 になっている．

7.1.1 対比較と多重検定

F 検定で群間に差があると示されたなら，そのうちのどこに差があるのか，という疑問が生じてくる．そこで，各群の比較を行うことが必要になる．

こうした各群の差に関する情報の一部は，回帰係数の中に見受けられる．summary によって，回帰係数を標準誤差と t 検定とともに出力できる．この回帰係数は，回帰直線の傾きという通常の意味ではなく，以下で説明されるような特別な意味合いをもっている．

```
> summary(lm(folate~ventilation))

Call:
lm(formula = folate ~ ventilation)

Residuals:
    Min     1Q  Median     3Q    Max
-73.625 -35.361  -4.444  35.625 75.375

Coefficients:
                    Estimate Std. Error t value Pr(>|t|)
(Intercept)           316.63      16.16  19.588 4.65e-14 ***
ventilationN2O+O2,op  -60.18      22.22  -2.709   0.0139 *
ventilationO2,24h     -38.63      26.06  -1.482   0.1548
---
Signif. codes:  0 '***' 0.001 '**' 0.01 '*' 0.05 '.' 0.1 ' ' 1

Residual standard error: 45.72 on 19 degrees of freedom
Multiple R-Squared: 0.2809,     Adjusted R-squared: 0.2052
F-statistic: 3.711 on 2 and 19 DF,  p-value: 0.04359
```

推定値（Estimate）の列に回帰係数が示されているが，このうち切片（Intercept）の行の値は第 1 群（N2O+O2,24h）の平均値を表している．その後 2 つの行は，それぞれに対応する群の平均値と第 1 群の平均値の差を表している．

線形モデル（一元配置分散分析は，カテゴリ変数をもつ線形モデルのもっとも単純な例である）におけるカテゴリ変数の効果を表すのには，多様な表現方法がある．対

比に関しては，グローバルなオプション設定[1]，もしくはモデル式の記述方法によって制御することができる．これに関してはここでは深く言及しない．デフォルトとして用いられる対比は第1群がベースラインとして扱われ，そのほかの群は第1群に相対的に扱われるというもので処理対比（treatment contrasts）と呼ばれるということを紹介するにとどめる．具体的には，分析は2つのダミー変数を導入した重回帰分析（11章参照）として行われ，対応する群での観測値を1，それ以外を0とするダミー変数が導入される．

表中のt検定では，最初の2群が等しい平均値をもつという仮説に関する検定（$p = 0.0139$）をすぐに見つけられるだろう．また，第1群と第3群は同一かどうか（$p = 0.1548$）もわかる．しかし，第2群と第3群の比較は見つけられない．これはファクタの定義(ヘルプページのrelevelを参考にされたい)の変更によって解決できる．

もしすべての群を比較したいのであれば，通常のt検定ではなく，多重比較法を行うべきである．なぜなら，同時に多くの検定を行ってしまうと，そのうちの「少なくとも1つ」の検定結果が有意になる確率は，単独の検定結果が有意になる確率よりも高くなってしまう，つまり，p値が誇張されてしまうためである．この誇張に関してよく用いられる補正法は，Bonferroni法である．これは「n事象のうち少なくとも1つが観察される確率は，各事象の確率の和より少ない」という事実に基づいている．したがって，有意水準を検定の回数で割った値にする，もしくは，p値に検定回数を掛けることによって，「有意な結果が出る確率が正式な有意水準より低い，もしくは同じである」という保守的な検定（conservative test）を行うことになる．

pairwise.t.testという関数では，考え得るすべての2群の比較を計算できる．それはまた，多重比較の調整も可能であり，次のように示される．

```
> pairwise.t.test(folate, ventilation, p.adj="bonferroni")

        Pairwise comparisons using t tests with pooled SD

data:  folate and ventilation
           N2O+O2,24h  N2O+O2,op
N2O+O2,op  0.042       -
O2,24h     0.464       1.000

P value adjustment method: bonferroni
```

これは対比較のp値を表す表である．ここでは，p値がBonferroni法を用いて補正されており，補正前の値は比較数（この場合3）で掛け算されている．もし結果が1より大きい場合，補正したp値が1とされる．

pairwise.t.testのデフォルトの補正法は，実際にはBonferroni法ではなくHolmの方法を用いている．Holmの方法だと，最小のp値のみが全検定数で補正され，2番目に小さなp値は検定数nから1を引いた$n-1$で補正され，以下同様にして補正される方法がとられる．この方法による求められる各p値は，前のp値より小さくならない限り計算される．なぜなら，p値の順序は補正によって影響されないべき

訳注1　option( )関数により設定する．

だからである．

```
> pairwise.t.test(folate,ventilation)

        Pairwise comparisons using t tests with pooled SD

data:  folate and ventilation

         N2O+O2,24h N2O+O2,op
N2O+O2,op 0.042     -
O2,24h    0.310     0.408

P value adjustment method: holm
```

7.1.2 分散仮定の緩和

伝統的な一元配置分散分析（one-way ANOVA）は全群で分散が等しいという仮定に基づいていた．しかし，この仮定を必要としない代替方法がある．Welch による方法であり，分散が等しくない場合の t 検定に似ている．R では oneway.test という関数で実行される．

```
> oneway.test(folate~ventilation)

        One-way analysis of means (not assuming equal variances)

data:  folate and ventilation
F = 2.9704, num df =  2.000, denom df = 11.065, p-value = 0.09277
```

上記のケースでは，p 値が有意でない値まで増えているが，これはおそらく，ほかの2群から異なるように見える群は，分散も最大であるという事実に関連している．

対の t 検定を行い，共通の標準偏差を用いないということも可能である．これは pool.sd 引数によって制御できる．

```
> pairwise.t.test(folate,ventilation,pool.sd=F)

        Pairwise comparisons using t tests with non-pooled SD

data:  folate and ventilation

         N2O+O2,24h N2O+O2,op
N2O+O2,op 0.087     -
O2,24h    0.321     0.321

P value adjustment method: holm
```

分散への制約を除くと，有意さも消失してしまったのが認められる．

7.1.3 グラフによる表現

当然のことながら，群に分類されたデータを表現するのにはいくつも方法がある．ここでは生データがストリップチャートに点でプロットされ，平均値と標準誤差が線で重ねられた精巧な図を描いた（図 7.1）．

```
> xbar <- tapply(folate, ventilation, mean)
> s <- tapply(folate, ventilation, sd)
> n <- tapply(folate, ventilation, length)
> sem <- s/sqrt(n)
> stripchart(folate~ventilation,"jitter",jit=0.05,pch=16,vert=T)
> arrows(1:3,xbar+sem,1:3,xbar-sem,angle=90,code=3,length=.1)
> lines(1:3,xbar,pch=4,type="b",cex=2)
```

ここでは，小さな点でプロットを行うため，stripchart 関数に pch=16 引数を与えている．また，"ストリップ（細長い図）"を縦方向に書くために，vertical=T を用いた．

図に矢印を加える arrows 関数で誤差範囲を示した．矢印の先端の角度は調節できるので，この機能を少々乱用して，両端に小さな横線を引いた．最初の4つの引数は端点を指定している（x_1, y_1, x_2, y_2）．そして angle によって，矢印の先端と軸の角度を変えている．この図では角度を90°に設定した．そして，length によって矢印の先端の長さ（単位はインチ）で設定できる．最後に，code=3 は，軸の両端に矢印を加えるという意味である．ストリップチャートの x 軸は群の番号を表している．

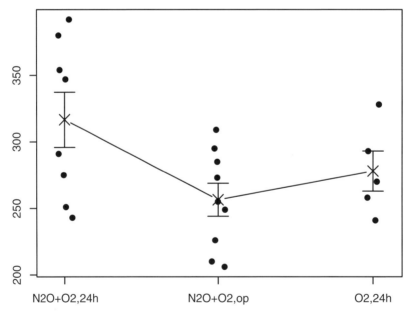

図 7.1　$\bar{x} \pm 1$ SEM を付加した"Red cell folate"データ

各平均値を線で結び示すためには，lines 関数を用いる．type="b"（both）は，点と線の両方を印刷することを意味しており，線の間に隙間を設けることで，点を示す記号を描くスペースをつくることも指定される．pch=4 とは，平均値の示す点の記号を×印にすることであり，cex=2 は通常の2倍の大きさでその記号が描かれることを指定している．

標準誤差を図 7.1 のように 1 SEM（標準誤差）で表すか，平均値の信頼区間（2 SEM とほぼ同値）で示すほうがよいのかどうかは，議論が分かれるところである．標準偏差（SD）を代わりに用いることもできる．標準偏差を使うか否かを選ぶ場合は，図が説明的に用いられているのか，分析的手法として用いられているのかによって判断すべきである．標準誤差は，群内における分布を説明するのには有益ではない．標準誤差はいかに正確に平均が決定されているかを示すだけだからである．一方，標準偏差は読者に親切とはいえない．一目では群間に有意な差があるのかどうか判断がつかないためである．

現在は，多くの専門領域で 1 SEM を用いるのが慣例となっている．それは標準誤差がもっとも小さいため，差があるとより劇的に見えるからである．おそらく，最善の方法は，各領域での慣例に従い，あなたの目をいずれかに合わせていくということであろう．

ただ 1 つ注意すべきは，群のサイズが小さい場合，経験則として信頼区間を平均 ±2 SEM とするのは非常に誤解を招くことである．たとえば，群のサイズが 2 であった場合，信頼区間は ±12.7 SEM になってしまう！それは正規分布のデータであるかどうかにも強く関連する．もしこうした小さな群であるのならば，特定の群の標準偏差を用いるよりは，すべてのデータの標準偏差を使うことを勧めたい．もちろん，その場合は実際の標準偏差が全群で本当に同じであるという仮定を正当に証明しなければならない．

7.1.4 Bartlett 検定

すべての群で変数の分布が同じ分散であるかどうかを検定するのには Bartlett 検定を用いる．Bartlett 検定は，2 つの分散を比較する F 検定に似ているが，正規分布という仮定からの外れに対してはより弱い．Bartlett 検定は，`var.test` 関数と同様に独立した群からデータが得られていると仮定している．以下のように実行される．

```
> bartlett.test(folate~ventilation)

        Bartlett test for homogeneity of variances

data:   folate by ventilation
Bartlett's K-squared = 2.0951, df = 2, p-value = 0.3508
```

このケースにおいては，データは 3 群における分散の同一性の仮定に矛盾していないことが理解できる．

■ 7.2　Kruskal‒Wallis 検定

ノンパラメトリックの場合，一元配置分散分析に相当する検定は Kruskal‒Wallis 検定である．2 群における Wilcoxon 順位和検定（5.5 節参照）のように，データを群にかかわらず順位づけし，その後，平均順位から計算した群間平方和に基づいた検定

を行う．

群間に差がないという仮説のもとでは，検定統計量の算出は一定の数の集合から群内順位を選び出す組み合わせの問題になることを利用して，検定統計量の分布を求めることができる．

Kruskal-Wallis 検定は，R で以下のとおり計算できる．

```
> kruskal.test(folate~ventilation)

        Kruskal-Wallis rank sum test

data:  folate by ventilation
Kruskal-Wallis chi-squared = 4.1852, df = 2, p-value = 0.1234
```

以上のとおり，この検定を用いても有意差は出なかったようである．一元配置分散分析の F 検定においても，このケースはボーダーライン上の有意性であったことを考えれば，あまり驚くべきことではない．仮定を満たしている場合のパラメトリック検定，つまり一元配置分散分析は，Kruskal-Wallis 検定と比べるとより有効である．ただし，Kruskal-Wallis 検定のほうが必ずしも「常に大きな p 値を与える」というわけではない．

■ 7.3　二元配置分散分析

一元配置分散分析ではデータの分類が1通り，一元的であったが，データ分析では複数の基準に従ってクロス表のようにデータを分類する可能性もある．複数の基準が「バランスがとれている」状態であれば，1つの分散分析表からほぼ完全な解析結果を読み取ることができる．この表は簡単に計算できる値からなっているが，コンピュータ時代以前はそのことが大変重要であった．「バランスがとれていること」を厳密に定義するのは困難である．二元配置の場合は，クロス表を構成する各セルに入る値の数が等しいことが十分条件となる．しかし，そうでないバランスのとれたデザインもあり得る．

まずは，クロス表の1つのセルに値が1つだけ入る場合を考える．これは典型的には1つの実験単位を複数の方法で測定する場合で，対の t 検定の概念を一般化したものである．

x_{ij} を $m \times n$ 表の i 列 j 番目の観測値とする．これは一元配置分散分析で用いた表記方法と似ているが，今回は同じ j 行からの観測値どうしに関係がある．よって，行別平均値である $\bar{x}_{i\cdot}$ と列別平均値である $\bar{x}_{\cdot j}$ の両方に意味がある．したがって，行間変動

$$\mathrm{SSD}_R = n \sum_i (\bar{x}_{i\cdot} - \bar{x}_{\cdot\cdot})^2$$

と列間変動

$$\mathrm{SSD}_C = m \sum_j (\bar{x}_{\cdot j} - \bar{x}_{\cdot\cdot})^2$$

の両方を分析する．

また，上記の2つを総変動から引いたものが残差変動となり，以下のとおり計算できる．

$$\text{SSD}_{\text{res}} = \sum_i \sum_j (x_{ij} - \bar{x}_{i\cdot} - \bar{x}_{\cdot j} + \bar{x}_{\cdot\cdot})^2$$

これは，観測値は一般的な水準，行の効果，列の効果にノイズ項（noise term）を足し合わせたものだと仮定する統計モデルに対応している．すなわち以下のようなモデルである．

$$X_{ij} = \mu + \alpha_i + \beta_j + \epsilon_{ij} \qquad \epsilon_{ij} \sim N(0, \sigma^2)$$

パラメータに制約を設けなければ，このモデルのパラメータは一意に定まらない．もし $\Sigma \alpha_i = 0$ かつ $\Sigma \beta_j = 0$ としたならば，α_i，β_j，μ の推定値はそれぞれ $\bar{x}_{i\cdot} - \bar{x}_{\cdot\cdot}$，$\bar{x}_{\cdot j} - \bar{x}_{\cdot\cdot}$，そして $\bar{x}_{\cdot\cdot}$ になる．

平方和をそれぞれの自由度で割る．具体的には，SSD_R は $m-1$，SSD_C は $n-1$，SSD_{res} は $(m-1)(n-1)$ で割る．すると，平均平方和を得ることになる．行効果，列効果がないことに対する F 検定は，各平均平方和を残差平方和で割ることで与えられる．

大切なのは，これはバランスのとれたデザインであるときに限ってうまく働くのを常に留意することである．もし表に"穴"，つまり空欄があるようであれば，分析はより複雑になる．なぜならその場合，平方和という単純な計算はもはや妥当ではなくなるからである．とくに，順番に対する独立性が失われ，SSD_C は1つではなく，行効果による調整があるものとないものができる．

二元配置分散分析（two-way ANOVA）を行う場合，データは1つのベクタに格納されていて，それを並列に2つの分類ファクタがなければならない．それでは，Altman（1991, p.327）の降圧剤エナラプリラート投与後の心拍数に関するデータを例に取り上げてみよう．データは次のように heart.rate データセットの中に存在する．

```
> attach(heart.rate)
> heart.rate
    hr subj time
1   96    1    0
2  110    2    0
3   89    3    0
4   95    4    0
5  128    5    0
6  100    6    0
7   72    7    0
8   79    8    0
9  100    9    0
10  92    1   30
11 106    2   30
12  86    3   30
13  78    4   30
14 124    5   30
```

```
15  98  6   30
16  68  7   30
17  75  8   30
18 106  9   30
19  86  1   60
20 108  2   60
21  85  3   60
22  78  4   60
23 118  5   60
24 100  6   60
25  67  7   60
26  74  8   60
27 104  9   60
28  92  1  120
29 114  2  120
30  83  3  120
31  83  4  120
32 118  5  120
33  94  6  120
34  71  7  120
35  74  8  120
36 102  9  120
```

ISwRパッケージの内部にあるデータディレクトリにあるheart.rate.Rファイルを見ると，実際のデータフレームは次のように定義されていることがわかる．

```
heart.rate <- data.frame(hr = c(96,110,89,95,128,100,72,79,100,
                                92,106,86,78,124, 98,68,75,106,
                                86,108,85,78,118,100,67,74,104,
                                92,114,83,83,118,94,71,74,102),
                         subj=gl(9,1,36),
                         time=gl(4,9,36,labels=c(0,30,60,120)))
```

gl関数（generate levels の略）はバランスがとれた実験デザインで用いるための，パターン化されたファクタをつくるために特別に設計されている関数である．これには3つの引数がある．(1) レベルの数，(2) ブロックの長さ（各レベルは何回反復されるのか），(3) 長さの合計である．よって，データフレーム中の2つのパターンは次のようになる．

```
> gl(9,1,36)
 [1] 1 2 3 4 5 6 7 8 9 1 2 3 4 5 6 7 8 9 1 2 3 4 5 6 7 8 9 1 2 3 4
[32] 5 6 7 8 9
Levels: 1 2 3 4 5 6 7 8 9
> gl(4,9,36,labels=c(0,30,60,120))
 [1] 0   0   0   0   0   0   0   0   0   30  30  30  30  30  30
[16] 30  30  30  60  60  60  60  60  60  60  60  60  120 120 120
[31] 120 120 120 120 120 120
Levels: 0 30 60 120
```

ひとたび変数が定義されると，二元配置分散分析は以下のように簡単に実行できる．

```
> anova(lm(hr~subj+time))
Analysis of Variance Table
Response: hr
```

```
            Df Sum Sq Mean Sq F value    Pr(>F)
subj         8 8966.6  1120.8 90.6391 4.863e-16 ***
time         3  151.0    50.3  4.0696   0.01802 *
Residuals   24  296.8    12.4
---
Signif. codes:  0 '***' 0.001 '**' 0.01 '*' 0.05 '.' 0.1 ' ' 1
```

subj と time をモデルの中で取り替え，(hr~time+subj) としても，分散分析表の行の順序以外はまったく同じ結果となる．これは，表の中にいかなる空欄もないというバランスのよいデザインを取り扱っているためである．もしバランスを欠いている場合，ファクタの順序が問題になってくる．

7.3.1 反復する測定のグラフ

分析結果を読み取る際，少なくとも自分用に，データの「スパゲッティ図」（spaghettigram）を描いておくことは役に立つだろう．これは同じ対象からのデータを示す点を，線でつなぎ合わせたプロットである．このためには interaction.plot という関数を用いる．この関数はおのおののファクタの値をプロットし，ほかのファクタの値との間を線で結んで追えるようにする．

```
> interaction.plot(time, subj, hr)
```

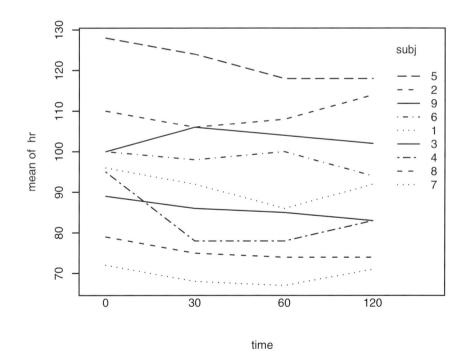

図 7.2　心拍数のデータに対する交互作用のプロット

実際には，4番目の引数として1つの欄に複数の観測値がある場合，どうするべきか

を指定することができる．デフォルトとしては平均がとられる．このため，図7.2ではy軸が "mean of hr" と，平均になっているのである．

同じ例において，もし測定時間（この例では等間隔ではないが）によってデータをプロットしたい場合，上記のプログラムの代わりに，次のように記せばよい．

```
> interaction.plot(ordered(time),subj,hr)
```

ここでは得られるグラフは割愛する．

■ 7.4 Friedman 検定

ノンパラメトリックの場合で，二元配置分散分析に相当する検定は，1つの欄に1つの観測値しかないような場合に存在する．Friedman 検定は「列効果がないのであれば，すべての順位は確率的に同等にあり得る」という仮定のもとでの各行内での観測値順位に基づいている．列の平方和で表される統計量はχ^2分布に従う統計量に標準化される．

列が2つある場合，Friedman 検定は符合検定と等しい．符合検定では，各ペア内での正負の違いの確率が等しいことを検定するために二項分布を用いる．これは5.2節で説明した，Wilcoxon 符合つき順位和検定より精度で劣る．

検定は，Rでは以下のように実行できる．

```
> friedman.test(hr~time|subj,data=heart.rate)

        Friedman rank sum test

data:  hr and time and subj
Friedman chi-squared = 8.5059, df = 3, p-value = 0.03664
```

モデル記述式の中で，ブロックを表す変数は "subj に属する time" として読めてしまうような，縦線（|）を用いて指定される．

Friedman 検定の結果は，パラメトリックの場合に相当する二元配置分散分析の結果に比べてp値は大きい．しかし，仮定を満たしたパラメトリックの検定のほうが強力であるというのは，さほど意外なことでもない．

■ 7.5 回帰分析に見る分散分析表

分散分析表の使い方を，多群や複数の分類による研究デザインで概観してきた．しかし，これはこの章で述べたような研究デザインのみならず，すべての線形モデル（詳しくは12章参照）において応用できる．

一元配置分散分析の群間・群内の変動は，総変動$\sum_i (y_i - \bar{y}.)^2$を分割したものである，モデル変動および残差変動として一般化できる．

$$\text{SSD}_{\text{model}} = \sum_i (\hat{y}_i - \bar{y}.)^2$$

$$\mathrm{SSD_{res}} = \sum_i (y_i - \hat{y}_i)^2$$

これは，12.2 節に見られるように，モデルが切片を有しているときに限り応用できる．一元配置の群平均は，一般化された線形モデルでは，あてはめ値 $\hat{y}_i$ の値として置き換えられる．

モデルの有意性に関する F 検定は，7.1 節と同様の考え方で成り立つ．単純な線形モデルである場合，検定は回帰係数が 0 であることを検定するのに等しくなる．

回帰分析における分散分析表は，一元配置および二元配置分散分析の場合と同様に，anova 関数によって得られる．thuesen の例であれば次のようになる．

```
> data(thuesen)
> attach(thuesen)
> lm.velo <- lm(short.velocity~blood.glucose)
> anova(lm.velo)
Analysis of Variance Table

Response: short.velocity
              Df  Sum Sq Mean Sq F value Pr(>F)
blood.glucose  1 0.20727 0.20727   4.414 0.0479 *
Residuals     21 0.98610 0.04696
---
Signif. codes:  0 '***' 0.001 '**' 0.01 '*' 0.05 '.' 0.1 ' ' 1
```

F 検定では，6.1 節で説明した，傾きがゼロであることに対する t 検定と同じ p 値が得られていることに注意しよう．以下は，同じ F 検定で summary の最後に印字される文章である．

```
...
Residual standard error: 0.2167 on 21 degrees of freedom
Multiple R-Squared: 0.1737,     Adjusted R-squared: 0.1343
F-statistic: 4.414 on 1 and 21 DF,  p-value: 0.0479
```

上記 3 行の残りの結果は分散分析表からも得られる．"Residual standard error" は "残差平均平方和（Residual mean squares）" の平方根である，具体的には $0.2167 = \sqrt{0.04696}$ である．R^2 は回帰直線によって総平方和が説明される割合である．つまり，$0.1737 = 0.2073 / (0.2073 + 0.9861)$ である．そして，最後の調整された R^2 は残差分散の改良型であり，$0.1343 = (v - 0.04696)/v$ と表される．グルコースの値を考慮しなければ，$v = (0.2073 + 0.9861)/22 = 0.05425$ が short.velocity の分散である．

■ 7.6 演 習

7.1 zelazo のデータは 4 群それぞれ，ベクタのリストの形式でデータ化されている．回帰分析 lm に用いるのに適するよう，データを変換せよ．そして関連する検定結果を計算せよ．群をいくつか選択するか，いくつかの群を結合して t 検定で比較せよ．

7.2 lung のデータにおいて，3 つの測定方法は系統的に異なる結果を導いているだろうか？ もしそうであるなら，どの方法だとほかと異なるのか？

7.3 zelazo データおよび lung データを用いた上の演習課題を，それぞれに相当するノンパラメトリック検定を用いて行え．

7.4 juul データの中の igf1 変数はおそらく偏っており，ターナーの成熟度分類ごとに異なる分散になっている．対数変換もしくは平方根変換を用いてこのデータを補正せよ．そして，Welch 検定をせよ．しかし，分析にはまだ問題がある．なぜだろうか？

第8章 分割表データ

　この章では，表形式データの解析に用いる関数について，prop.test, binom.test, chisq.test, そして fisher.test を中心に解説する．

■ 8.1　1つの割合

1つの割合についての検定は，通常，標本の大きさNと確率pで表される二項分布（3.3節参照）に基づいて行うが，標本が十分に大きい場合は，（平均）$= p$，（分散）$= Np(1 - p)$ の正規分布によって近似することができる．たとえば，"成功"と"失敗"の2つの事象がある場合，それぞれの事象の期待度数がともに5より大きい場合には，正規分布によって近似しても問題はないとされている．

$p = p_0$という仮説の検定は，実際に観測された"成功"の回数をxとした場合，以下の式に基づいて行われる．

$$u = \frac{x - Np_0}{\sqrt{Np_0(1 - p_0)}}$$

この関数uは，（平均）$= 0$，（標準偏差）$= 1$の正規分布にほぼ従う．また，このときu^2は自由度1のχ^2分布にほぼ従うが，これに基づいて検定を行うことも可能である．なお，uを計算する際に，イェーツの補正（観測値を0.5だけ期待値に近づけて，分布の連続性を補正する方法）を行うと，近似の精度が多少改善するとされる．

ここで，無作為に抽出した215人の患者のうち39人が喘息であるという標本について考えてみよう（Altman, 1991, p. 230）．この標本をもとに，"たまたま出会った人"が喘息患者である確率は0.15であるという仮説を検定するとする．この場合，関数 prop.test を用いる．

```
> prop.test(39,215,.15)

        1-sample proportions test with continuity correction

data:  39 out of 215, null probability 0.15
X-squared = 1.425, df = 1, p-value = 0.2326
alternative hypothesis: true p is not equal to 0.15
95 percent confidence interval:
 0.1335937 0.2408799
sample estimates:
        p
0.1813953
```

prop.test を用いる場合，陽性例の数，標本総数，および検定の対象となる（理論上の）確率の3つの引数を用いる．確率の初期値は0.5に設定されており，確率の対称性について検定を行う場合はこのままでよいが，本例のような場合は，特定の値を設定する必要がある．本例ではあえて15%という値を設定したが，検定すべき特定の値があらかじめ設定されていることは稀で，通常は，確率の信頼区間（結果の画面の下のほうに表示される）のほうが意味をもつことが多い．なお，pという文字が，二項分布の確率と，検定結果のp値の両方に用いられているため，注意が必要である．

正規分布による近似を行わない，二項分布に基づいた検定も可能であるが，この場合は関数 binom.test を用いる．この方法では正確検定による確率を求めることになるため，prop.test よりも binom.test を用いるほうが望ましいといえるが，

prop.test には，1つの割合の検定のほかにもいくつかの検定に用いられるというメリットもある．binom.test を用いた検定では，とり得るすべての x の値に対してその確率（生起確率と呼ばれる）を計算し，x が観測された値となる確率以下のものを合計することで，p 値を求める．

```
> binom.test(39,215,.15)

        Exact binomial test

data:  39 and 215
number of successes = 39, number of trials = 215, p-value = 0.2135
alternative hypothesis: true probability  ...  not equal to 0.15
95 percent confidence interval:
 0.1322842 0.2395223
sample estimates:
probability of success
             0.1813953
```

なお，有意水準 0.05 での"正確な"信頼区間は，実際は，2つの有意水準 0.025 の片側検定の結果をもとに求められるため，両側検定で正確な信頼区間を求めることについては，異論もある（演習 8.5 参照）．

■ 8.2　2つの独立した割合

関数 prop.test は，2つ以上の割合の比較にも用いられる．この場合は，陽性例の数および各群の総数の2つのベクタをもった引数を用いる．

考え方は，1つの割合の場合と同様である．2つの割合の差 $d = x_1/N_1 - x_2/N_2$, は，それぞれの群の値が同じ確率パラメータ p の二項分布に従う場合，（平均）= 0，分散 $V_p(d) = (1/N_1 + 1/N_2) \times p(1-p)$ の正規分布によって近似される．したがって，$p_1 = p_2$ という仮説を検定する場合，両群全体の標本割合 $\hat{p} = (x_1 + x_2)/(n_1 + n_2)$ を分散の式にあてはめて，標準正規分布にほぼ従う $u = d/\sqrt{V_{\hat{p}}(d)}$ を用いるか，あるいは自由度1の χ^2 分布にほぼ従う u^2 を用いる．この際，イェーツと同様の補正を行うことも可能だが，詳細は省略する．

Lewitt and Machin による研究[1]の例（Altman, 1991, p.232）を用いて解析すると以下のようになる．

```
> lewitt.machin.success <- c(9,4)
> lewitt.machin.total <- c(12,13)
> prop.test(lewitt.machin.success,lewitt.machin.total)

    2-sample test for equality of proportions with
    continuity correction

data:  lewitt.machin.success out of lewitt.machin.total
X-squared = 3.2793, df = 1, p-value = 0.07016
alternative hypothesis: two.sided
95 percent confidence interval:
```

訳注 1　頸椎の変形性関節症に対する赤外線治療の臨床試験．

```
    0.01151032 0.87310506
sample estimates:
   prop 1    prop 2
0.7500000 0.3076923
```

ここで得られる信頼区間は割合の差の信頼区間であり，検定と同じ考え方で求められるが，技術的にはやや複雑で，検定の場合とは異なる近似法が用いられる．

検定を行う場合，イェーツの連続性補正は必ずしも必要なわけではないが，補正を行わない場合は引数として correct=F を追加する．連続性補正を行うと，行わない場合に比べて信頼区間はやや広くなるが，それでもここで得られた信頼区間は 0 を含んでおらず，これは，2 群間に有意差はないという両側検定の検定結果に矛盾する．この矛盾は近似の方法の違いにより生じたものであるが，この例のように各セルの数が小さい表を用いる場合には，この違いは無視できないものとなる．

少なくとも p 値が正しいことを確認するためには，フィッシャーの正確確率検定を行う．同じデータを用いて説明するが，まず，検定は 2×2 のクロス表の条件つき分布に基づいて行う．うまくイメージするのは難しいが，以下のように考える．白玉（成功）13 個と黒玉（失敗）12 個があるとする．そこから非復元抽出[2]により，12 個の群と 13 個の群に玉を分ける場合，最初の群の白玉の数によって，各群の白玉，黒玉の配分は自動的に決まる．この分布は，超幾何分布といい，純粋に組み合わせによって決定される．

ここで用いる関数は fisher.test であり，行列で表されたデータを使って検定を行う．結果は以下のようになる．

```
> matrix(c(9,4,3,9),2)
     [,1] [,2]
[1,]    9    3
[2,]    4    9
> lewitt.machin <- matrix(c(9,4,3,9),2)
> fisher.test(lewitt.machin)

        Fisher's Exact Test for Count Data

data:  lewitt.machin
p-value = 0.04718
alternative hypothesis: true odds ratio is not equal to 1
95 percent confidence interval:
  0.9006803 57.2549701
sample estimates:
odds ratio
  6.180528
```

表の 2 列目には観測値の総数でなく，陰性例の数が入るので，注意が必要である．

また，ここで得られた信頼区間は $(p_1/(1-p_1))/(p_2/(1-p_2))$ で表されるオッズ比の信頼区間であることにも注意しなければならない．p がすべて同じ値でない場合，表の条件つき分布はオッズ比によってのみ決定されるため，オッズ比は Fisher 検定

---

[2] 抽出したものを母集団に戻さずに抽出を繰り返す方法．

における本質的な関連の指標であるといえる．検定の正確な分布はオッズ比が1でない場合でも求めることは可能だが，`binom.test`を用いた検定と同じく，両側95%信頼区間が片側97.5%信頼区間を2つ合わせたものであるという点で問題が残る．今回の例では，前述の`prop.test`を用いた検定の例とは反対に，検定により（ぎりぎりではあるが）有意差が認められたにもかかわらず，オッズ比の信頼区間が1を含むという矛盾が生じている．

関数`chisq.test`による標準χ^2検定（8.4節参照）も，`fisher.test`と同じく，行列形式のデータを用いる．なお，2×2のクロス表を用いる場合，χ^2検定と`prop.test`を用いた検定はまったく同じものと考えてよい．

```
> chisq.test(lewitt.machin)

        Pearson's Chi-squared test with Yates' continuity
        correction

data:  lewitt.machin
X-squared = 3.2793, df = 1, p-value = 0.07016
```

8.3　k 個の割合とトレンド検定

3つ以上の割合を比較する場合，各カテゴリは順序をもった値として表されることが多く，グループ番号に応じた割合の減少あるいは増加の傾向（トレンド）を分析することも可能である．

本節では，ある女性の集団における，分娩方法（帝王切開か否か）と靴のサイズの関係についてのデータ（Altman, 1991, p.229）を用いて解説する．

表は以下のようになっている．

```
> caesar.shoe
    <4  4 4.5  5 5.5  6+
Yes  5  7   6  7   8  10
No  17 28  36 41  46 140
```

$k\,(>2)$ 個の割合を比較する場合，正規分布による近似に基づいた別の検定方法も用いられる．この方法では，個々の群における観測割合と標本全体から見た期待割合の偏差を2乗したものの加重和を計算する．検定統計量は自由度 $k-1$ の χ^2 分布にほぼ従う．

関数`prop.test`を`caesar.shoe`のようなクロス表に対して用いる場合，"成功"（本例ではむしろ逆の意味になるが）のベクタと"試行"のベクタに変換する必要がある．2つのベクタは以下のように計算される．

```
> caesar.shoe.yes <- caesar.shoe["Yes",]
> caesar.shoe.total <- margin.table(caesar.shoe,2)
> caesar.shoe.yes
 <4   4 4.5   5 5.5  6+
  5   7   6   7   8  10
> caesar.shoe.total
```

```
    <4    4  4.5    5  5.5   6+
    22   35   42   48   54  150
```

いったん変換してしまえば，以下の要領で簡単に検定を実行できる．

```
> prop.test(caesar.shoe.yes,caesar.shoe.total)
        6-sample test for equality of proportions without
        continuity correction

data:  caesar.shoe.yes out of caesar.shoe.total
X-squared = 9.2874, df = 5, p-value = 0.09814
alternative hypothesis: two.sided
sample estimates:
    prop 1     prop 2     prop 3     prop 4     prop 5
0.22727273 0.20000000 0.14285714 0.14583333 0.14814815
    prop 6
0.06666667

Warning message:
カイ自乗近似は不正確かもしれません  in: prop.test(...
```

以上の検定の結果，統計学的有意差は認められなかったが，帝王切開の実施例が少数であるにもかかわらず，非常に細かく層別化されている点は問題である．期待値が5より小さいセルがあるために，χ^2分布で近似することへの警告メッセージが表示されていることにも注意しよう．

割合の傾向性（トレンド）の検定には，関数 prop.trend.test を用いる．この関数では x, n, score の3つの引数を用いる．x と n は prop.test の場合とまったく同じだが，score は各群に割り振られた番号（初期値では，1, 2, …, k と設定されている）を表す．トレンド検定は群番号ごとの割合についての加重線形回帰分析を基本としており，実際には，(傾き) = 0 という仮説について，自由度1のχ^2検定を行うことになる．

```
> prop.trend.test(caesar.shoe.yes,caesar.shoe.total)

        Chi-squared Test for Trend in Proportions

data:  caesar.shoe.yes out of caesar.shoe.total ,
 using scores: 1 2 3 4 5 6
X-squared = 8.0237, df = 1, p-value = 0.004617
```

以上の結果から，靴のサイズの影響が，割り振った群番号に応じて線形に変化すると仮定した場合は，靴のサイズが分娩方法に及ぼす影響に統計学的有意差があるとみなすことができる．なお，ここで用いた仮定は，有効な検定のための必須条件というわけではなく，むしろ，より感度の高い検定が必要な場合の選択肢の1つという程度の位置づけにとどめておくべきである．

トレンド検定を用いた場合の効果は，すべての群において割合が等しいという仮説についての検定結果（χ^2 = 9.29）を，自由度1での線形効果（χ^2 = 8.02）と，自由度4の線形トレンドからのずれ（χ^2 = 1.27）の要素に分けた場合の1要素と考えることができる．このことから，すべての群で割合が等しいという仮説の検定は，実

際にあまり問題とはならない線形関係からのずれについての検定も同時に行うことになるため，自由度が必要以上に大きくなり，感度が低い検定であると考えられる．

■ 8.4　$r \times c$ のクロス表

行，列ともに3層以上からなるクロス表の分析を行う場合は，chisq.test または fisher.test を用いる．ただし，Fisherの直接検定は，行または列が3つ以上で，セルの数値が大きい場合には，煩雑な計算を要する．chisq.test に関しては，すでに（2×2 のクロス表などの）単純な例を用いて解説したが，大きなクロス表を扱う場合はさらにいくつかの特徴がある．

$r \times c$ のクロス表は以下のようになる．

$$
\begin{array}{cccc|c}
n_{11} & n_{12} & \cdots & n_{1c} & n_{1.} \\
n_{21} & n_{22} & \cdots & n_{2c} & n_{2.} \\
\vdots & \vdots & & \vdots & \vdots \\
n_{r1} & n_{r2} & \cdots & n_{rc} & n_{r.} \\
\hline
n_{.1} & n_{.2} & \cdots & n_{.c} & n_{..}
\end{array}
$$

上のようなクロス表を作成するための標本抽出の方法はいくつかあり，「行，列の間に関連がない」という（帰無仮説についての）考え方も，それぞれの方法によって異なってくる．たとえば，各行（または列）の合計をあらかじめ固定されたものとみなした場合は，各行（列）における列（行）成分のデータの分布が，すべての行（列）において等しいかどうかを検定することになる．あるいは，表全体の合計のみを固定されたものとみなし，個々の値は行，列それぞれの基準に従って，無作為に振り分けられたものと考えることもできる．この場合は，「個々の値が i 行 j 列のセルに振り分けられる確率は，i 行目に振り分けられる周辺確率 $p_{i.}$ と j 列目に振り分けられる周辺確率 $p_{.j}$ の積 $p_{i.}p_{.j}$ である」という統計学的独立性という仮説について検定を行うことになる．だが，このように考え方はさまざまだが，クロス表の分析は結局どの場合も同じ結果となる．

行と列の間に関連がないとすると，i 行 j 列のセルは以下のような値をとることになる．

$$E_{ij} = \frac{n_{i.} \times n_{.j}}{n_{..}}$$

この式は，各行（列）の合計が，各列（行）の割合に応じて分配される，あるいは，行と列それぞれの割合の積に応じて全体の合計が分配されるというように解釈できる．

ここで用いる検定統計量

$$X^2 = \sum \frac{(O-E)^2}{E}$$

は，自由度 $(r-1)\times(c-1)$ の χ^2 分布にほぼ従う．なお，ここでの総和は表全体についてのものであり，インデックスの i, j は省略している．O は観測値，E は期待値を表す．

4.5節で用いたカフェイン摂取量と婚姻状況の関係のクロス表について，χ^2 検定を行うと次のような結果を得る．

```
> caff.marital <- matrix(c(652,1537,598,242,36,46,38,21,218
+ ,327,106,67),
+ nrow=3,byrow=T)
> colnames(caff.marital) <- c("0","1-150","151-300",">300")
> rownames(caff.marital) <- c("Married","Prev.married","Single")
> caff.marital
               0 1-150 151-300 >300
Married      652  1537     598  242
Prev.married  36    46      38   21
Single       218   327     106   67
> chisq.test(caff.marital)

        Pearson's Chi-squared test

data:  caff.marital
X-squared = 51.6556, df = 6, p-value = 2.187e-09
```

検定の結果，各群の分布には明らかな統計学的有意差があり，このデータが独立性の仮説に矛盾することは確実に証明されたといえる．しかし，さらに，データの偏りの程度を調べるためには，chisq.test によって得られる結果のうち，副次的な部分にも着目する必要がある．

chisq.test に以下のようなオプションを追加すると，lm の場合と同様，通常より多くの情報が結果の画面に表示される．

```
> chisq.test(caff.marital)$expected
                       0      1-150     151-300       >300
Married        705.83179 1488.01183   578.06533  257.09105
Prev.married    32.85648   69.26698    26.90895   11.96759
Single         167.31173  352.72119   137.02572   60.94136
> chisq.test(caff.marital)$observed
               0 1-150 151-300 >300
Married      652  1537     598  242
Prev.married  36    46      38   21
Single       218   327     106   67
```

上の2つのクロス表をじっくり眺めて，どこに偏りがあるかを見出すことも可能だが，このような場合は，総 χ^2 値に対する各セルの値の寄与度を示した表が有用である．この表を直接導き出すことはできないが，簡単な計算で以下のように作成できる．

```
> E <- chisq.test(caff.marital)$expected
> O <- chisq.test(caff.marital)$observed
> (O-E)^2/E
                       0      1-150    151-300       >300
Married       4.1055981  1.612783  0.6874502  0.8858331
Prev.married  0.3007537  7.815444  4.5713926  6.8171090
Single       15.3563704  1.875645  7.0249243  0.6023355
```

上の表から，"禁欲的な（カフェインを摂取しない）"未婚独身者が非常に多いこと，離婚歴のある独身者の分布が（仮にこの群の対象者が実際にカフェインを摂取しているとすると）摂取量の多い方向に偏っていることなどが，とくに大きく寄与していると考えられるが，それでも，これらのデータにおける独立性からのずれをひとことで説明するのは容易ではない．

chisq.test を使う場合，表形式に変換していない生データを用いて直接分析を行うことも可能である．たとえば，4.5 節で扱ったデータセット，juul を用いて，実際に分析を行うと以下のようになる．

```
> attach(juul)
> chisq.test(tanner,sex)

        Pearson's Chi-squared test

data:  tanner and sex
X-squared = 28.8672, df = 4, p-value = 8.318e-06
```

なお，ターナーの成熟度分類はもともと性別により定義が異なるため，ここで行った，ターナーの成熟度分類と性別との間の独立性の検定は，それ自体にあまり意味のあるものではない．

■ 8.5 演習

8.1 合併症を発症する確率が 20% の手術を，10 人の患者が連続して受けて，合併症を発症しなかった場合（演習 3.3 参照）について，二項分布に基づいた片側検定を行え．統計学的有意差を得るためには，どの程度の大きさの標本（すべて合併症はないものとする）が必要か．

8.2 ロッキー山紅斑熱患者のうち，アメリカ西部出身者では 747 人中 210 人が死亡し，アメリカ東部出身者では 661 人中 122 人が死亡した．統計学的有意差は認められるか（演習 13.4 参照）．

8.3 2 種類の消化性潰瘍治療薬の比較を行ったところ，表のような結果が得られた（Camp-bell and Machin, 1993, p. 72）．χ^2 検定およびフィッシャーの直接検定を行い，結果の違いについて考察せよ．また，治癒率の差の 95% 信頼区間を求めよ．

薬剤名	治癒	非治癒	合計
Pirenzepine	23	7	30
Trithiozine	18	13	31
合計	41	20	61

8.4 （出典："Mathematics 5" exam, U. Copenhagen, Summer 1969）ある教師が，1968 年 9 月 20 日から 1969 年 2 月 1 日までの間に，254 個のゆで卵を食べた．その間，ゆでている間に殻が割れた卵（白身が外に流れたもの）と殻にひびが入った卵（白身が外に流れないもの）の個数をすべて記録した．同時に卵の大きさ（A または B）についても記録した．さらに 1969 年 2 月 4 日から 1969 年

4月20日までの間に，130個の卵を食べたが，今度は，割れ・ひびを防ぐために，あらかじめ「きり」で殻に小さな穴を開けて卵をゆでた．割れ・ひびについて，表のような結果が得られた．「きり」の有効性について分析せよ．

期間	大きさ	合計	殻割れ	殻ひび
9/20 - 2/1	A	54	4	8
9/20 - 2/1	B	200	15	28
2/4 - 4/10	A	60	4	9
2/4 - 4/10	B	70	1	7

8.5 15回の試行のうち3回が成功する場合において，確率がxであるとして検定した場合に得られる両側p値のグラフを描け．xは0から1までの値を0.001間隔でとるものとする．両側信頼区間を定義するうえで，何が問題となるか説明せよ．

第 9 章

検出力および標本の大きさの計算

　求めたい差の大きさに対して標本があまりに小さい場合は，統計学的検定により真の差を検出できないという状況が生じる．したがって，研究をデザインする際には，あらかじめ想定された差を確実に検出できるように，十分な大きさの標本データを確保する必要がある．R では，1 標本，または 2 標本の t 検定により平均値の比較を行う場合，そして，2 つの割合の比較を行う場合に，標本の大きさや検出力の計算が可能である．

■ 9.1 検出力の計算の原理

　この節では，検出力の計算ならびに標本の大きさの設定に関する理論について概説する．したがって，具体的な研究で必要とされる標本の大きさを求めることをおもな目的とする読者は，この節はざっと読み流して，次節以降の実際の R の呼び出しについての説明に進んでもよい．

　仮説検定の基本的な考え方については，前章までで説明したとおりであるが，簡単にまとめると，検定統計量を求め，その値によって（帰無）仮説を採択（棄却）するかどうかを判断するということになる．このとき，採択域および棄却域は，帰無仮説が真である場合に検定統計量が棄却域に含まれる確率が，あらかじめ定められた有意水準（α）に等しくなるように設定される．ここでは，できる限り p 値を使わずに，この考え方に従って解説する．

　無作為に抽出されたデータを扱う場合，常に誤った結果が導き出される可能性があるが，これは，以下の 2 つの場合に分類される．

・仮説は正しいが，検定によってそれが棄却される場合（タイプ I エラー）
・仮説は誤っているが，検定によってそれが採択される場合（タイプ II エラー）

タイプ I エラーが発生する確率は，有意水準の値そのものであるが，タイプ II エラーが発生する確率は，対象とするずれの大きさや性質により変化する．たとえば，求めたい差がきわめて小さい場合には，それを検出できる可能性は小さくなる．そのため，検定により帰無仮説が棄却されなかったとしても，それは決して，"差がない"ことが証明されたことを意味するわけではなく，"差があることが証明できない"ということにすぎないという理由から，「採択域」という用語を用いることに異議を唱える統計学者もいる．

　偽の仮説を棄却する確率を検定の「検出力」という．実際に重要な場面において検出力を計算・推定する方法はいくつかあるが，この問題について抽象的な議論で説明するには限界があるため，ここからは具体例を用いて解説する．

9.1.1　1 標本の t 検定および対応のある t 検定の検出力

　まず，標本の平均をある特定の値と比較する場合を考えてみる．たとえば，マッチングを行った臨床試験では，治療 A と治療 B の効果の差が 0 であるかどうかを，対応のある t 検定（5 章参照）を用いて解析することになる．

　ここで，真の差を δ とする．検定統計量の分布は，帰無仮説が真でない場合でも導き出すことが可能だが，この場合は，非心 t 分布と呼ばれる別のモデルを仮定することになる．非心 t 分布は，自由度と非心母数によって決定される．対応のある t 検定を行う場合，非心母数 ν は，真の差 δ と差の標準偏差 σ, 標本の大きさ n の関数として，以下の式で表される．

$$\nu = \frac{\delta}{\sigma/\sqrt{n}}$$

この式から，非心母数は真の差を平均の標準誤差で除したものとみなすこともできる．

Rでは，関数ptにncpを引数として加えることで，累積非心t分布を求めることが可能である[1]．図9.1にncp=3, df=25とした場合のptのグラフを示す．なお，グラフ上の垂線は，有意水準0.05で両側検定を行う場合の採択域の上限を示している．このグラフは以下のコマンドで作成できる．

```
> curve(pt(x,25,ncp=3), from=0, to=6)
> abline(v=qt(.975,25))
```

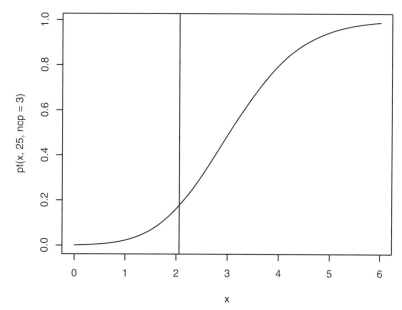

図9.1 非心母数3, 自由度25の累積非心t分布．グラフ上の垂線は有意水準0.05での両側検定の上限を表す．

グラフから，分布の大部分は棄却域に含まれることがわかる．採択域内の値をとる確率は，曲線と垂線の交点として，グラフから求められるが（片側のみを考慮している点に注意．演習9.4参照），次のような計算によっても簡単に求められる．

```
> pt(qt(.975,25),25,ncp=3)
[1] 0.1779891
```

この結果より，検定統計量が採択域に含まれる確率は約0.18となるが，検定の検出力はその逆，つまり有意な結果を得る確率であり，この場合0.82となる．したがって，検出力は1に近いほど望ましいということになる．

検出力（従来より$1-\beta$と表記される．βは第2種の過誤の確率である．）は，δ, σ, n, αの4つの変数によって決まる．したがって，3つの変数を固定した場合，あらかじ

訳注1　Rバージョン1.8.0以降では，dt(x, df, ncp=v)として算出可能である．

め定めた検出力を得るためには，もう1つの変数を調節すればよいということになる．この関係を利用して，実験に必要な標本の大きさを求めることも可能である．確保したい検出力（$(1-\beta) = 0.80$ および $(1-\beta) = 0.90$ が一般的），有意水準（通常は $\alpha = 0.05$），標準偏差の推定値，そして δ（最小重要差（minimal relevant difference；MIREDIF），または最小有意差（smallest meaningful difference；SMD）といわれる）を定めて式に代入すると，必要な標本の大きさ n が求められる．なお，結果は通常小数点以下の端数を含む値として求められるが，実際には，端数は切り上げて必要な標本の大きさとする．

この関係をさらに応用して，上の例とは反対に，「十分な大きさの標本を用いた場合，どの程度の差であれば検出できるか」という問題の答えを求めることも可能となる．

この場合，$\sigma = 1$ として δ を "標準偏差の何倍" という形で表す簡便法が用いられることもある．

9.1.2 2標本の t 検定の検出力

2標本の t 検定を行う場合も，基本的には1標本の t 検定の場合と同様の方法で，検出力，標本の大きさの計算が可能である．ただし，非心母数は次の式で表される値を用いる．

$$\nu = \frac{\delta}{\sigma\sqrt{1/n_1 + 1/n_2}}$$

一般に，2群間で分散が等しいと仮定するため，ここでは Welch の方法は用いない．また，標本の大きさの計算を行う場合，各群の大きさは等しいと仮定するが，これは，総対象者数が一定の場合，各群の大きさが等しい場合に検出力が最大になるためである．

9.1.3 近似法

検出力を手計算で求める場合，標準偏差がわかっていると仮定して，かなり単純化された計算法を用いる．つまり，t 検定の代わりに標準正規分布に基づいた検定（z 検定）を行うと考えるのである．検出力についての近似式を用いる場合，n を求める式に容易に変換できるという利点がある．1標本，2標本の場合でそれぞれ次のような式となる．

$$n = \left(\frac{\Phi_{\alpha/2} + \Phi_\beta}{\delta/\sigma}\right)^2 \quad 1\text{標本}$$

$$n = 2 \times \left(\frac{\Phi_{\alpha/2} + \Phi_\beta}{\delta/\sigma}\right)^2 \quad 2\text{標本，各群}$$

Φ_x は正規分布の分位点である．なお，上の式は両側検定を行う場合のものであり，片側検定を行う場合は，$\alpha/2$ の代わりに α を用いる．

近似式は教科書などでもよく扱われており，コンピュータ・プログラムによっては，先に解説したより正確な計算式ではなく，これらの近似式を採用しているものもある．近似式には，検出力と δ や $1/\sqrt{n}$ の間の比例関係といった理論的本質がより明確に示

されるという利点があるが，自由度が 20 より小さいような場合は，得られた数値が信頼できなくなるため注意が必要である．

9.1.4　割合の比較における検出力

2 つの集団間で，ある疾患の罹患率を比較する場合に，各集団から抽出すべき標本の大きさについて考えてみる．このことは，8.2 節で prop.test や chisq.test を用いて解説したように，2 つの二項分布の比較として考えられる．

二項分布の比較を行う場合，正確な検出力の計算は現実的に不可能であるため，二項分布から正規分布への近似を行う．検出力は，両群の確率の差の大きさだけではなく，各群の確率にも影響される．t 検定を行う場合は，各群の大きさは等しいと仮定する．検出力の理論的な算出方法は上述したとおりであり，$p_1 \neq p_2$ である場合の両群の確率の差 $\hat{p}_1 - \hat{p}_2$ の分布と，$p_1 = p_2$ であるという仮説の採択域から外れる確率を計算して求められる．各群の大きさが等しいと仮定すると，標本の大きさを表す式は次のようになる．

$$n = \left(\frac{\Phi_{\alpha/2}\sqrt{2p(1-p)} + \Phi_{\beta}\sqrt{p_1(1-p_1) + p_2(1-p_2)}}{|p_2 - p_1|} \right)^2$$

ここで，$p = (p_1 + p_2)/2$ である．

なお，ここでは近似法を用いているため，2×2 のクロス表で各セルの期待値が 5 より大きい場合のみ，信頼できる結果となる．

■ 9.2　2 標本の場合

牛乳が成長に及ぼす影響についての例を考えてみる（Altman, 1991, p.457）．2 つの群ではそれぞれ異なる食事が与えられ，各群において身長が測定された．検出力 90％，両側検定の有意水準 1％ とした場合，標準偏差 2 cm の分布において，0.5 cm の差を検出するために必要な標本の大きさの計算は，次のように行われる．

```
> power.t.test(delta=0.5, sd=2, sig.level = 0.01, power=0.9)

     Two-sample t test power calculation

              n = 477.8021
          delta = 0.5
             sd = 2
      sig.level = 0.01
          power = 0.9
    alternative = two.sided

 NOTE: n is number in *each* group
```

なお，delta は"真の差"，sd は標準偏差である．表示された結果からもわかるように，結果は実験単位の小数で表されるため，実際は小数点以下を切り上げて，必要な標本の大きさ，478 を得る．Altman の文献ではノモグラム（グラフの一種）を用いて

450 としているが，この差はおそらくノモグラムの読み取り値の誤差によるものと考えられる．各群 450 人ずつの標本が得られた場合の検出力を求める場合は，次のように入力する．

```
> power.t.test(n=450, delta=0.5, sd=2, sig.level = 0.01)

     Two-sample t test power calculation

              n = 450
          delta = 0.5
             sd = 2
      sig.level = 0.01
          power = 0.8784433
    alternative = two.sided

 NOTE: n is number in *each* group
```

5つの引数（power, sig.level, delta, sd, n）のうち4つの値が得られれば，残りの1つの値は，関数式により計算される．（ただし，初期値でsd=1, sig.level=0.05 と設定されているため，標準偏差や有意水準を計算したい場合は，それらの値に明示的に NULL を指定する必要がある．）上記5つの引数のほかに，オプションとして alternative と type の2つの引数も用いられる．alternative は片側検定を指定する際に使用する引数で，次のように用いられる．

```
> power.t.test(delta=0.5, sd=2, sig.level = 0.01, power=0.9,
+ alt="one.sided")
     Two-sample t test power calculation

              n = 417.898
          delta = 0.5
             sd = 2
      sig.level = 0.01
          power = 0.9
    alternative = one.sided

 NOTE: n is number in *each* group
```

type は1標本の検定を扱う場合に使用される引数であり，詳細は次節で説明する．

■9.3　1標本の場合と対応のある検定

1標本での検定を扱う場合は，power.t.test の呼び出しに，オプションとして type="one.sample" を追加する．同様に，対応のある検定を扱う場合は type="paired" と追加することで行われる．この場合，差をとることで1標本として扱われることになるが，結果の表示は，one.sample の場合とは若干異なる．

対応のあるデータを用いた研究を計画する際に注意すべき点として，個人内変動をどう扱うかという問題がある．個人内変動とは，「同じ人について繰り返し測定したデータの標準偏差」などと定義され，実際には，多くの人を対象として数回測定を行い，個々の対象者の標準偏差を計算することによっても求められる．この標準偏差を $\sqrt{2}$ 倍したものが，差の標準偏差となるため，power.t.test に入力する際は，この

$\sqrt{2}$ 倍した値を用いることになる．たとえば，各対象者における標準偏差が約 10 であるとすると，対応のあるデータを用いた検定により，有意水準 5%，検出力 85% という条件のもと，10 の差を検出するために必要な標本の大きさを求める場合は，次のように入力する．

```
> power.t.test(delta=10, sd=10*sqrt(2), power=0.85, type="paired")

     Paired t test power calculation

              n = 19.96892
          delta = 10
             sd = 14.14214
      sig.level = 0.05
          power = 0.85
    alternative = two.sided

NOTE: n is number of *pairs*, sd is std.dev. of
      *differences* within pairs
```

なお，ここでは，sig.level=0.05 がデフォルトで用いられた．

9.4 割合の比較

割合の比較を行う際に必要な標本の大きさなどを求める場合には，power.prop.test を用いる．この関数は，正規分布への近似に基づいているため，クロス表において期待値が 5 より小さいセルがある場合は，信頼できる結果が得られないため，注意が必要である．

power.prop.test の使い方は power.t.test と同様であるが，delta と sd の代わりに，仮に設定した 2 群の確率，p1 と p2 を引数として用いる．なお，現段階では，1 標本を扱いたい場合に，これを指定することはできない．

ニコチンガム投与群と非投与群で，禁煙の成功率を比較した研究を例として考えてみる（Altman, 1991, p.459）．各群の成功率を $p_1 = 0.15$，$p_2 = 0.30$ と仮定し，検出力 85%，有意水準 5% と設定すると，次のような結果が得られる．

```
> power.prop.test(power=.85,p1=.15,p2=.30)

     Two-sample comparison of proportions power calculation

              n = 137.6040
             p1 = 0.15
             p2 = 0.3
      sig.level = 0.05
          power = 0.85
    alternative = two.sided

NOTE: n is number in *each* group
```

■ 9.5　演　習

9.1 ashina データセットにある臨床試験は，治療の真の差が 15%，個人における差の標準偏差が 20% のとき検出力が 80% となるようにデザインされた．この研究における標本の大きさについて説明せよ．（検出力は近似式を使って計算された．群の大きさの不均衡は open randomization procedure を用いて標本抽出を行ったことによる．）

9.2 2 群間で成功／失敗のどちらかをとり得る目的変数を比較する研究において，成功率が 60% から 75% に上昇したことを 90% の検出力で検出するために必要な患者数を求めよ．検出力を 80% にした場合はどうなるか．

9.3 （理論問題）関数 dt では引数 ncp は利用できないが[2]，関数 pt を微分することによって，非心 t 分布の近似確率密度は簡単に求められる．ncp=3，df=25 として確率密度のグラフを書け．さらに t が df=25 の中心 t 分布に従うとき，$t+3$ の分布と上のグラフを比較せよ．

9.4 両側検定では，真の値と反対側の棄却域に含まれる可能性もあるが，R で検出力を計算する場合，strict=TRUE を指定しない限り，このことは考慮されていない．この影響について考察せよ．

9.5 "真の差が有意となるように" 標本の大きさ n を決めるべきだ，とする考え方がある．このような方法で標本の大きさ n を決めた場合，検出力はどうなるか？

---

[2]　R バージョン 1.8.0 以降では利用できる．

第 10 章

一歩進んだデータハンドリング

　ここまで，基本の統計手法の基礎について述べてきた．これ以降の章では，さらに複雑な統計モデルについて学んでいきたい．

　ここでデータ解析の実務に有用ないくつかのデータハンドリングについて話すことは当然の流れである．最初の2つの章は，高度な内容を含むので内容を理解するのに少し苦労するかもしれない．

■ 10.1 変数の再編成

この節では、量的変数のカテゴリー化、ファクタのレベルの結合と名前の再定義、日付データの取り扱いといった、新しく変数を作る場合のいくつかの方法について説明したい．

10.1.1 cut 関数

量的変数をカテゴリー変数に変換したい場合を考えよう．たとえば、整数値や小数値を含む値として表される年齢データを、5歳ごとに表示させたい場合などである．今回紹介する cut 関数はこのような場合に有用である．気をつけなければいけないポイントはあるが、基本はいたってシンプルだ．

cut 関数には、数値ベクトルとブレークポイントベクトルの2つの基本の引数がある．ブレークポイントベクトルは、グループ分けされる変数のグループ間の間隔となる．ここではすべての区間の両端を指定しなければならない．従って、ブレークポイントの合計数は、区間の数より1つ多くなる．よくある間違いは、両端のブレークポイントが省略でき、ブレークポイントの区間外だった値は NA に変換されると考えてしまうことである．外側のブレークポイントを、-Inf と Inf とすることは可能である．

分割される区間の表示は、デフォルトでは、左が開いて（含まれない）右が閉じた（含まれる）表示になる．つまり、ブレークポイントは各区間の右端に含まれることになる．1番端のブレークポイントは、基本設定では含まれないが、`include.lowest=TRUE` と設定した場合は、一番端のブレークポイントも含まれることになり、1番目のグループの間隔は、両端で閉じられることになる．

疫学研究などではたとえば、（50を含めずに）「年齢の40-49年」のようにカテゴリー分けをしたいことがよくある．これは逆に `right=FALSE` と設定することで解決する．

分割区間の左側を閉じて右側をオープンな間隔へ設定を変更する際は、分割点上にある端のデータは、隣の区間に移る可能性があることに注意する必要がある．

その場合、`include.lowest` の設定によって、端のデータも含めることができるようになる！以下は、ちょうど16歳だった2人の参加者が、`include.lowest` の設定によって分割されるカテゴリーが異なってくる例である．

```
> age <- subset(juul, age >= 10 & age <= 16)$age
> range(age)
[1] 10.01 16.00
> agegr <- cut(age, seq(10,16,2), right=F, include.lowest=T)
> length(age)
[1] 502
> table(agegr)
agegr
[10,12) [12,14) [14,16]
    190     168     144
> agegr2 <- cut(age, seq(10,16,2), right=F)
> table(agegr2)
```

```
agegr2
[10,12) [12,14) [14,16)
    190     168     142
```

データを分割するのに，ほぼ等しいサイズのグループに分けることが望ましい場合がある．等しいサイズへの分割は 4.1 節で説明した quantile 関数を使って得られるブレークポイントを利用することで可能になる．

たとえば，このように：

```
> q <- quantile(age, c(0, .25, .50, .75, 1))
> q
     0%     25%     50%     75%    100%
10.0100 11.3825 12.6400 14.2275 16.0000
> ageQ <- cut(age, q, include.lowest=T)
> table(ageQ)
ageQ
  [10,11.4] (11.4,12.6] (12.6,14.2] (14.2,16]
        126         125         125       126
```

cut 機能を利用した際に生成されるファクタ名は，幾分格好の悪いものとなることがある．とはいえ，生成されたファクタの名称は簡単に変更することができる．作成されたファクタの名称は，以下のように変更することが可能である．

```
> levels(ageQ) <- c("1st", "2nd", "3rd", "4th")
> levels(agegr) <- c("10-11", "12-13", "14-15")
```

フランク・ハレルが作成した Hmisc パッケージに含まれている cut2 関数は，これらの問題を容易にする．

10.1.2 ファクタレベルの取り扱い

ファクタのレベルの変更はすでに 1.2.8 項で，levels(f)<- を用いて行った．この節ではいくつかの関連する内容について，説明しようと思う．

まず，一回の操作で数値入力とレベルの名前変更ができることを確認しよう．

```
> pain <- c(0,3,2,2,1)
> fpain <- factor(pain,levels=0:3,
+       labels=c("none","mild","medium","severe"))
```

levels と labels の違いを理解するのに若干混乱が起きる可能性があることに注意してほしい．前者 levels（今回のケースでは pain）は，入力ベクタのコーディングを指すのに対し，後者 labels は，結果のレベルを指す．levels は入力内容を参照するものであり，labels は出力結果を表す．

levels の引数を指定しない場合は，レベルは，ベクタ内でソートされ，ユニークな値になる．ソートされたレベルはアルファベット順で並べられるので，文字列の変数を扱う際は，時に面倒かもしれない．たとえば，次のような場合を考えてみよう，

```
> text.pain <-  c("none","severe", "medium", "medium", "mild")
> factor(text.pain)
[1] none   severe medium medium mild
Levels:  medium mild none severe
```

levelsを指定する理由は，デフォルトのlevelsには，データに存在しない値のレベルは含まないからである．これが問題となるかは後の解析の内容によって変わってくる．たとえば，表テーブルにゼロ入力が含まれている場合や，barplots図に（グラフが表示されていない）空のスペースが残っている場合などである．

factor関数は，ファクタのベクタを文字列のように扱うので，次のようにファクタのレベルを並べ替えることが可能である．

```
> ftpain <- factor(text.pain)
> ftpain2 <- factor(ftpain,
+                   levels=c("none", "mild", "medium", "severe"))
```

もう1つの特徴的な機能は，2つ以上のレベルを統合できることである．この機能は，"medium"と"mild"のレベルを合わせて，"intermediate"のレベルにする場合など，各レベルのサイズが小さいデータを用いて統計解析をする際などに，しばしば使われる．この機能を利用する場合,新しく設定するレベルのリストを作成する．

```
> ftpain3 <- ftpain2
> levels(ftpain3) <- list(
+         none="none",
+         intermediate=c("mild","medium"),
+         severe="severe")
> ftpain3
[1] none         severe       intermediate intermediate
[5] intermediate
Levels: none intermediate severe
```

このようなコマンドで，レベルの名前を変更し，いくつかのグループに同じ名前を付けることができる．

```
> ftpain4 <- ftpain2
> levels(ftpain4) <- c("none","intermediate","intermediate","severe")
> ftpain4
[1] none         severe       intermediate intermediate
[5] intermediate
Levels: none intermediate severe
```

ここで紹介した後者の方法は，最近は一般的に利用される機会が減ってきている．この方法では，レベルの順序をコントロールすることが難しいためかもしれない．

10.1.3　日付データの扱い

疫学や生存率を取り扱うデータでは，しばしば，カレンダー形式の日付のデータを扱う．世界中に存在する日付データは，さまざまな形式で作成されており，読み込んだデータが，常に自分が普段慣れ親しんでいる形式であるとは限らない．"Date"クラスと，

その関連のコマンドには，これらの問題に取り組むにあたって有用なものがあるだろう．

例として，エストニア人の脳卒中研究を見てみよう．このデータは，過去に研究された脳卒中データから構成されるデータフレームである．生データのファイルはISwRパッケージのrawdataディレクトリで見つけることができる．次のコードを試してみよう．

```
> stroke <- read.csv2(
+   system.file("rawdata","stroke.csv", package="ISwR"),
+   na.strings=".")
> names(stroke) <- tolower(names(stroke))
> head(stroke)
  sex       died       dstr age dgn coma diab minf han
1   1  7.01.1991  2.01.1991  76 INF    0    0    1   0
2   1       <NA>  3.01.1991  58 INF    0    0    0   0
3   1  2.06.1991  8.01.1991  74 INF    0    0    1   1
4   0 13.01.1991 11.01.1991  77 ICH    0    1    0   1
5   0 23.01.1996 13.01.1991  76 INF    0    1    0   1
6   1 13.01.1991 13.01.1991  48 ICH    1    0    0   1
```

（system.fileからデータを読み込む代わりに，stroke.csvへの直接のアクセスパスでデータを読み込むことも可能である．）

read.tableのコマンドを使って読み込んだ場合，このデータセットにはdiedとdstr（脳卒中発作の発生日）の2つの日付変数が，ファクタとして入っている．これらの日付変数のクラスを，ファクタから"Date"に変換するには，as.Date関数を使用する．as.Date関数によって簡単に変換できるが，いくつかの注意が必要になる．ここで使用されるフォーマットは，（日，月，年）で表され，年が4桁で表示され，それぞれピリオド（ドット文字）で区切られています．この形式は標準的ではないので，表示形式をきちんと指定する必要がある．

```
> stroke <- transform(stroke,
+    died = as.Date(died, format="%d.%m.%Y"),
+    dstr = as.Date(dstr, format="%d.%m.%Y"))
```

ここで注意しなければならない点は，日付の特定の部分を表すために"パーセントを使ったコード"を使用することである．

％dは日を，％mは月を表し，％Yは4桁で表される年を（大文字のYを使用していることに注意）表している．日付に関するコードの説明がstrptimeのヘルプページに記載されている．

Rの内部で，日付は，エポックと呼ばれるある起点時点からの前後の日数として表現されている．実装に関する特に知らなくてもよい情報であるがエポックは1970年1月1日だ．

日付変数に設定されている，演算を実行することが可能だ．つまり，日付変数は数値データのように扱うことができる．

```
> summary(stroke$died)
        Min.     1st Qu.      Median        Mean     3rd Qu.
"1991-01-07" "1992-03-14" "1993-01-23" "1993-02-15" "1993-11-04"
```

```
        Max.       NA's
"1996-02-22"     "338"
> summary(stroke$dstr)
        Min.         1st Qu.        Median         Mean           3rd Qu.
"1991-01-02"   "1991-11-08"   "1992-08-12"   "1992-07-27"   "1993-04-30"
        Max.
"1993-12-31"
> summary(stroke$died - stroke$dstr)
   Min. 1st Qu.  Median    Mean 3rd Qu.    Max.    NA's
    0.0     8.0    28.0   225.7   268.5  1836.0   338.0
> head(stroke$died - stroke$dstr)
Time differences in days
[1]    5   NA  145    2 1836    0
```

平均と四分位点は（整数でなくても），日付形式で表示される．ここで少し残念なのは，死亡日が不明の患者がかなりの数であったとしても，日付変数では NA の数が表示されないことである[1]．これは若干不運なことだが，オブジェクトの要約結果は要約する前と同一のクラスをもつ，という慣習とは競合してしまうのでやむを得ないだろう．（そうでなければ NA の数が日付型で出てしまう！）

2つの日付の差分を扱うには，"difftime" クラスを用いる．このオブジェクトは異なる単位をもつことができる．日付に基づくため，単位は常に「日」となるが，異なる時間変数を取り扱うことも可能で，「時間」や「秒」の単位も扱うことができる．よって，差分を扱うベクトルを数値変数として取り扱うのはあまりお勧めできない．時間変数の単位の引数とともに as.numeric の使用を推奨したい．

データファイル内の，死亡日の NA とは，患者が研究の最終日である 1996 年 1 月 1 日より前には死亡していなかったことを意味している．6 人の患者は，この日付以降に死亡したと記録されているが，残りの患者については記録はないものの死亡している可能性が否定できない．そこで残りの患者の死亡日のデータを破棄し，研究の終了時に生きている患者を記録する必要がある．

まず最終日の記録をもつすべての患者について，研究最終日に何が起こったかの指標：生存しているか，死亡しているか，をもつようにデータを変換する．

```
> stroke <- transform(stroke,
+   end = pmin(died, as.Date("1996-1-1"), na.rm = T),
+   dead = !is.na(died) & died < as.Date("1996-1-1"))
> head(stroke)
  sex       died       dstr age dgn coma diab minf han
1   1 1991-01-07 1991-01-02  76 INF    0    0    1   0
2   1       <NA> 1991-01-03  58 INF    0    0    0   0
3   1 1991-06-02 1991-01-08  74 INF    0    0    1   1
4   0 1991-01-13 1991-01-11  77 ICH    0    1    0   1
5   0 1996-01-23 1991-01-13  76 INF    0    1    0   1
6   1 1991-01-13 1991-01-13  48 ICH    1    0    0   1
         end  dead
1 1991-01-07  TRUE
2 1996-01-01 FALSE
3 1991-06-02  TRUE
```

訳注 1　上の出力にある通り，最新の R では内部構造が変わり，NA の数も出力されるようになった．そのため，このパラグラフでの議論は最新の R にはあてはまらない．

```
4 1991-01-13   TRUE
5 1996-01-01  FALSE
6 1991-01-13   TRUE
```

pmin 関数を使って最小値を計算するが，これは単一の値を返す min 関数とは異なり，複数のベクタを並列に計算する．

na.rm の引数を加えることで NA 値を無視して処理することができるので，得られる結果は，died は欠損しているか，1996 年 1 月 1 日よりも後に死亡した場合，最終日は 1996 年 1 月 1 日となり，それ以外の場合は，実際に死亡した日付になる．

欠損値が正しく処理されていることを確認する必要があるが，dead の確認は容易である．（演算子 & は，1つの引数が FALSE である場合，他の変数が NA であっても結果が FALSE となるように，欠損を処理する．）

最後に，すべての患者の観察期間を得るために，以下の変換計算を行う．

```
> stroke <- transform(stroke,
+   obstime = as.numeric(end - dstr, units="days")/365.25)
```

これによって，「疫学的な時間」である平均の時間長を得ることができる．（この変換は，時間の長さを "years"（年）単位で扱うことができない．difftime のクラスは，"weeks"（週）もしくはそれより短い単位で取り扱うことができる．）

ここで，transform 関数を実行するのに，3つの要求変換を行っていることに留意してほしい．これは，単に変換作業を示しているだけではない．最後の2つの要求は，それ以前には定義されていなかった変数を参照している．transform 関数は，同じ要求内で定義された変数を参照することはできない．（このような場合は within を用いることができる．詳しくは 2.1.8 項を参照のこと．）

その他の時間に関係するデータクラス

R はまた，1 日より粒度の細かい時間を表すクラスをもっている．"POSIXct" クラス（POSIX 標準に準拠したカレンダー時間）は "Date" のクラスに似ているが，日というより秒をカウントするクラスである．"POSIXlt" クラス（現地時間）は，年や月，日，時間，分，秒などの複数の単位からなる構造によって日付と時刻を表している．このようなオブジェクトを取り扱う場合，タイムゾーンや夏時間などいくつかの混み入った話が出てくるが，概して "Date" クラスと同じ問題が出てくる．ここでは，これ以上詳しくは説明しない．

10.1.4 複数の変数の再編成

前のセクションでは，複数の変数に本質的に同じ内容の変換を適用しなければならないような，ケースの幾つかについて説明してきた．これらのケースでは，同じ変換操作を何回も繰り返す方法によって対処してきたが，似通った変数を多く含むデータセットでも，同様の操作が必要となる可能性がある．（たとえば，何十もの質問項目で構成された質問票調査において各質問項目が 5 点満点で評価されているようなデータを扱う場合などが該当する．）このようなケースでは，データフレームは基本的に

リストであることから，lapplyと位置指定によって対処することができる．次のような例においては，脳卒中の生データを扱う場合，我々は次のようなデータ処理を行う場合がある:

```
> rawstroke <- read.csv2(
+   system.file("rawdata","stroke.csv", package="ISwR"),
+   na.strings=".")
> ix <- c("DSTR", "DIED")
> rawstroke[ix] <- lapply(rawstroke[ix],
+                   as.Date, format="%d.%m.%Y")
> head(rawstroke)
  SEX       DIED       DSTR AGE DGN COMA DIAB MINF HAN
1   1 1991-01-07 1991-01-02  76 INF    0    0    1   0
2   1       <NA> 1991-01-03  58 INF    0    0    0   0
3   1 1991-06-02 1991-01-08  74 INF    0    0    1   1
4   0 1991-01-13 1991-01-11  77 ICH    0    1    0   1
5   0 1996-01-23 1991-01-13  76 INF    0    1    0   1
6   1 1991-01-13 1991-01-13  48 ICH    1    0    0   1
```

同様に，4つのバイナリ変数は，一回の操作で「はい / いいえ」の2つのラベルをもつファクタに変換することができる．

```
> ix <- 6:9
> rawstroke[ix] <- lapply(rawstroke[ix],
+                   factor, levels=0:1, labels=c("No","Yes"))
```

10.2 条件付き計算式

ifelse関数によって，データの内容ごとに異なる計算をすることができる．ここでは，10.1.3項で使用したstrokeデータの一部を使って説明する．今回はISwRパッケージに含まれるstrokeデータを加工したバージョンを用いる．

```
> strokesub <- ISwR::stroke[1:10,2:3]
> strokesub
         died       dstr
1  1991-01-07 1991-01-02
2        <NA> 1991-01-03
3  1991-06-02 1991-01-08
4  1991-01-13 1991-01-11
5        <NA> 1991-01-13
6  1991-01-13 1991-01-13
7  1993-12-01 1991-01-14
8  1991-12-12 1991-01-14
9        <NA> 1991-01-15
10 1993-11-10 1991-01-15
```

生存時間解析のモデルを取り扱う際に必要とされる，生存 / 打ち切りと時間データを計算するために，次のような処理を行う．

```
> strokesub <- transform(strokesub,
```

```
+     event = !is.na(died))
> strokesub <- transform(strokesub,
+     obstime = ifelse(event, died-dstr, as.Date("1996-1-1") - dstr))
> strokesub
         died       dstr event obstime
1  1991-01-07 1991-01-02  TRUE       5
2        <NA> 1991-01-03 FALSE    1824
3  1991-06-02 1991-01-08  TRUE     145
4  1991-01-13 1991-01-11  TRUE       2
5        <NA> 1991-01-13 FALSE    1814
6  1991-01-13 1991-01-13  TRUE       0
7  1993-12-01 1991-01-14  TRUE    1052
8  1991-12-12 1991-01-14  TRUE     332
9        <NA> 1991-01-15 FALSE    1812
10 1993-11-10 1991-01-15  TRUE    1030
```

`ifelse`関数は，3つの引数を取り扱う：今回は`test`，`yes`と`no`の3つを扱う．この3つの引数は，すべて同じ長さのベクトルになっている．（もしそうではない場合は，ベクタは再利用されて同じ長さになる．）得られる結果は`yes`と`no`の部分の「つなぎ合わせ」である．`test`の判定結果が`TRUE`なら，`yes`の要素が選択され，`FALSE`の場合は`no`の要素が選択される．`NA`の場合には，結果は`NA`を返す．

両方の選択肢が計算されることに気をつけてほしい．（`test`が全て`TRUE`である，もしくはすべて`FALSE`である場合には，例外が設けられている．）これは，通常の速度という点では問題はないが，`ifelse`は，たとえば，負の値の対数を取ることを避けたい場合に使用するには適切なツールではない．その他に，`ifelse`は，変数のクラスを含めた属性を引っ張ってくることはしない，その結果，`yes`と`no`のどちらの場合にも，`obstime`は`difftime`のクラスにはならない．`ifelse`の使用は時にその有用性よりもトラブルを増やすことになり，単純にサブセット化するという明白な操作を行う方が好ましいこともある．

10.3　データフレームの結合と再構成

この節では，データフレームを「垂直」（追加レコード）もしくは「水平」（追加変数)に統合させる方法について説明する．同じ変数の繰り返し測定によるデータを「縦長」と「横長」のフォーマット間で変換する際の問題についても説明する．

10.3.1　フレームの追加

データは時に複数のソースから得られることがあるので，1つ以上の大きなデータセットを生成するために，データを結合することがある．この項では，データを「垂直に積み重ねて」統合する場合を考える．つまり，通常では異なる参加者を表す――データの各行が分離されているデータフレームの統合から始めてみる．データフレームには同じ変数を含んでいなければならないが，必ずしも同じ順序である必要はない．（他の統計システムとは異なり，データセットに空欄の値がある場合は，欠損値が挿入される．）

このような状況をシミュレートするのに，男子と女子のデータが別々に収集されて

いたとした場合のjuulデータセットを考えてみる．ここでは，データフレーム内に変数sexは含まれていない．これは，同じデータフレーム内では全員が同じ性別であることから，データフレーム内の変数（ここでは性別）において1つの意味のみをもつ場合には，他のグループを考慮して省略することもある．

```
> juulgrl <- subset(juul, sex==2, select=-c(testvol,sex))
> juulboy <- subset(juul, sex==1, select=-c(menarche,sex))
```

subsetの中でselectの引数を使用していることに着目してほしい．この引数の処理にはカラム名をカラム番号で置き換えて得られた結果がデータフレームの位置指定に用いられている．負のインデックスはjuulgrlから，たとえば，testvolとsexを除去することを意味する．

これらのデータフレームを元に戻すには，最初に欠損している変数を追加する必要がある．

```
> juulgrl$sex <- factor("F")
> juulgrl$testvol <- NA
> juulboy$sex <- factor("M")
> juulboy$menarche <- NA
```

次に，データフレームにrbindコマンドを使用する．

```
> juulall <- rbind(juulboy, juulgrl)
> names(juulall)
[1] "age"      "igf1"     "tanner"   "testvol"  "sex"
[6] "menarche"
```

rbindでは（2つのデータフレーム間で列の順序が異なっていても，無関係な変数を連結しないように）カラム名を用いて，先のデータフレームの変数順序が優先されることに注意してほしい：つまり，得られたデータフレームはjuulboyと同じ順序で変数が構成される．また，rbindは因子のレベルをうまく扱ってくれることにも留意する．

```
> levels(juulall$sex)
[1] "M" "F"
```

10.3.2　データフレームの結合

参加者のデータにおいて，異なるグループについて集められた個々のデータセットがある場合，同一の患者のデータといっても，別々に収集されたデータは，種類の違うデータとなっているかもしれない．たとえば，集められたデータの1つはレジストリデータからのデータで，この他に臨床検査のデータと，質問票調査から得られたデータがあるとする．この場合，データを横方向に並べて追加するcbindを用いるかもしれないが，これは危険な場合もある．もしデータがすべてのデータフレームで未完成だったり，もしくは列の外にはみ出している場合はどうなるだろうか．通常，この種のミスを避けるためには，ユニークな参加者識別コードを用いて作業することにな

る．

　merge 関数は，これらの問題を扱う．各データフレームから1つまたはいくつかの変数を照合して統合する．デフォルトでは，これは両方のデータフレーム内に共通して存在する1対の変数（典型的な例として，参加者の識別を担う ID と呼ばれる変数が使われる）を照合する．このデフォルトの動作を前提に，dfx と dfy の2つのデータフレームの統合は簡単に次のように計算される．

```
merge(dfx, dfy)
```

しかしながら，両方のデータフレーム内に同じ名前の変数が複数ある場合もある．そのような場合，by 引数の追加で対応が可能である，by 引数には変数名，もしくは照合する変数名を含めるようにする．

```
merge(dfx, dfy, by="ID")
```

　両方のデータフレームに含まれている他の変数は，統合データの中では変数名に .x もしくは .y が追加されている．安全策として，また読みやすさと明確さをもたせたい場合には，このフォーマットを使用することを推奨する．2つのデータフレーム内でマッチさせたい変数（場合によっては変数群）の変数名が異なっている場合は，by.x と by.y の使用で対応することができる．

　変数のマッチングは必ずしも1対1で対応するとは限らない．たとえば，データセットの1つは，研究対象集団に関する表形式のデータかもしれない．一般的な例として生命表があげられる．このようなケースでは一般的に，データフレーム間で多対1の関係が生成されている．研究対象集団内の複数人の研究対象者が 40-49 歳のカテゴリー区分に属し，統合する際にはデータフレームの行は統合に応じて複製されなければいけない．

　これらの概念を説明するために，nickel のデータセットを用いる．このデータセットは，サウスウェールズのニッケル製錬労働者のコホートデータである．データセット ewrates には5年間隔の年齢階級別と年齢別の死亡率の表が含まれている．

```
> head(nickel)
  id icd exposure      dob  age1st   agein  ageout
1  3   0        5 1889.019 17.4808 45.2273 92.9808
2  4 162        5 1885.978 23.1864 48.2684 63.2712
3  6 163       10 1881.255 25.2452 52.9917 54.1644
4  8 527        9 1886.340 24.7206 47.9067 69.6794
5  9 150        0 1879.500 29.9575 54.7465 76.8442
6 10 163        2 1889.915 21.2877 44.3314 62.5413
> head(ewrates)
  year age lung nasal other
1 1931  10    1     0  1269
2 1931  15    2     0  2201
3 1931  20    6     0  3116
4 1931  25   14     0  3024
5 1931  30   30     1  3188
6 1931  35   68     1  4165
```

研究対象集団へのエントリー時の数値に応じて，これらの2つのデータセットを統

合してみよう．agein 変数はエントリー時の年齢であることから，エントリー日付は dob + agein によって算出できる．次のように ewrates に対応するグループ ID を計算できる．

```
> nickel <- transform(nickel,
+   agr = trunc(agein/5)*5,
+   ygr = trunc((dob+agein-1)/5)*5+1)
```

trunc 関数はゼロ方向に値を丸める．注意してほしいのは，年（year）の記載と異なり，年齢（age）の変数は，均等に 5 で割り切れる値で表されている点である．ygr は，1 を引き算し trunc 関数によって丸めた後に，再度 1 を追加している．（実際にはこれは問題ではない．なぜなら，すべての登録日付が 1934，1939，1944，または 1949 年の 4 月 1 日となっているからである．）ここでは，ewrates と同じ変数名を使用していないことにも着目してほしい．私たちもそのように命名したかもしれないが, age と year という変数名は, nickel の内容を想像しにくいものにしている．

年齢と年のグループが定義されれば，データの統合は容易だ．このとき，2 つのデータフレーム内で異なる変数名を使用していることを考慮しておく必要がある．

```
> mrg <- merge(nickel, ewrates,
+   by.x=c("agr","ygr"), by.y=c("age","year"))
> head(mrg,10)
   agr  ygr  id icd exposure      dob  age1st   agein  ageout
1   20 1931 273 154        0 1909.500 14.6913 24.7465 55.9302
2   20 1931 213 162        0 1910.129 14.2018 24.1177 63.0493
3   20 1931 546   0        0 1909.500 14.4945 24.7465 72.5000
4   20 1931 574 491        0 1909.729 14.0356 24.5177 70.6592
5   20 1931 110   0        0 1909.247 14.0302 24.9999 72.7534
6   20 1931 325 434        0 1910.500 14.0737 23.7465 43.0343
7   25 1931  56 502        2 1904.500 18.2917 29.7465 51.5847
8   25 1931 690 420        0 1906.500 17.2206 27.7465 55.1219
9   25 1931 443 420        0 1905.326 14.5562 28.9204 65.7616
10  25 1931 137 465        0 1905.386 19.0808 28.8601 74.2794
   lung nasal other
1     6     0  3116
2     6     0  3116
3     6     0  3116
4     6     0  3116
5     6     0  3116
6     6     0  3116
7    14     0  3024
8    14     0  3024
9    14     0  3024
10   14     0  3024
```

ここまで私たちは，merge の主な機能について説明してきた．ここでは説明していないが，2 つのデータフレームのいずれか 1 つに存在する行をすべて含めるようなオプション (all, all.x, all.y) もあり，また，擬似変数の row.names を行の名前に合致させる方法を知っておくのも有用である．

私たちは，これまで 1 対 1 と多対 1 のマッチングの例について説明してきた．多対多のマッチングも可能性としてはありうるが, 滅多にないであろう. 多対多の例は各々

対応している各データセットにおいて，その中の2つのデータフレームの行のすべての組み合わせによってできた「デカルト積（直積集合）」によって生成される．多対多のマッチングの極端な例は，by の引数が無い状況において，行数の積と同じ数の行の結果を与える場合である．この結果は時々，行番号が裏で ID として機能することを期待している人々を驚かす．

10.3.3 データフレームの再構築

縦断的なデータは，2つの異なる形式で構成される：「横長」な形式では，各列に各時点のデータが存在し，1症例に対して1つのレコードが作られている．「縦長」形式では，各症例について各時点のレコードが複数存在する．縦長形式の方がより一般的である．それは各症例が同じ時点で記録されるという前提を必要としないからである．しかし運用する際には，横長形式のデータを扱う方が簡単な場合があり，加えていくつかの統計関数は，データが横長形式であることを前提にしている．残りの統計関数は，縦長形式のデータを想定しているが．いずれにしても，データを別の形式に変換する必要があり，reshape 関数がその変換作業を担う．

ここで，乳がん患者にタモキシフェン治療を行った無作為化試験に関するデータセットから骨代謝に関するデータを扱ってみよう．アルカリホスファターゼの濃度は，ベースラインと治療開始後 3, 6, 9, 12, 18, 24 か月後に情報が収集されている．

```
> head(alkfos)
  grp  c0  c3  c6  c9 c12 c18 c24
1   1 142 140 159 162 152 175 148
2   1 120 126 120 146 134 119 116
3   1 175 161 168 164 213 194 221
4   1 234 203 174 197 289 174 189
5   1  94 107 146 124 128  98 114
6   1 128  97 113 203  NA  NA  NA
```

reshape 関数を最も簡単に使用するには，変数名にデータを縦長形式に整形するのに必要な情報が含まれていることが前提である．

デフォルトでは，変数名は「.」（ドット）によって測定時間から分離されていると想定しているので，場合によっては，変数名の変更が必要になるかもしれない．

```
> a2 <- alkfos
> names(a2) <- sub("c", "c.", names(a2))
> names(a2)
[1] "grp"  "c.0"  "c.3"  "c.6"  "c.9"  "c.12" "c.18" "c.24"
```

sub 関数は文字列の置換を行う．今回のケースでは，文字列 "c" を "c." に置き換えている．この他に，reshape による変換時に sep="" を追加することで，元の変数名を処理することも可能である．

ここで変数を変更したら，次に変換方向 direction と時間変動に関する引数を指定しなければならない．後者の時間変動変数の引数の指定は，名前ではなく位置指定で行うという便利な方法もある．

```
> a.long <- reshape(a2, varying=2:8, direction="long")
> head(a.long)
    grp time   c id
1.0   1    0 142  1
2.0   1    0 120  2
3.0   1    0 175  3
4.0   1    0 234  4
5.0   1    0  94  5
6.0   1    0 128  6
> tail(a.long)
     grp time   c id
38.24  2   24  95 38
39.24  2   24  NA 39
40.24  2   24 192 40
41.24  2   24  94 41
42.24  2   24 194 42
43.24  2   24 129 43
```

得られた結果のソート順は，同一時間 time 内で id 順に並べられていることに注意してほしい．これは，縦長形式のデータを技術的に生成するのに最も便利な形式であるが，これとは異なる順序に並びかえたい場合は次のようになる：

```
> o <- with(a.long, order(id, time))
> head(a.long[o,], 10)
    grp time   c id
1.0   1    0 142  1
1.3   1    3 140  1
1.6   1    6 159  1
1.9   1    9 162  1
1.12  1   12 152  1
1.18  1   18 175  1
1.24  1   24 148  1
2.0   1    0 120  2
2.3   1    3 126  2
2.6   1    6 120  2
```

次に逆の手順を示すために，縦長形式の同じデータを使用する．実際，これは少し簡単すぎるかもしれない．というのは，reshape 関数により，単に reshape(a.long) を実行することで横長形式に変換できるように情報がすでに加えられてしまっているためである．縦長形式のオリジナルデータを想定するために，先ほど生成した縦長形式のデータが保持している reshapeLong 属性を削除する．さらに，na.omit を使用して欠損値があるレコードを削除する．

```
> a.long2 <- na.omit(a.long)
> attr(a.long2, "reshapeLong") <- NULL
```

横長形式へ a.long2 を変換する．

```
> a.wide2 <- reshape(a.long2, direction="wide", v.names="c",
+                    idvar="id", timevar="time")
> head(a.wide2)
   grp id c.0 c.3 c.6 c.9 c.12 c.18 c.24
```

```
1.0  1  1 142 140 159 162 152 175 148
2.0  1  2 120 126 120 146 134 119 116
3.0  1  3 175 161 168 164 213 194 221
4.0  1  4 234 203 174 197 289 174 189
5.0  1  5  94 107 146 124 128  98 114
6.0  1  6 128  97 113 203  NA  NA  NA
```

No.6 の患者では最初の 4 つのデータのみ存在し，それ以外では NA 値が記入されていることに着目してほしい．

idvar と timevar の引数は，ID と各観測時点に関する変数名を指定する．この 2 つの変数がデフォルトで変数名をもっている場合は，これらの変数名を指定することは厳密には不要であるが，指定することをお勧めする．v.names の引数は時間変動変数を指定している．これが省略された場合は，grp 変数が時変変動変数として扱われることに注意する．

10.4　グループ毎や症例毎の取り扱い手順

データ取り扱いのタスクには，データフレームのサブセット内での操作も含まれている．各個体について複数のレコードがある場合はとくにそうである．薬物動態実験の累積投与量の計算や正規化と標準化に関する方法などが，その例として挙げられる．

このようなタスクに対する一般的で適切なアプローチは，最初にデータをグループのリストに分割したうえで，各グループで作業を行い，その後，リストを元に戻す．

その標準的な作業として a.long データセットにおけるアルカリホスファターゼの値を標準化するタスクを考えてみよう．split 関数によって，個々の患者についてタイムコース順のリストが生成される．

```
> l <- split(a.long$c, a.long$id)
> l[1:3]
$`1`
[1] 142 140 159 162 152 175 148

$`2`
[1] 120 126 120 146 134 119 116

$`3`
[1] 175 161 168 164 213 194 221
```

次に，lapply 関数を使ってリストの各要素に関数を適用し，得られた結果をリストで返す．

```
> l2 <- lapply(l, function(x) x / x[1])
```

最後に，split 関数とは逆の操作を行う unsplit 関数を使用して個々のリストを元に戻す．a.long データは time 内ではさまざまな id をもつことに注意してほしい．これは l2 の要素を連結するのに問題とはならない．最初の患者のデータは，このようになっている．

```
> a.long$c.adj <- unsplit(l2, a.long$id)
> subset(a.long, id==1)
     grp time  c id    c.adj
1.0    1    0 142  1 1.0000000
1.3    1    3 140  1 0.9859155
1.6    1    6 159  1 1.1197183
1.9    1    9 162  1 1.1408451
1.12   1   12 152  1 1.0704225
1.18   1   18 175  1 1.2323944
1.24   1   24 148  1 1.0422535
```

実際には，このような分割 – 変更 – 再結合を定式化する ave と呼ばれる関数が用意されている．ave はデフォルトでは，データをグループの平均値（average）で置き換えるために用いられているが，この関数はより一般的な変換に使用することも可能である．以下は，先ほど示した内容と同様の計算を行う，別の方法である．

```
> a.long$c.adj <- ave(a.long$c, a.long$id,
+     FUN = function(x) x / x[1])
```

上記のコード（コマンド）では，単一のベクトル a.long$c に ave を適用した．代わりに，データフレーム全体を分割し，次のようなコードを使用することも可能である．

```
> l <- split(a.long, a.long$id)
> l2 <- lapply(l, transform, c.adj = c / c[1])
> a.long2 <- unsplit(l2, a.long$id)
```

lapply 関数の最後の引数は，transform に引き渡され，その結果，リスト l の各データフレーム x に，transform(x, c.adj = c / c[1]) を適用することができる．この手順は，データのコピーが多くなるため，最初の方法と比べて効率的でないかもしれない．しかし，より複雑な変換に一般化することが可能である．

■ 10.5 時間の分割

この節では，少し高度な内容を扱うため，初心者には，最初に読む際にはスキップしても良い．本書の後半の理解に本節の内容を理解することは，重要ではない．特定の問題の解決とは別に，本節は時に必要となる「水平思考」や，R における後付けプログラミングの初めての良い例を示しているともいえる．

10.3.2 項での nickel と ewrates データの統合は，統計的にはあまり意味がない操作である．そこでは研究対象集団のエントリー時の年齢別の死亡率の表を統合した．しかし，このデータセットでは，がんという発症までの時間を要する疾患と，そしておそらく 20 年以上後のリスク増加につながる曝露を取り扱っていた．参加者が 50 歳前後の年齢で死亡した場合は，30 歳人口の死亡率はほとんど意味がなくなってしまう．

賢明な統計解析を行うのであるなら，全体の追跡期間中の死亡率を考慮する必要が

ある．この問題に対処する方法の1つは，複数の「サブ個体」に個々の参加者を分割することだ．

データセットでは，（10.3.2 項でマージした後では）最初の6つの観測は次のとおりだった．

```
> head(nickel)
  id icd exposure      dob   age1st   agein  ageout agr  ygr
1  3   0        5 1889.019 17.4808 45.2273 92.9808  45 1931
2  4 162        5 1885.978 23.1864 48.2684 63.2712  45 1931
3  6 163       10 1881.255 25.2452 52.9917 54.1644  50 1931
4  8 527        9 1886.340 24.7206 47.9067 69.6794  45 1931
5  9 150        0 1879.500 29.9575 54.7465 76.8442  50 1931
6 10 163        2 1889.915 21.2877 44.3314 62.5413  40 1931
```

id == 4 の参加者を見てみよう．この参加者は 48.2684 歳で研究に参加し 63.2712 歳（精度が高すぎるのだが）の時に（肺がん）で死亡した．時間分割法で，この参加者を4つの別個の参加者に分ける．1つ目は年齢 48.2684 で調査に参加し（彼の 50 回目の誕生日である）50 歳までとする．2つ目以降は 50-55, 55-60, および 60-63.2712 の年齢間隔に分割する．参加者が死ななかったものとして，最初の3つは打ち切りとする．

これらのデータと人口テーブルを統合すると，各年齢間隔における死亡数の期待値の算出が可能になり，実際の死亡数と比較することができる．

この計算を行う良い方法は，R におけるベクタ計算の性質を利用して，各区間のすべての観察期間を切り取り，年齢間隔をループして計算する．

（たとえば）60-65 の年齢間隔で観察期間を切り取るには，研究参加と終了の時間が，その間隔の外になっている場合は，その間隔に合うように調整され，期間中に観察されなかった参加者は取り除く必要がある．そして参加者がその間隔の間に死亡していない場合，icd は，0 に設定する．

最も簡単な手順は，「考えるよりまず行動」である．調整後の参加と終了の時期は次のようになる．

```
> entry <- pmax(nickel$agein, 60)
> exit  <- pmin(nickel$ageout, 65)
```

本当は常に観察期間と対象年齢間隔の間には適切な重複があった方がいいのだが．実際は，60 歳より前に（死亡，もしくはそれ以外の理由で）研究対象集団から不参加となった人々や 65 歳以降から参加した人々もいる．いずれの場合も，entry >= exit では間違っているので，そのようなケースを次のような計算によって確認することができる．

```
> valid <- (entry < exit)
> entry <- entry[valid]
> exit  <- exit[valid]
```

次のコマンドは，妥当な症例をチェックするための指標となる．

```
> cens <- (nickel$ageout[valid] > 65)
```

(cens <- (exit == 65) を使っているかもしれないが，均一性のために浮動小数点データのテストを避けるにはよい方法である．)

切り出されたデータセットは次のように求めることができる．

```
> nickel60 <- nickel[valid,]
> nickel60$icd[cens] <- 0
> nickel60$agein <- entry
> nickel60$ageout <- exit
> nickel60$agr <- 60
> nickel60$ygr <- with(nickel60, trunc((dob+agein-1)/5)*5+1)
```

得られた結果の最初の行はこのようになる．

```
> head(nickel60)
  id icd exposure     dob  age1st  agein  ageout  agr   ygr
1  3   0        5 1889.019 17.4808    60 65.0000   60  1946
2  4 162        5 1885.978 23.1864    60 63.2712   60  1941
4  8   0        9 1886.340 24.7206    60 65.0000   60  1946
5  9   0        0 1879.500 29.9575    60 65.0000   60  1936
6 10 163        2 1889.915 21.2877    60 62.5413   60  1946
7 15 334        0 1890.500 23.2836    60 62.0000   60  1946
```

よい点：参加者の誰かがちょうど65歳のときに死亡した場合，年齢区間内での死亡としてカウントされる．逆に，正確に60歳で死亡した参加者は含まれない．彼らは区間 55-60 に属する．（15章の内容の目的のために，長さゼロの観測間隔を避ける必要がある．）この場合 ygr は，元の agein に基づいているので，ygr を再度計算する必要がある．

すべて展開されたデータセットを取得するのに，各年齢間隔（20-25，……，95-100）について，上述の作業を繰り返し，得られた16個のデータフレームを rbind 関数で追加する．しかし，これはかなり長い作業となるため，コピー&ペーストのエラーの危険性もある．その代わりに，ほとんどプログラミングする必要はない．以下は，関数として手順を1つにまとめた例である：

```
> trim <- function(start)
+ {
+    end   <- start + 5
+    entry <- pmax(nickel$agein, start)
+    exit  <- pmin(nickel$ageout, end)
+    valid <- (entry < exit)
+    cens  <- (nickel$ageout[valid] > end)
+    result <- nickel[valid,]
+    result$icd[cens] <- 0
+    result$agein <- entry[valid]
+    result$ageout <- exit[valid]
+    result$agr <- start
+    result$ygr <- with(result, trunc((dob+agein-1)/5)*5+1)
+    result
+ }
```

（実際には，コマンドラインに直接これらのコマンドを入力しないで，スクリプトウィンドウまたはエディタを使用してほしい．2.1.3 項参照．）

これは後付けの (ad hoc) プログラミングの典型である．この関数はいくつかの変数名に依存し，間隔を 5 とするハードコードであるため，一般的な関数としては程遠いものとなっている．また，1 回限りの計算であるため一般性は必要とされていない．目下の目的を達成するのに重要なことは，start への依存をきちんと理解したうえで，関数を反復して実行することである．

この設定では，trim(60) は以前に計算された nickel60 と同等のものになる．

```
> head(trim(60))
  id icd exposure      dob  age1st  agein ageout agr  ygr
1  3   0        5 1889.019 17.4808     60 65.0000  60 1946
2  4 162        5 1885.978 23.1864     60 63.2712  60 1941
4  8   0        9 1886.340 24.7206     60 65.0000  60 1946
5  9   0        0 1879.500 29.9575     60 65.0000  60 1936
6 10 163        2 1889.915 21.2877     60 62.5413  60 1946
7 15 334        0 1890.500 23.2836     60 62.0000  60 1946
```

すべての年齢間隔の結果を得るには，次のような手順を実行する．

```
> nickel.expand <- do.call("rbind", lapply(seq(20,95,5), trim))
> head(nickel.expand)
     id icd exposure      dob  age1st   agein  ageout agr  ygr
84  110   0        0 1909.247 14.0302 24.9999     25  20 1931
156 213   0        0 1910.129 14.2018 24.1177     25  20 1931
197 273   0        0 1909.500 14.6913 24.7465     25  20 1931
236 325   0        0 1910.500 14.0737 23.7465     25  20 1931
384 546   0        0 1909.500 14.4945 24.7465     25  20 1931
400 574   0        0 1909.729 14.0356 24.5177     25  20 1931
```

do.call は，与えられた引数リストに基づいて rbind を呼び出して実行する関数である．この場合，lapply からの返り値を実行している．lapply は，値 20, 25…95 のそれぞれの値に順番に trim 関数を適用している．

つまり，行っているすべての作業は次のコマンドに相当する．

```
rbind(trim(20), trim(25), ......, trim(95))
```

たとえば，1 人の研究参加者について得られた結果を表示してみる．

```
> subset(nickel.expand, id==4)
     id icd exposure      dob  age1st   agein  ageout agr  ygr
2     4   0        5 1885.978 23.1864 48.2684 50.0000  45 1931
2100  4   0        5 1885.978 23.1864 50.0000 55.0000  50 1931
2102  4   0        5 1885.978 23.1864 55.0000 60.0000  55 1936
2104  4 162        5 1885.978 23.1864 60.0000 63.2712  60 1941
```

（上記で奇妙な行名が発生している．これは，データフレームは単一の行名をもたなければならないのだが，同じ行名をもつ複数のデータフレームが rbind されたことで生じた結果である．）

ygr の計算の弱点は，ygr が agein のカレンダー時間を参照しているため，最大

で5年間の変動が生じてしまうかもしれないことである．しかし，肺がんにおける年齢階級別の死亡率はすぐには変わらないので，このままにしておくことにする．より慎重な手順は，実際の疫学では一般的な方法であるが，年齢とカレンダー時間の両方に分割することである．Epi のパッケージには，この目的に有用で，加えて個々のイベント（たとえば，出産など）に基づいて分割時間に関連した症例を扱うための一般化時間分割 splitLexis と cutLexis が含まれている．

最後に，10.3.2 項で行ったように，死亡率のデータテーブルに結合する．

```
> nickel.expand <- merge(nickel.expand, ewrates,
+   by.x=c("agr","ygr"), by.y=c("age","year"))
> head(nickel.expand)
  agr  ygr  id icd exposure     dob   age1st   agein ageout lung
1  20 1931 325   0        0 1910.500 14.0737 23.7465     25    6
2  20 1931 273   0        0 1909.500 14.6913 24.7465     25    6
3  20 1931 110   0        0 1909.247 14.0302 24.9999     25    6
4  20 1931 574   0        0 1909.729 14.0356 24.5177     25    6
5  20 1931 213   0        0 1910.129 14.2018 24.1177     25    6
6  20 1931 546   0        0 1909.500 14.4945 24.7465     25    6
  nasal other
1     0  3116
2     0  3116
3     0  3116
4     0  3116
5     0  3116
6     0  3116
```

今後の再利用を考慮して，拡張データセットは，ISwR パッケージに「下処理済み」として nickel.expand という名前で利用可能になっている．このデータセットは 15 章での率の分析の際に再度取り扱う．

■ 10.6 演 習

10.1 thuesen データ中の変数 blood.glucose を次の間隔 (4, 7), (7, 9), (9, 12), と (12, 20) に分割し，ファクタを作成しなさい．その際，各ファクタのレベル名を "low"，"intermediate"，"high" と "very high" に変更しなさい．

10.2 bcmort データを使って，4 つのレベルのファクタをもつファクタ cohort を，2×2 レベルのファクタの積（期間 period と面積 area）と考えた場合，どのようにそれらを生成することができるだろうか．

10.3 ashina データを縦長形式に変換しなさい．その際，VAS 測定データを，初回または 2 回目の測定か判断できるようにコード化する方法も検討しなさい．

10.4 stroke データを変数 obsmonths の時間間隔 0 – 0.5, 0.5 – 2, 2 – 12, 12+ か月に応じて分割しなさい．

第 11 章

重回帰分析

　この章では，複数の予測因子をもつ回帰分析を論じる．モデルの特定および結果の表示については，これまでに回帰分析と分散分析の項で述べてきたこととさほど変わらないため，この章ではとくに目新しいことはない．この章で扱う内容は，おもに説明変数群の中で，目的変数をよりよく記述できる組み合わせを探索することにある．

　重回帰分析の基本モデルは

$$y = \beta_0 + \beta_1 x_1 + \cdots + \beta_k x_k + \epsilon$$

で表され，$x_1, \cdots, x_k$ は説明変数（予測因子）を示し，$\beta_1+\cdots, \beta_k$ は最小2乗法を用いて推測することができる推定値である．数値を求める閉形式（closed-form expression）は行列計算を用いて導くことができるが，ここでは詳細は述べない．

■ 11.1　多変量データの作図

　この章では，Altman（1991, p.338）にある嚢胞性繊維症に罹患した患者の肺の機能に関する研究を例として使用する．データは `ISwR` パッケージの中に，`cystfibr` データフレームとして収録されている．

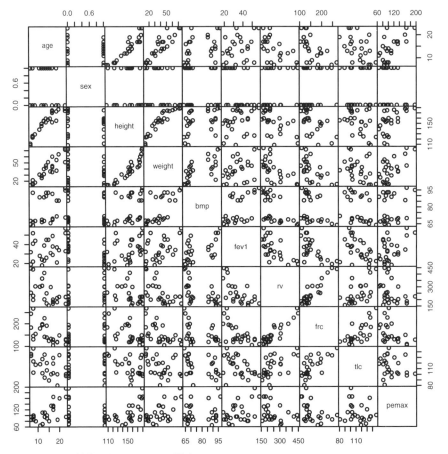

図 11.1　嚢胞性繊維症のペアワイズ散布図

データセットにあるすべての変数間の組み合わせでの散布図を画面上に表示できる．散布図の表示は `pairs` 関数を用いて行う．図 11.1 に示されている散布図を表示するには，単純に，

```
> par(mex=0.5)
> pairs(cystfibr, gap=0, cex.labels=0.9)
```

と入力する．

　引数 `gap` は散布図の各区画間の幅を減らし，また `cex.labels` は文字の大きさを小さくすることで視覚的な外観を調整する．`mex` パラメータは，余白における行間

を減少させる．

`plot`関数は汎用関数であり，引数のクラスによりさまざまに機能するため，図11.1と同様のプロットは`plot(cystfibr)`と入力するだけでも得られる（2.3.2項参照）．ここでは，引数はデータフレームであり，データフレーム全体を図示するときには pairs プロットが示されることは適切であろう．（個々の変数のヒストグラムや棒グラフも適切と思われるかもしれないが，Rでは pairs が使われる.）

個々のプロットはやや小さくなるため，見やすさは若干失われるが，多次元の問題を全体として捉えるうえではかなり有効な方法である．例を挙げれば，ここでは年齢と身長および体重の緊密な関連が，明らかに表れている．

`cystfibr`の変数に直接アクセスするために，検索パスを加える．（tlcがマスクされているという警告が出るが，害はない．）

```
> attach(cystfibr)
```

このデータセットは age, height や weight といったありふれた変数名を用いているため，同じような変数名を用いないようにすることが重要である．とくに，これらの変数名は1章で使われているため，注意されたい．

■ 11.2　モデルの指定と結果の表示

重回帰分析の指定は説明変数を"+"記号で連結してモデル式を構成することで行う．

```
lm(pemax~age+sex+height+weight+bmp+fev1+rv+frc+tlc)
```

この式は「pemax は age, sex などの加法的モデルを用いて記述される」ということを意味している．（pemax は最大呼気圧を示している．）ほかの変数の説明は付録Bを参照されたい．

例のように，`lm`関数自体から表示される情報は多くはないが，summary 関数の機能を使うことでより多くの興味深い情報が得られる．

```
> summary(lm(pemax~age+sex+height+weight+bmp+fev1+rv+frc+tlc))

Call:
lm(formula = pemax ~ age + sex + height + weight + bmp + fev1 +
    rv + frc + tlc)

Residuals:
    Min      1Q  Median      3Q     Max
-37.338 -11.532   1.081  13.386  33.405

Coefficients:
            Estimate Std. Error t value Pr(>|t|)
(Intercept) 176.0582   225.8912   0.779    0.448
age          -2.5420     4.8017  -0.529    0.604
sex          -3.7368    15.4598  -0.242    0.812
height       -0.4463     0.9034  -0.494    0.628
weight        2.9928     2.0080   1.490    0.157
```

```
bmp        -1.7449    1.1552   -1.510   0.152
fev1        1.0807    1.0809    1.000   0.333
rv          0.1970    0.1962    1.004   0.331
frc        -0.3084    0.4924   -0.626   0.540
tlc         0.1886    0.4997    0.377   0.711

Residual standard error: 25.47 on 15 degrees of freedom
Multiple R-Squared: 0.6373,    Adjusted R-squared: 0.4197
F-statistic: 2.929 on 9 and 15 DF, p-value: 0.03195
```

この結果はこの時点で十分に理解できるだろう.ここでは有意な t 値は1つもないが,F 検定は有意であり,どれかの変数に何かしらの効果があるであろうことが考えられる.この理由は,t 検定が,ある1つの変数を除いて残りすべての変数をモデルに残すときに何が起こるかを説明しているにすぎないからである.削減された後のモデルにおいて,それに含まれる各変数が統計的に有意であるかどうかを判断することはできない.この結果から唯一判断できることは,モデルに必ず残さなければならない変数は1つもないということである.

さらに,分散の自由度に関連した変数が多いために,調整前と調整後の R^2 には,かなり大きな差がある.前者の調整前の R^2 は,説明変数がないモデルと比較した場合の残差平方和の変化であるのに対し,後者の調整後の R^2 は残差の分散の変化である.

```
> 1-25.5^2/var(pemax)
[1] 0.4183949
```

この 25.5 という数値は,summary の結果にある「残差の標準誤差(Residual standard error)」である.重回帰分析の分散分析表は anova 関数を用いて表すことができ,やや違った結果が示される.

```
> anova(lm(pemax~age+sex+height+weight+bmp+fev1+rv+frc+tlc))
Analysis of Variance Table

Response: pemax
          Df  Sum Sq Mean Sq F value   Pr(>F)
age        1 10098.5 10098.5 15.5661 0.001296 **
sex        1   955.4   955.4  1.4727 0.243680
height     1   155.0   155.0  0.2389 0.632089
weight     1   632.3   632.3  0.9747 0.339170
bmp        1  2862.2  2862.2  4.4119 0.053010 .
fev1       1  1549.1  1549.1  2.3878 0.143120
rv         1   561.9   561.9  0.8662 0.366757
frc        1   194.6   194.6  0.2999 0.592007
tlc        1    92.4    92.4  0.1424 0.711160
Residuals 15  9731.2   648.7
---
Signif. codes:  0 '***' 0.001 '**' 0.01 '*' 0.05 '.' 0.1 ' ' 1
```

最後の変数("tlc")を除いて,summary からこれら F 検定と t 検定の間には実質的な対応がないことに注意する.とくに,age の影響は今回は有意である.これは,これらの検定は連続しており,モデルに最終的に age が残るまで,段階的に下から

上に向かって変数を取り除いていった結果のためである．

この過程で，bmp が 5% の有意水準に近づいたが，検定回数が多いことから考えると，これは注目するようなこととはいえない．

8 種類の独立した検定のうち，1 つの検定の p 値が 0.053 あるいはそれを下回る確率は，実際のところ 35% 以上もある．分散分析表における検定は完全に独立していないが，近似は妥当であろうと思われる．分散分析表は age が取り込まれて以後は，モデルの有意な改善はないことを示している．またモデルからほかのすべての変数を取り除くことができるかどうか，結合検定を行うことも可能である．このためには，各変数の偏差平方和を合計して F 検定を行う．

つまり，

```
> 955.4+155.0+632.3+2862.2+1549.1+561.9+194.6+92.4
[1] 7002.9
> 7002.9/8
[1] 875.3625
> 875.36/648.7
[1] 1.349407
> 1-pf(1.349407,8,15)
[1] 0.2935148
```

これは表のうち 8 つの行を 1 つにまとめることに相当し，その結果は以下のような表になる：

```
         Df   Sum Sq  Mean Sq        F    Pr(>F)
age       1  10098.5  10098.5   15.566   0.00130
others    8   7002.9    875.4    1.349   0.29351
Residual 15   9731.2    648.7
```

この表は，上の計算結果を手動で入力した"偽の出力"であることに注意されたい．この結果を直接導く方法は，

```
> m1<-lm(pemax~age+sex+height+weight+bmp+fev1+rv+frc+tlc)
> m2<-lm(pemax~age)
> anova(m1,m2)
Analysis of Variance Table

Model 1: pemax ~ age + sex + height + weight + bmp + fev1 + rv +
    frc + tlc
Model 2: pemax ~ age
  Res.Df     RSS Df Sum of Sq      F Pr(>F)
1     15  9731.2
2     23 16734.2 -8   -7002.9 1.3493 0.2936
```

であり，手動による計算を用いない適切な F 検定を示す．しかしながら，問題にしたい 2 つのモデルが実際に組み込まれたということを注意して確認する必要がある．目的変数のデータ数が異なるなど，より明白なミスの場合を除いて，モデルの確認は自動的には行われない．（説明変数に欠損値がある場合，より小さなモデルに多くの観測値が含まれてしまうことが簡単に起こる．）

分散分析表から，age を除くすべての変数を取り除いても差し支えないことがわ

かる．しかしながら，この特定の変数がモデルに残るということは，以下で述べるように，モデル式において「最初に書かれている変数だから」という理由が主なのである．

■ 11.3　モデル探索

R は赤池情報基準を用いてモデル検索を行うための step( ) 関数を兼ね備えている．しかし，赤池情報基準に関しては，この本で紹介する範囲を超えているため，ここでは，単純な手作業による後ろ向きの変数削減を行う．この節では，例題を用いた実践的なモデルの削減を行う．結果の表示には少ないスペース内に収まるように，若干の編集を加えてある．

```
> summary(lm(pemax~age+sex+height+weight+bmp+fev1+rv+frc+tlc))
...
            Estimate Std. Error t value Pr(>|t|)
(Intercept) 176.0582   225.8912   0.779    0.448
age          -2.5420     4.8017  -0.529    0.604
sex          -3.7368    15.4598  -0.242    0.812
height       -0.4463     0.9034  -0.494    0.628
weight        2.9928     2.0080   1.490    0.157
bmp          -1.7449     1.1552  -1.510    0.152
fev1          1.0807     1.0809   1.000    0.333
rv            0.1970     0.1962   1.004    0.331
frc          -0.3084     0.4924  -0.626    0.540
tlc           0.1886     0.4997   0.377    0.711
...
```

モデル削減を手動で行うことの 1 つの利点は，モデル削減プロセスの論理的構造を追っていけることにある．このケースでは，たとえばはじめに pemax 以外の肺機能の指標を除いていくことが自然だろう．

```
> summary(lm(pemax~age+sex+height+weight+bmp+fev1+rv+frc))
...
            Estimate Std. Error t value Pr(>|t|)
(Intercept) 221.8055   185.4350   1.196   0.2491
age          -3.1346     4.4144  -0.710   0.4879
sex          -4.6933    14.8363  -0.316   0.7558
height       -0.5428     0.8428  -0.644   0.5286
weight        3.3157     1.7672   1.876   0.0790 .
bmp          -1.9403     1.0047  -1.931   0.0714 .
fev1          1.0183     1.0392   0.980   0.3417
rv            0.1857     0.1887   0.984   0.3396
frc          -0.2605     0.4628  -0.563   0.5813
...
> summary(lm(pemax~age+sex+height+weight+bmp+fev1+rv))
...
            Estimate  Std. Error t value Pr(>|t|)
(Intercept) 166.71822  154.31294   1.080   0.2951
age          -1.81783    3.66773  -0.496   0.6265
sex           0.10239   11.89990   0.009   0.9932
height       -0.40981    0.79257  -0.517   0.6118
weight        2.87386    1.55120   1.853   0.0814 .
bmp          -1.94971    0.98415  -1.981   0.0640 .
fev1          1.41526    0.74788   1.892   0.0756 .
rv            0.09567    0.09798   0.976   0.3425
...
```

```
> summary(lm(pemax~age+sex+height+weight+bmp+fev1))
...
             Estimate Std. Error t value Pr(>|t|)
(Intercept) 260.6313   120.5215    2.163   0.0443 *
age          -2.9062     3.4898   -0.833   0.4159
sex          -1.2115    11.8083   -0.103   0.9194
height       -0.6067     0.7655   -0.793   0.4384
weight        3.3463     1.4719    2.273   0.0355 *
bmp          -2.3042     0.9136   -2.522   0.0213 *
fev1          1.0274     0.6329    1.623   0.1219
...
> summary(lm(pemax~age+sex+height+weight+bmp))
...
             Estimate Std. Error t value Pr(>|t|)
(Intercept) 280.4482   124.9556    2.244   0.0369 *
age          -3.0750     3.6352   -0.846   0.4081
sex         -11.5281    10.3720   -1.111   0.2802
height       -0.6853     0.7962   -0.861   0.4001
weight        3.5546     1.5281    2.326   0.0312 *
bmp          -1.9613     0.9263   -2.117   0.0476 *
...
```

ここで見られるように,肺の4つの機能変数を削除するうえで障害となるものはない.次に,患者の身体的な成長状態や大きさを説明する変数の削減を試みる.ここでは最初に weight と bmp を取り除くことは避ける.なぜならこれらの t 検定の p 値は5%有意水準に近いからである.

```
> summary(lm(pemax~age+height+weight+bmp))
...
             Estimate Std. Error t value Pr(>|t|)
(Intercept) 274.5307   125.5745    2.186   0.0409 *
age          -3.0832     3.6566   -0.843   0.4091
height       -0.6985     0.8008   -0.872   0.3934
weight        3.6338     1.5354    2.367   0.0282 *
bmp          -1.9621     0.9317   -2.106   0.0480 *
...
> summary(lm(pemax~height+weight+bmp))
...
             Estimate Std. Error t value Pr(>|t|)
(Intercept) 245.3936   119.8927    2.047   0.0534 .
height       -0.8264     0.7808   -1.058   0.3019
weight        2.7717     1.1377    2.436   0.0238 *
bmp          -1.4876     0.7375   -2.017   0.0566 .
...
> summary(lm(pemax~weight+bmp))
...
             Estimate Std. Error t value Pr(>|t|)
(Intercept) 124.8297    37.4786    3.331 0.003033 **
weight        1.6403     0.3900    4.206 0.000365 ***
bmp          -1.0054     0.5814   -1.729 0.097797 .
...
> summary(lm(pemax~weight))
...
             Estimate Std. Error t value Pr(>|t|)
(Intercept)  63.5456    12.7016    5.003 4.63e-05 ***
weight        1.1867     0.3009    3.944 0.000646 ***
...
```

ひとたび age と height がモデルから取り除かれると，bmp がもはや有意ではなくなっている．Altman(1991)では，weight，fev1，および bmp のすべてが 5% 未満の p 値を示している．しかしながら，あらゆる削減行程でこの結果が導かれるわけではまったくない．またこのケースでは子供と大人を取り扱っているため，このことに非常に強く関連している age，weight，height の変数に注意を払うこともまた重要である．

```
> summary(lm(pemax~age+weight+height))
...
            Estimate Std. Error t value Pr(>|t|)
(Intercept) 64.65555   82.40935   0.785    0.441
age          1.56755    3.14363   0.499    0.623
weight       0.86949    0.85922   1.012    0.323
height      -0.07608    0.80278  -0.095    0.925
...
> summary(lm(pemax~age+height))
...
            Estimate Std. Error t value Pr(>|t|)
(Intercept) 17.8600    68.2493   0.262    0.796
age          2.7178     2.9325   0.927    0.364
height       0.3397     0.6900   0.492    0.627
...
> summary(lm(pemax~age))
...
            Estimate Std. Error t value Pr(>|t|)
(Intercept) 50.408     16.657    3.026  0.00601 **
age          4.055      1.088    3.726  0.00111 **
...
> summary(lm(pemax~height))
...
            Estimate Std. Error t value Pr(>|t|)
(Intercept) -33.2757   40.0445  -0.831  0.41453
height        0.9319    0.2596   3.590  0.00155 **
...
```

ここで明らかなように，3 つの変数のうち，ある 1 つの変数をほかの 2 つの変数よりも好んで採用する理由はない．ここでの削減方法が weight だけを含むモデルで終わっている事実は本質的に偶然の結果なのだが，モデル探索の結果，1 つの高度に有意な変数が残る結果になると，容易に惑わされてしまう．もし同様のデータセットにおいてこの分析を繰り返したとしても，同じ変数が選ばれるという保証はない．

ここでの分析から結論できることは，最大呼気圧と患者の身体的な成長状態や大きさの間にはおそらく何らかの関係があって，それは年齢，身長，体重によって説明され得るということである．このうちどれを用いて説明するかは任意である．どの変数を選ぶかは，データに基づいて決めることはできないが，理論的な考察やこれまでの研究の結果を参考にして決めることには可能である．

■ 11.4　演　習

11.1　secher データでは，躯幹径および児頭大横径，出生時体重をすべて対数変換したのちに最適な解析を行うことができる．出生時体重を予測する式をつくり，

データにあてはめよ．1つの径を予測に用いた場合に比べて，躯幹径および児頭大横径の2つの径を用いることにより，モデルのあてはまりはどの程度増加するか？また，この2つの回帰係数の合計はほぼ3である．この数値に何かよい解釈を与えることはできるだろうか？

11.2 tlc データセットには tlc と呼ばれる変数も含まれている．このようにデータセット名と変数名を同じにすることは一般的にあまりよいことではないが，その理由を説明せよ．

11.3 cystfibr の分析は2値変数の sex を用いて行った．この変数に関する結果に対し，どのような説明ができるか検討せよ．

11.4 Juul2 のデータセットにおいて，25歳以上のグループを選択せよ．age で $\sqrt{\text{igf1}}$ を説明する重回帰分析を行い，height と weight を含んだモデルに拡張せよ．そして拡張したモデルの分散分析表を作成せよ．何が意外であるか，そしてなぜその意外なことは生じたのか考えよ．

11.5 重回帰分析を用いて kfm データセットを分析し，牛乳摂取に対する説明変数の効果を分析し，説明せよ．ここでは sex はファクタである．このことは分析に対し，どのような影響を与えるか検討せよ．

第 12 章
線形モデル

　多くのデータセットは，標準的な手順で完全に処理できるほど簡単ではないため，データに応じて臨機応変のモデルで分析を組み立てる必要が生じる．線形回帰分析は，柔軟な枠組みをもっており，すべてとはいわないまでも，多くの事例の分析にあてはめることができる．

　6 章および 11 章で扱った（多重）線形回帰と，7 章で扱ったグループ間比較の分析は，理論的手順が異なるにもかかわらず，ともに lm 関数が適用されている．これは，それらが共通の一般モデルから派生した分析であるためである．

　基本的に，重回帰モデルでは，適切に説明変数を選択すれば，さまざまな状態を記述することができる．説明変数が正規分布や連続的な分布に従うといったことは必要ではない．11 章では説明を省いたが，たとえば，変数の値を 2 つのカテゴリに分類し，それらを 0 と 1 にコード化し，回帰分析で用いるということができる．この場合の回帰係数は，グラフ上に引かれる直線の傾きというよりも，2 つの群の差に相当する．2 つより多い数の多群にまとまっている変数を分析可能な形にするには，複数の 0／1 変数を用いる．

　上のようなダミー変数（dummy variables）を作成する作業はうんざりすることだが，R でモデル式を利用すると自動的に行われる．ほかの変数についても，分類変数（ファクタ）や連続変数を適切に扱い，必要な変数を抽出する．ここで理解するべきことは「どのようなモデル式が分析者の意図を正確に表現するのか」ということである．

　この章ではいくつかのモデルとその lm 関数による扱い方を学ぶ．ほとんどはこれまでに説明した内容のやや細かい拡張や修正である．線形モデルの可能性を大まかに理解してもらうことが目的であり，回帰分析を完璧に理解することは本書の範囲外とする．

12.1　多項回帰

重回帰分析の応用例の1つとして，説明変数に2次項以上の変数をモデルに含んでいる式がある．すなわち，式に表すと次のようになる．

$$y = \alpha + \beta_1 x + \beta_2 x^2 + \cdots + \beta_k x^k + \epsilon$$

この式はyとxが非線形的な関係であることをはっきりと示しているが，このモデルも広い意味での線形モデルに含めて考えることができる．重要なことは，多項式を含む右辺と従属変数の期待値の左辺との関係が線形であるということである．x, x^2, x^3などが互いに明らかに関係するかどうかということは，それらが線形的な関係でない限り，重要なことではない．しかしながら，高次の多項式を採用することは，各項が高い共線性を示すためモデルのあてはまりが数学上不安定になり，難しいことが多い．

ここで例として再び嚢胞性線維症のデータセットを用いる．図9.1で示したpemaxとheightの散布図を見ると，両者の関係は直線的ではないことが示されている．この関係を検証する1つの方法として，身長の2次項をモデルに含めて分析することが考えられる．

```
> attach(cystfibr)
> summary(lm(pemax~height+I(height^2)))
...
             Estimate Std. Error t value Pr(>|t|)
(Intercept) 615.36248  240.95580   2.554   0.0181 *
height       -8.08324    3.32052  -2.434   0.0235 *
I(height^2)   0.03064    0.01126   2.721   0.0125 *
...
```

モデル式内では身長の2乗はI(...)とプログラムし"保護"される必要があることに注意が必要である．この技法はモデル式の内部で演算子が評価されることを避けるために用いられる．この場合，Iが同一性（identity）を保持するための関数として働き，その引数は評価前のそのままの形でlm関数に渡されるので，heightを2乗するという処理がlm関数を呼び出す際に行われてしまうことはない．

線形性からの有意な偏差が見つかるが，この特別な分析をするに至った過程を考慮して，p値の解釈には多少疑ってみる必要がある．それは有意差を発見するための"データあさり"的な行為になってしまうおそれがあるからである．そのためここでは技法の紹介にとどめ，模範的なデータ分析とは考えないでほしい．

予測域と信頼域を用いて観測値を当てはめた直線を図に引くには，predict関数を使うことができる．身長順で並び替えていないデータを用いて図を引く際に生じる問題を解消するには，選択したxの値による予測値を用いることができるnewdata引数を用いる．ここでは身長が110cmから180cmまで2cm刻みのx値を用いて作図することにする．

```
> pred.frame <- data.frame(height=seq(110,180,2))
> lm.pemax.hq <- lm(pemax~height+I(height^2))
> predict(lm.pemax.hq,interval="pred",newdata=pred.frame)
```

```
        fit      lwr      upr
1   96.90026 37.94461 155.8559
2   94.33611 36.82985 151.8424
3   92.01705 35.73077 148.3033
...
34 141.68922 88.70229 194.6761
35 147.21294 93.51117 200.9147
36 152.98174 98.36718 207.5963
```

これらの予測値をもとに下記のプログラムから図 12.1 を描く.

```
> pp <- predict(lm.pemax.hq,newdata=pred.frame,interval="pred")
> pc <- predict(lm.pemax.hq,newdata=pred.frame,interval="conf")
> plot(height,pemax,ylim=c(0,200))
> matlines(pred.frame$height,pp,lty=c(1,2,2),col="black")
> matlines(pred.frame$height,pc,lty=c(1,3,3),col="black")
```

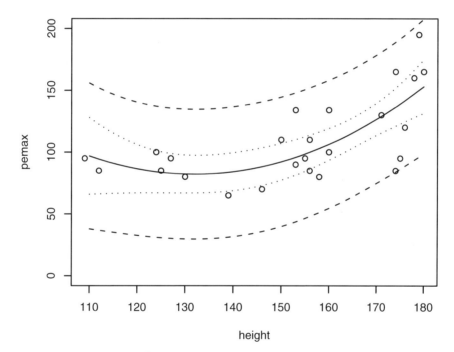

図 12.1 信頼限界および予測限界をつけた二次回帰

観測値を当てはめた曲線を見ると，身長が低いところではわずかにあてはまりが悪いように見える．このことは，おそらく 2 次項の多項式をモデルに含めるという意図的な選択が原因であると考えられる．おそらく実際には，pemax が 150 cm あたりまで一定で，それ以降身長とともに高まると考えられる．また身長が低い領域では，予測限界値と実際の観測値の分布と一致していないように見える．標準偏差は身長が高いほど大きくなりそうだが，このように分布するようなデータを偶然得ることもあり得なくはない．また，観測値に対してオーバーフィッティングを起こしている可能性

もある．モデルが正しいと確信を抱かない限りは，このように限定的なデータに基づいて予測範囲を引くようなことはしないほうがいいだろう．

■ 12.2　原点を通る回帰

回帰直線が座標の (0, 0) を通る，すなわち回帰曲線の切片が 0 であることを仮定すると有用な情報を得ることがある．これはモデル式に -1 を右辺の最後に付け加え y~x-1 とすることである．

このように付記する論理は，回帰曲線を $y = \alpha \times 1 + \beta \times x + \varepsilon$ と書くとはっきりする．切片は，x のほかに追加の説明変数があることに相当し，それが定数項の 1 である．この変数を取り除くと原点を通る回帰を引くことになる．

原点を通る $y = 2x + \varepsilon$ という式を仮想的な例として考えてみると，

```
> x <- runif(20)
> y <- 2*x+rnorm(20,0,0.3)
> summary(lm(y~x))

Call:
lm(formula = y ~ x)
Residuals:
     Min       1Q   Median       3Q      Max
-0.50769 -0.08766  0.03802  0.14512  0.26358

Coefficients:
            Estimate Std. Error t value Pr(>|t|)
(Intercept) -0.14896    0.08812   -1.69    0.108
x            2.39772    0.15420   15.55 7.05e-12 ***
---
Signif. codes:  0 '***' 0.001 '**' 0.01 '*' 0.05 '.' 0.1 ' ' 1

Residual standard error: 0.2115 on 18 degrees of freedom
Multiple R-Squared: 0.9307,     Adjusted R-squared: 0.9269
F-statistic: 241.8 on 1 and 18 DF,  p-value: 7.047e-12

> summary(lm(y~x-1))

Call:
lm(formula = y ~ x - 1)

Residuals:
     Min       1Q   Median       3Q      Max
-0.62178 -0.16855 -0.04019  0.12044  0.27346

Coefficients:
  Estimate Std. Error t value Pr(>|t|)
x  2.17778    0.08669   25.12 4.87e-16 ***
---
Signif. codes:  0 '***' 0.001 '**' 0.01 '*' 0.05 '.' 0.1 ' ' 1

Residual standard error: 0.2216 on 19 degrees of freedom
Multiple R-Squared: 0.9708,     Adjusted R-squared: 0.9692
F-statistic: 631.1 on 1 and 19 DF,  p-value: 4.873e-16
```

最初の分析では切片は有意ではない．そのことは当然であり驚くような結果ではない．

次の分析では切片を 0 に固定しており，その結果，正確性がかなり改善された傾きが推定されている．

2つの分析の R^2 値を比較すると，奇異と思われるかもしれない結果が示されており，切片のないモデルの R^2 値のほうが大きい結果になっている．これは，切片が含まれていないモデルのほうがより直線的な関係となるということや，もしくはより多くの分散がモデルで説明されるといったことを意味するのではない．ここで起きているのは R^2 値そのものの定義が変わっているということである．2つのモデルの分散分析表を見るともっとはっきりするだろう．

```
> anova(lm(y~x))
Analysis of Variance Table

Response: y
          Df Sum Sq Mean Sq F value    Pr(>F)
x          1 10.8134 10.8134  241.80 7.047e-12 ***
Residuals 18  0.8050  0.0447
---
Signif. codes:  0 '***' 0.001 '**' 0.01 '*' 0.05 '.' 0.1 ' ' 1
> anova(lm(y~x-1))
Analysis of Variance Table

Response: y
          Df  Sum Sq Mean Sq F value    Pr(>F)
x          1 30.9804 30.9804  631.06 4.873e-16 ***
Residuals 19  0.9328  0.0491
---
Signif. codes:  0 '***' 0.001 '**' 0.01 '*' 0.05 '.' 0.1 ' ' 1
```

ここでは，2つの表における総平方和と自由度の総和が異なることに注目する．切片が含まれているモデルでは，自由度の総和は 19 DF であり，総平方和は $\Sigma(y_i - \bar{y})^2$ であるが，切片が含まれていないモデルの自由度の総和は 20 DF であり，総平方和は Σy_i^2 で定義される．$\bar{y}$ が 0 に近づかない限り，後者の総平方和（total SS）は前者よりも大きくなることから，残差の分散が同様ならば，後者の R^2 はさらに 1 に近づくであろう．

切片のないモデルの総平方和をこのように定義する理由は，それが最小モデルの残差平方和に対応するからである．最小モデルはこの回帰モデルのサブモデルの1つに含まれるものであり，そうでなければ分散分析表が単純には意味をなさないことになる．通常の回帰モデルの最小モデルは $y = \alpha + \varepsilon$ となるが，モデルに α を含んでいない場合は，最小モデルは $y = 0 + \varepsilon$ となる．

■ 12.3　デザイン行列とダミー変数

関数 model.matrix では，任意のモデルに対しデザイン行列（design matrix）を与える．実際の例を示すと

```
> model.matrix(pemax~height+weight)
  (Intercept) height weight
1           1    109   13.1
2           1    112   12.9
```

```
 3           1    124   14.1
 4           1    125   16.2
...
24           1    175   51.1
25           1    179   71.5
attr(,"assign")
[1] 0 1 2
```

(cystfibr データセットはすでに attach されている.)

この段階では,"assign"属性の意味については気にしないでよく,最初に出力された3つの列が重要である.それらを回帰係数により重みづけした値を合計すると,モデルにあてはめた場合の予測値が求まる.切片も列の1つに含まれていることに注意しよう.

ファクタ(離散変数)を含んでいるモデルに対しても同様にデザイン行列を計算することができる.p.117 の赤血球中の葉酸の例を用いて試すと次のようになる.

```
> attach(red.cell.folate)
> model.matrix(folate~ventilation)
   (Intercept) ventilationN2O+O2,op ventilationO2,24h
1            1                    0                 0
2            1                    0                 0
...
16           1                    1                 0
17           1                    1                 0
18           1                    0                 1
19           1                    0                 1
20           1                    0                 1
21           1                    0                 1
22           1                    0                 1
attr(,"assign")
[1] 0 1 1
attr(,"contrasts")
attr(,"contrasts")$ventilation
[1] "contr.treatment"
```

2つの列で見られる,値が0と1の変数はダミー変数と呼ばれる.これらについても上述とまったく同様に,それぞれの回帰係数を掛け合わせて合計するとモデルによる予測値を求めることができる.たとえば,2列目が1であるような行はグループ2に属する患者のデータであり,そのほかのグループに属するデータでは0になっている.すなわち,それぞれの列に対応する回帰係数に切片を加えることでそれぞれのグループの予測値が得られる.2つの列がともに0の場合,最初のグループからの観察であることを示し,その平均値は切片(β_0)によって記述される.係数β_1はグループ1と2の,β_2はグループ1と3の平均値の差を示している.

上述のモデルのように回帰直線が引けない場合,回帰係数という言葉の使い方に混乱しないように注意されたい.要点は,グループごとにモデルを重回帰モデルとして形式的に書き直していることである.周知のとおり,形式的な回帰係数とグループの平均は対応する.

このようにグループを規定するために用いられるダミー変数を設定するにはいくつかの方法がある.ここで示した方法は,「治療なし」を最初のグループとし,回帰

係数はそれ以外のグループの治療効果を示しており，処理対比（treatment contrasts）と呼ばれる．本書ではほかの方法については紹介しないが，進んだ議論についてはVenables and Ripley（2000）を参考にしてほしい．対比はファクタである変数ごとに設定することができ，その設定内容はデザイン行列の"contrasts"属性に反映される．

最後まで説明すると，"assign"が意味することは，どの行を一緒に比較しているかということである．たとえば，anovaを用いた分散分析を行うとき，変数ventilationの偏差平方和は自由度2であるが，これは両方の列を同時に抜き出したことに対応している．

ファクタを含んだモデルの切片を除くことは，特定のグループの平均が0であるようなモデルを分析することに対応するわけではない．そのようなモデルはふつう意味をもたないためである．そのかわり，Rではダミー変数の単純な組み合わせを作成し，各ファクタのレベルを示す変数とする．これは，回帰係数は異なる解釈をもつが，切片が含まれるときと同じモデル（予測値が同じ）に相当する．

12.4　グループを超えた（グループ間の）直線性

年齢などの連続尺度を区分してグループにまとめることや，いくつかの設定値（x値）ごとに測定をするような実験をすることがある．どちらの場合も，直線回帰の結果を分散分析を用いて比較することは適切な方法である．

x値をもとにグループにまとめた場合は，各グループの中間値をそれぞれの代表値として用いる．たとえば20‐29歳までのグループでは25歳を代表値として用いる．個々のx値が利用可能であれば，直線回帰で用いることができるが多少複雑になるため，ここではそうでない状況を考えることにする．

同じデータから2つのモデルをあてはめる．両方とも線形モデルに分類され，lmで扱うことができる．前者（線形モデル）は後者（一元配置分散分析）の母数を各グループの平均が直線に並ぶように制限したものであるから，直線回帰モデルは一元配置分散分析に含まれるモデルの1つと考えることができる．

モデルの縮小・簡略化が許容できる範囲内かどうかについては，残差の分散がどの程度縮小するかについてのF検定を用いて検証することができる．

以下に示した例は6つの年齢階級ごとのトリプシン濃度についてであり，データは個々の観察値ではなく，平均値と標準偏差のみによって与えられている（Altman, 1991, p.212）．このようなデータをRでは扱うことができないため，同じ平均値と標準偏差を与える偽データを作成する必要があった．作成したデータは次のような方法で取得できる．

```
> attach(fake.trypsin)
```

分散分析の結果は，平均と標準偏差のみで決まるため，このような偽データでも結果は不変である．偽データの作成に興味のある読者は，ISwRパッケージ内のdataディレクトリにあるfake.trypsin.Rファイルを参照されたい．

fake.trypsinデータには3つの変数が含まれており，以下のようになっている．

第12章 線形モデル

```
> summary(fake.trypsin)
    trypsin           grp            grpf
 Min.   :-39.96   Min.   :1.000   1: 32
 1st Qu.:119.52   1st Qu.:2.000   2:137
 Median :167.59   Median :2.000   3: 38
 Mean   :168.68   Mean   :2.583   4: 44
 3rd Qu.:213.98   3rd Qu.:3.000   5: 16
 Max.   :390.13   Max.   :6.000   6:  4
```

ここで，数値ベクタのgrpと6つのレベルからなるファクタのgrpfの両方が表に示されていることがわかる．

偽データによる分散分析を実施すると，以下の分散分析表を得ることができる．

```
> anova(lm(trypsin~grpf))
Analysis of Variance Table

Response: trypsin
           Df Sum Sq Mean Sq F value    Pr(>F)
grpf        5 224103   44821  13.508 9.592e-12 ***
Residuals 265 879272    3318
```

もしモデル式の中でgrpfの代わりにgrpを用いた場合は，グループ番号に基づいた直線回帰の結果を得ることができる．重大なエラーを含むような状況もあり得るが，ここでは実際に意義のある結果となる．年齢階級の中間点は等間隔であるため，このモデルは年齢による直線回帰モデルと同等である．（ただし，回帰係数の解釈には注意が必要である．）この場合の分散分析表は以下のとおりである．

```
> anova(lm(trypsin~grp))
Analysis of Variance Table

Response: trypsin
           Df Sum Sq Mean Sq F value    Pr(>F)
grp         1 206698  206698  62.009 8.451e-14 ***
Residuals 269 896677    3333
```

残差の平均平方はほとんど変わらないが，2つのモデルはデータをほとんど同じように記述している．グループごと平均値が異なるモデルと単純な線形モデルについて比較分析するには，次のように入力すれば簡単に実施することができる．

```
> model1 <- lm(trypsin~grp)
> model2 <- lm(trypsin~grpf)
> anova(model1,model2)
Analysis of Variance Table

Model 1: trypsin ~ grp
Model 2: trypsin ~ grpf
  Res.Df    RSS Df Sum of Sq      F Pr(>F)
1    269 896677
2    265 879272  4     17405 1.3114 0.2661
```

モデル間の差について見ると，p値は有意でなく，model2はmodel1に比べ有意に優れているというわけではないことが示された．

12.4 グループを超えた（グループ間の）直線性

この方法は比較するモデルがもう一方のサブモデルであるようなときのみに用いることができる．今回のケースが適用可能なのは，線形モデルはグループの平均に基づいて分散分析に制限を加えたものとして定義されるためである．

同様な結果を得るには，以下のように2つのモデルを足し合わせる方法もある．

```
> anova(lm(trypsin~grp+grpf))
Analysis of Variance Table

Response: trypsin
           Df Sum Sq Mean Sq F value    Pr(>F)
grp         1 206698  206698 62.2959 7.833e-14 ***
grpf        4  17405    4351  1.3114    0.2661
Residuals 265 879272    3318
```

このモデルは，（残差を見ると）grpf だけをモデルに含めたときとまったく同じ結果を得る．ところが，この分散分析表にはモデル中の偏差平方和が分解された結果が示されており，grpf の行は，モデル中の変数を1つから5つに拡張したことによって生じた変化を記述している．データの引用元である Altman（1991, p.213）に記載されている分散分析表には誤りがあり異なっている．

図 12.2 を作成するためには次のようにする．

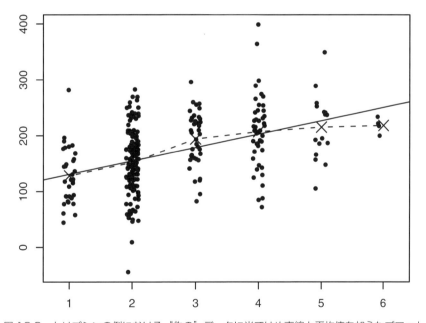

図 12.2　トリプシンの例における"偽の"データに当てはめ直線と平均値を加えたプロット

```
> xbar.trypsin <- tapply(trypsin,grpf,mean)
> stripchart(trypsin~grp, method="jitter",
+    jitter=.1, vertical=T, pch=20)
> lines(1:6,xbar.trypsin,type="b",pch=4,cex=2,lty=2)
> abline(lm(trypsin~grp))
```

描画の方法としては図 7.1（p.122）を作表したのと同じ方法を用いているので，ここでは詳細について説明しない．

このグラフで注意することは，偽データを用いているためトリプシンが負の値にも分布していることである．オリジナルデータは見ることができないが，おそらくこの図よりも少し上のほうに寄っているだろう．

実際には，R では偽データを作成しなくとも計算することができる．グループ平均の重みづけ回帰分析で，各グループの観察数に基づいて重みづけすれば，分散分析表における最初の 2 つの行を計算することができ，最後の 1 つは標準偏差から計算することができる．詳細は以下のとおりである．

```
> n <- c(32,137, 38,44,16,4)
> tryp.mean <- c(128,152,194,207,215,218)
> tryp.sd <-c(50.9,58.5,49.3,66.3,60,14)
> gr<-1:6
> anova(lm(tryp.mean~gr+factor(gr),weights=n))
Analysis of Variance Table

Response: tryp.mean
           Df Sum Sq Mean Sq F value Pr(>F)
gr          1 206698  206698
factor(gr)  4  17405    4351
Residuals   0      0
```

注目すべきなのは，"Residuals" の行は 0 となっており，F 検定は計算されていないことである．factor(gr) の項をモデルから除いて計算すると，その行が Residuals に移行し，誤差分散の推定値として表示されるが，それは各グループ内の分散（群内分散）についての情報を示すものではないため，ここで求めたい内容ではないであろう．その代わり，グループの標準偏差と標本数から計算して情報を補完する必要がある．次のプログラムは残差平方和と，それに関する自由度と平均平方を与えるものである．

```
> sum(tryp.sd^2*(n-1))
[1] 879271.9
> sum(n-1)
[1] 265
> sum(tryp.sd^2*(n-1))/sum(n-1)
[1] 3318.007
```

別途計算した分散推定値により分散分析表を修正する簡単な方法はないが，直接計算しても十分に簡単である．

```
> 206698/3318.007 # F statistic for gr
[1] 62.29583
> 1-pf(206698/3318.007,1,265) # p-value
[1] 7.838175e-14
> 4351/3318.007    # F statistic for factor(gr)
[1] 1.311329
> 1-pf(4351/3318.007,4,265) # p-value
[1] 0.2660733
```

■ 12.5　交互作用

　重回帰モデルは，各項（説明変数）がレスポンス（目的変数）に対して加算的に作用することを前提としている（加算的モデル）．しかし，この仮定は「線形モデルは非加算的なデータには用いることができない」ということを意味しているわけではない．交互作用項（interaction terms）を加えることで，任意の項がそのほかの項の大きさに比例して修飾されるような，非加算的な関連を示すことができる．Rのモデル式では，そのような項はコロン演算子（colon operator）を用いてa:bのように作成することができる．たいていaとbの項もモデルに含まれていることから，a+b+a:bを表現する際にはa*bという省略した書き方も許されている．3つ以上の変数による高次の交互作用項も可能である．

　交互作用項の正確な定義とそれに結びついた回帰係数の解釈は理解しにくいことがある．たとえば，交互作用項では有意な関連が見られる一方，主効果では有意な関連が見られないという特異的なことも起こり得る．分析を繰り返すことで細部を理解していくことがもっともよいであろう．しかし，交互作用の主効果であるa項とb項のそれぞれがファクタ（離散変数）か，もしくは連続変数かに応じて，交互作用項を含めた全体の効果を以下のように分けて考えることもできる．

(1) 2つのファクタ間の交互作用

　これは概念的にもっとも単純な事例である．交互作用を含んだモデルは，2つのファクタのレベルについて，可能なすべての組み合わせに対してそれぞれ異なるレベルをもっているということに対応する．

(2) ファクタと連続変数の交互作用

　この場合の交互作用を含んだモデルは，連続変数の直線効果を含んでいるが，ファクタで規定される各グループごとに異なる傾きが含まれる．

(3) 2つの連続変数の交互作用

　この場合，2つの変数の積であるような新しい説明変数を含むような，少し特異的なモデルを与える．交互作用は，一方の連続変数の値が固定されているときに，もう一方の変数の線形的効果であるが，その曲線は他方の変数を変化させることで変化する．

■ 12.6　反復のある二元配置分散分析

　cokingという名前のデータセットは，Johnson（1994, Section 13.1）をもとにしている．石炭が焼かれコークスとなる時間が炉の温度と幅の違いにより2×3の組み合わせの各場合で測定されている．それぞれの組み合わせで3回ずつの反復測定が行われている．

```
> attach(coking)
> anova(lm(time~width*temp))
Analysis of Variance Table
```

```
Response: time
          Df  Sum Sq Mean Sq F value   Pr(>F)
width      2 123.143  61.572 222.102 3.312e-10 ***
temp       1  17.209  17.209  62.076 4.394e-06 ***
width:temp 2   5.701   2.851  10.283  0.002504 **
Residuals 12   3.327   0.277
---
Signif. codes:  0 '***' 0.001 '**' 0.01 '*' 0.05 '.' 0.1 ' ' 1
```

交互作用項が有意な結果となっている.平均値を見るとそうなった理由が見えてくる.

```
> tapply(time,list(width,temp),mean)
        1600     1900
4   3.066667 2.300000
8   7.166667 5.533333
12 10.800000 7.333333
```

高温と低温の違いは炉の幅とともに大きくなり,加算的モデルが不適切となっている.このような事例では,2つのファクタによる個別の検定では意味がない.もし,交互作用を含めた分析で,交互作用項が有意な結果にならなければ,次の手としては,2つのファクタごとに別のF検定を実施することが考えられる.

12.7　共分散分析

ここでは例として,原生生物の一種である繊毛虫テトラヒメナの成長と環境についてのデータセットを用いる.これは Per Hellung-Larsen によって集められたものである.グルコースが添加されている増殖培地とそうでない増殖培地でそれぞれ細胞培養を行ったときの,各培養の平均細胞直径［μm］と細胞密度［細胞数／ml］が記録されている.細胞密度は実験開始時に設定されているので,培地のグルコースの有無で細胞の密度に体系的な違いはない.しかし,培養後の細胞直径は,培地のグルコースの有無によって影響を受けることが予想された.

データはデータフレーム hellung の中に格納されており,次のように読み込まれる.

```
> hellung
   glucose    conc diameter
1        1  631000     21.2
2        1  592000     21.5
3        1  563000     21.3
4        1  475000     21.0
...
49       2   14000     24.4
50       2   13000     24.3
51       2   11000     24.2
```

glucose は1と2でコーディングされており,それぞれ「添加あり」と「添加なし」を意味している.欠損値はない.

データフレームの要約統計量は次のとおりである.

```
> summary(hellung)
    glucose         conc            diameter
 Min.   :1.000   Min.   : 11000   Min.   :19.20
 1st Qu.:1.000   1st Qu.: 27500   1st Qu.:21.40
 Median :1.000   Median : 69000   Median :23.30
 Mean   :1.373   Mean   :164325   Mean   :23.00
 3rd Qu.:2.000   3rd Qu.:243000   3rd Qu.:24.35
 Max.   :2.000   Max.   :631000   Max.   :26.30
```

注意すべきなのは，conc の平均値は中央値の 2 倍以上であり，密度の分布がヒストグラム上で強く右に偏っている点である．また，glucose は「添加あり」，「添加なし」を意味する 2 つの値しか含まれていないが，summary 関数では数値変数とみなされて計算されていることに注意しよう．

glucose をファクタとして扱う場合は，以下のようにすればよい．データフレーム中の変更したい変数を明示的に指定するには，$ 標記（p.20）を用いることを思い出そう．

```
> hellung$glucose <- factor(hellung$glucose, labels=c("Yes","No"))
> summary(hellung)
 glucose      conc            diameter
 Yes:32   Min.   : 11000   Min.   :19.20
 No :19   1st Qu.: 27500   1st Qu.:21.40
          Median : 69000   Median :23.30
          Mean   :164325   Mean   :23.00
          3rd Qu.:243000   3rd Qu.:24.35
          Max.   :631000   Max.   :26.30
```

hellung$ を変数名の前に記入せず，hellung の変数を直接参照できるほうが便利なので，検索パスに hellung を加える．

```
> attach(hellung)
```

12.7.1 図表表記

はじめに，生データをプロットする（図 12.3）．

```
> plot(conc,diameter,pch=as.numeric(glucose))
```

as.numeric(glucose) を計算することによって，ファクタである glucose を 1 と 2 からなる数値コードへと再変換する．その値を pch の引数にすることによって，グループ 1（添加あり）は描画記号 1（丸），グループ 2（添加なし）は描画記号 2（三角）を用いて描画される．

異なる記号をプロットに用いるには，まず，記号の番号を含むベクタをつくり，pch 引数として設定しなければならない．たとえば，c(1,16)[glucose] を pch の引数として指定することで，塗りつぶされていない丸（○）と塗りつぶされた丸（●）を指定することができる．少し意味がわかりにくいところもあるが，この方法は R におけるベクタ中の位置指定法の応用である．位置指定に使う場合，glucose のようなファクタは，レベル情報を除けば 1 や 2 のような数値ベクタとしても扱うことが

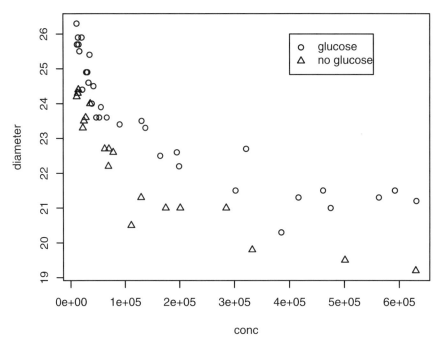

図 12.3　テトラヒメナデータによる細胞直径と細胞密度のプロット

できるので，観察値がグループ 1 のときは c(1,16) の最初の要素である番号 1 に対応するプロット記号が用いられ，観察値がグループ 2 のときは番号 16 に対応するプロットの記号が用いられる．

legend 関数を用いると凡例を挿入することができる．

```
> legend(locator(n=1),legend=c("glucose","no glucose"),pch=1:2)
```

注意したいことは，この関数の引数の 1 つに（関数名と同じ）legend という名前がつけられていることである．

locater 関数は，プロット上の点の座標を返す．その機能は，マウスクリックによりそのカーソル位置を返すというものである．この効果を見るためには，コマンドラインから直接，locator() を実行してみればよい．ただし，取得する座標の数を表す引数 n の値を与えなければ，終了するためには右クリックが必要になることに注意しよう[1]．

プロットを見ると濃度と細胞直径との間に負の傾きで非直線の関連が，はっきりと示されている．さらに，グルコースなしでの培養結果は系統的にグルコースを含む培養より小さいように見える．

x 軸に対数目盛りを用いると，さらにきれいなプロットを得ることができる（図 12.4）．

```
> plot(conc,diameter,pch=as.numeric(glucose),log="x")
```

訳注 1　n のデフォルトは 512 なので，512 回プロット上で左クリックをすることでも指定を終了できる．

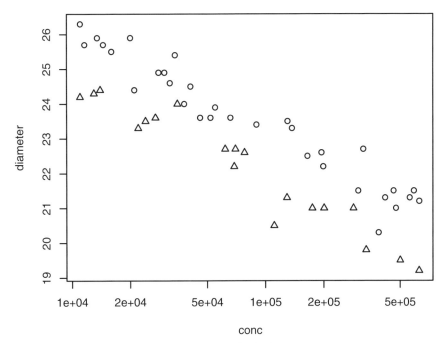

図 12.4　x 軸に対数目盛りを用いたテトラヒメナデータ

2つの関連が直線的に見える.

ここで両対数プロットを試す（図12.5の回帰直線が引かれているプロット）.

```
> plot(conc,diameter,pch=as.numeric(glucose),log="xy")
```

ここで示されているように，両対数グラフに変更しても変化があまり見られないが，直径と濃度の2つとも対数変換してデータを分析するのは，べき乗関係を予測したためである．（$y = \alpha x^\beta$ は両対数プロット上で直線になる.）

回帰直線を片対数プロットもしくは両対数プロット上に引くときに abline 関数を用いた場合，直線は，10を底とした対数座標軸中にあるとみなされる．このように，abline 関数により，log10(conc) に対する log10(diameter) の回帰分析結果に当てはめて，グループごとの直線を引くことができる．まず，2つのグルコース群に対してデータフレームを定義すると簡便である．

```
> tethym.gluc <- hellung[glucose=="Yes",]
> tethym.nogluc <- hellung[glucose=="No",]
```

ファクタのレベルについては，1や2といった数値ではなく，YesやNoといった名前を使わなければならない点に注意しよう．

図に直線を加えるために必要なのは2つのデータフレームなので，多少厄介ではあるが，それらを attach を用いて検索パスに加え，グラフを作成し，最後に detach を用いて検索パスから取り除く．lm関数の data 引数を用いると，変数を探すためのデータフレームを明確に指定することができ，簡単にグラフを作成することができ

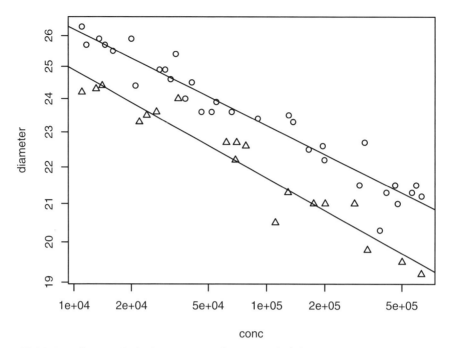

図 12.5　テトラヒメナデータの log - log プロットと回帰直線

る．2 つの回帰直線を引くには次のようにする．

```
> lm.nogluc <- lm(log10(diameter)~ log10(conc),data=tethym.nogluc)
> lm.gluc <- lm(log10(diameter)~ log10(conc),data=tethym.gluc)
> abline(lm.nogluc)
> abline(lm.gluc)
```

プロットは図 12.5 のようになる．直線はデータに非常によくあてはまり，そしてそれらは多くの場合完全ではないものの平行になる．しかしここで，この直線の傾きの違いは統計学的に有意に違うのか，という次の疑問がわいてくる．このことは次項で扱う．

12.7.2　回帰直線の比較

前項からの続きで，グルコースの有無について層別し，それぞれにおいて回帰分析を行う．

```
> summary(lm(log10(diameter)~ log10(conc), data=tethym.gluc))

Call:
lm(formula = log10(diameter) ~ log10(conc), data = tethym.gluc)

Residuals:
      Min        1Q    Median        3Q       Max
-0.0267219 -0.0043361 0.0006891 0.0035489 0.0176077

Coefficients:
```

```
            Estimate Std. Error t value Pr(>|t|)
(Intercept)  1.63134    0.01345   121.29   <2e-16 ***
log10(conc) -0.05320    0.00272   -19.56   <2e-16 ***
---
Signif. codes:  0 '***' 0.001 '**' 0.01 '*' 0.05 '.' 0.1 ' ' 1

Residual standard error: 0.008779 on 30 degrees of freedom
Multiple R-Squared: 0.9273,    Adjusted R-squared: 0.9248
F-statistic: 382.5 on 1 and 30 DF,  p-value: < 2.2e-16

> summary(lm(log10(diameter)~ log10(conc), data=tethym.nogluc))

Call:
lm(formula = log10(diameter) ~ log10(conc), data = tethym.nogluc)

Residuals:
      Min        1Q    Median        3Q       Max
-2.192e-02 -4.977e-03 5.598e-05 5.597e-03 1.663e-02

Coefficients:
             Estimate Std. Error t value Pr(>|t|)
(Intercept)  1.634761   0.020209   80.89  < 2e-16 ***
log10(conc) -0.059677   0.004125  -14.47 5.48e-11 ***
---
Signif. codes:  0 '***' 0.001 '**' 0.01 '*' 0.05 '.' 0.1 ' ' 1

Residual standard error: 0.009532 on 17 degrees of freedom
Multiple R-Squared: 0.9249,    Adjusted R-squared: 0.9205
F-statistic: 209.3 on 1 and 17 DF,  p-value: 5.482e-11
```

モデル式内でも算術式（ここでは log10(...)）を使うことができるが，もちろんいくつかの制約がある．たとえば，z ~ x + y は z が x と y の加算的モデルで記述されることを示し，x と y の合計値に対する回帰分析ではない．後者を表したい場合は（同一性を表す I 関数を用いて）z ~ I(x + y) として表現される．

2つの直線の傾きの違いに関する統計的有意性について簡易に評価するには，次のように行う．傾きの推定値の差は 0.0065 [(−0.59677) − (−0.05320)] であり，その標準誤差は $\sqrt{(0.0041^2 + 0.0027^2)}$ である．これらをもとに t 統計量を計算すると，$t = 0.0065 / 0.0049 = 1.3$ であることから，2つの傾きは同じであるという仮定が許されると思われる．

グルコースの有無により層別したデータセットごとにモデルを適合させるのではなく，併合したデータセット全体で1つのモデルに適合させ，そしてそのモデルが各層で同じ傾きであるという仮説を検証するのが望ましい．その理由の1つは，複雑なモデルでも応用可能であることである．もう1つの理由は，単純な検定で，傾きに差が見られないことが示されても，その方法では次にどう進めばよいかの情報が得られないためである．もし傾きが同じなら，次に共通の傾きや，平行な回帰直線間の距離の推定を行いたいと思うだろう．

まず，2つのグルコース濃度それぞれについて，濃度と細胞直径の間に異なる傾き，切片の線形関係があるとするモデルを交互作用項を用いて設定する．

```
> summary(lm(log10(diameter)~log10(conc)*glucose))

Call:
lm(formula = log10(diameter) ~ log10(conc) * glucose)

Residuals:
       Min        1Q    Median        3Q       Max
-2.672e-02 -4.888e-03 5.598e-05 3.767e-03 1.761e-02

Coefficients:
                       Estimate Std. Error t value Pr(>|t|)
(Intercept)            1.631344   0.013879 117.543   <2e-16 ***
log10(conc)           -0.053196   0.002807 -18.954   <2e-16 ***
glucoseNo              0.003418   0.023695   0.144    0.886
log10(conc):glucoseNo -0.006480   0.004821  -1.344    0.185
---
Signif. codes:  0 '***' 0.001 '**' 0.01 '*' 0.05 '.' 0.1 ' ' 1

Residual standard error: 0.009059 on 47 degrees of freedom
Multiple R-Squared: 0.9361,    Adjusted R-squared: 0.9321
F-statistic: 229.6 on 3 and 47 DF,  p-value: < 2.2e-16
```

これらの回帰係数は次のように解釈できる．細胞密度 C の観察値に対する細胞直径の期待値の対数値は，下記の4つの量の合計で得られる．

(1) 切片，1.6313
(2) $-0.0532 \times \log_{10} C$
(3) 0.0034，グルコースなしの培養に対してのみ
(4) $-0.0065 \times \log_{10} C$，グルコースなしの培養に対してのみ

したがって，グルコースのある培養では，線形関係があり

$$\log_{10} D = 1.6313 - 0.0532 \times \log_{10} C$$

そしてグルコースなしの培地では

$$\log_{10} D = (1.6313 + 0.0034) - (0.0532 + 0.0065) \times \log_{10} C$$

いいかえると，この結合モデルの最初の2つの係数はグループ1における切片と傾きの推定値として解釈でき，後者2つは，グループ1とグループ2の間における切片と角度の差であるといえる．グルコースの有無で分けて行った回帰分析と比較すると，分けずに行った併合データでの分析では，角度と切片が同じである．標準誤差はわずかに異なるが，これは分散には併合して求めたときの推定量が用いられているからである．先に示した層別したデータセットを用いて角度に関して簡易に検証した結果は，ここでは最後の係数に対する t 検定となっていることに気をつけよう．

さらに注意することは，glucose と log10(conc).glucose の2つの項はグルコース「なし」の培地の効果を示すことである．これは，ファクタ glucose は Yes = 1 で No = 2 という順序になっており，比較の基準となるのは最初のグループとなるからである．

加算的モデルにあてはめると（式の最後が * から + に変わり）次のようになる：

```
> summary(lm(log10(diameter)~log10(conc)+glucose))
...
Coefficients:
             Estimate Std. Error t value Pr(>|t|)
(Intercept)  1.642132   0.011417  143.83  < 2e-16 ***
log10(conc) -0.055393   0.002301  -24.07  < 2e-16 ***
glucoseNo   -0.028238   0.002647  -10.67 2.93e-14 ***
...
```

回帰係数を解釈すると，グルコースありの培地における推定式は次のようになる．

$$\log_{10} D = 1.6421 - 0.0554 \times \log_{10} C$$

そして，グルコースなしの培地では次のような式になる．

$$\log_{10} D = (1.6421 - 0.0282) - 0.0554 \times \log_{10} C$$

すなわち，2つの培地の直線は並行であるが，グルコースなしの培地での直径の対数値はグルコースありの培地に比べ 0.0282 小さい．もとの（対数変換する前の）尺度に直すと，前者が 6.3% 小さいことを意味する．（対数尺度では定数の差が示されているが，これはもとの尺度では，定数の比が $10^{-0.0282} = 0.937$ であることを示す．）

併合した分析では，回帰直線のまわりの分散が2グループで同じであることを前提としている．この前提は分析を行う前に確認されなければならない．正式な検証は var.test を用いて行われる．これはモデル式もしくは2グループのベクタだけでなく，回帰モデルの組み合わせを引数に用いることができる．

```
> var.test(lm.gluc,lm.nogluc)

        F test to compare two variances

data:  lm.gluc and lm.nogluc
F = 0.8482, num df = 30, denom df = 17, p-value = 0.6731
alternative hypothesis: true ratio of variances is not equal to 1
95 percent confidence interval:
 0.3389901 1.9129940
sample estimates:
ratio of variances
         0.8481674
```

グループ数が2つ以上の場合は，Bartlett 検定を用いることができる．この場合も回帰モデルどうしを比較することができる．非正規分布に対する頑健性に関する制限はここでも適用される．

直線が「同じ傾きをもつ」ということと，「同じ切片をもつ」ということはどちらも仮定することができるが，下に示すように，同時に2つを満足することはできない．同じ y 切片をもつという仮説は，傾きも同一でない限り立てるべきではない．切片は $x = 0$ のときの y の値と定義されるので，対数変換軸においては，細胞密度が1のときに相当する．その値は，このデータがカバーする範囲のはるか外であり，完全に計算上の値となるし，濃度・密度が異なる単位で測定された場合には違う値になる．

このモデルの分散分析表は,

```
> anova(lm(log10(diameter)~ log10(conc)*glucose))
Analysis of Variance Table

Response: log10(diameter)
                    Df   Sum Sq   Mean Sq  F value    Pr(>F)
log10(conc)          1  0.046890  0.046890  571.436  < 2.2e-16 ***
glucose              1  0.009494  0.009494  115.698   2.89e-14 ***
log10(conc):glucose  1  0.000148  0.000148    1.807    0.1853
Residuals           47  0.003857  0.000082
---
Signif. codes:  0 '***' 0.001 '**' 0.01 '*' 0.05 '.' 0.1 ' ' 1
```

モデル式 a*b は,この例では a が log10(conc) で b が glucose に相当するが,a + b + a:b と同内容の略記法であり,「a の効果 + b の効果 + 交互作用」を表す.分散分析表の最後から 2 行目にある F 検定は,最後の項である (a:b) を取り除いて,log10(conc) と glucose の加算的モデル,つまり 2 本の平行な回帰直線のモデルに単純化できる,という仮説のための検定である.この F 検定のもう 1 行上の結果は次にモデルから glucose を除けるかどうかを示し,最初の行は log10(conc) を除いて空モデルとすることができるかどうかを示している.

見方を変えれば,この表は上から下に,総平方和をより多く説明する順に変数を加えていったものと読み取ることもできる.同様の表は SAS でも表示しており,この種の分散分析表はタイプ I の偏差平方和として知られている.

log10(conc):glucose の p 値は,前の出力中の log10(conc).glucose と示された係数の t 検定の値として理解される.F 統計量は t の 2 乗とまったく同等であるが,これは 2 つのグループ間の検定だから成り立つ.3 グループ以上のときに F 検定を用いると,一元配置分散分析によりグループ間の差がないことを検定するのと同様に,すべてのグループの回帰係数が同時に 0 であるかどうかを検証することができる.

注意することは,ここでは glucose に非常に有意な効果があるために,glucose をモデルから除くことが許されないため,さらに log10(conc) を除くことができるかどうかという検定には意味がなくなっていることである.glucose を除くことなく log10(conc) を除くことができるかどうかを検定することには十分意味がある.これはつまり,2 本の平行な回帰直線がともに水平であるかどうか,ということだが,この分散分析表からはその検定結果は読み取れない.そこで正しい検証を行うには,モデル式の変数項の順序を変え,それらを比較すればよい.

```
> anova(lm(log10(diameter)~glucose+log10(conc)))
Analysis of Variance Table

Response: log10(diameter)
             Df   Sum Sq   Mean Sq  F value    Pr(>F)
glucose       1  0.008033  0.008033   96.278  4.696e-13 ***
log10(conc)   1  0.048351  0.048351  579.494  < 2.2e-16 ***
Residuals    48  0.004005  0.000083
```

```
---
Signif. codes:  0 '***' 0.001 '**' 0.01 '*' 0.05 '.' 0.1 ' ' 1
> anova(lm(log10(diameter)~log10(conc)+ glucose))
Analysis of Variance Table

Response: log10(diameter)
            Df   Sum Sq  Mean Sq  F value    Pr(>F)
log10(conc)  1 0.046890 0.046890   561.99 < 2.2e-16 ***
glucose      1 0.009494 0.009494   113.78 2.932e-14 ***
Residuals   48 0.004005 0.000083
---
Signif. codes:  0 '***' 0.001 '**' 0.01 '*' 0.05 '.' 0.1 ' ' 1
```

この2つの結果は，残差平方和が同一であることからわかるように，まったく同じモデルを記述している．偏差平方和の係数ごとの分かれ方は同じにはならないが，その違いはこの場合もはるかに大きくなる場合もある．差は log10(conc) が glucose の後にモデルに加えられるか，その逆であるかによる．2つの表において2番目にある F 検定は，ともに非常に有意であり，モデル縮小の可能性はなく，その上の行の F 検定は吟味するに及ばない．

もし立ち戻って，平行回帰直線のモデルの回帰係数を見ると，その t 値の2乗は 579.49 と 113.8 であり，上の2つの表それぞれの一番下の F 値に等しいことがわかるだろう．

細胞密度を無視して，より単純な分析を用いた場合と，上で行った共分散分析を比較することも参考になる．

```
> t.test(log10(diameter)~glucose)

        Welch Two Sample t-test

data:  log10(diameter) by glucose
t = 2.7037, df = 36.31, p-value = 0.01037
alternative hypothesis: true difference in means is not equal to 0
95 percent confidence interval:
 0.006492194 0.045424241
sample estimates:
mean in group Yes  mean in group No
         1.370046          1.344088
```

p 値がそれほど小さくないことに注意しよう．この例ではなおも有意ではあるが，データセットがもっと小さければ，有意性はより簡単に失われる．この2つのグループ間の平均値の差は 0.026 で，これは共分散分析のグルコース効果の 0.028 とほぼ同等である．しかしながら，信頼区間は 0.006 から 0.0045 であり，これが共分散分析では 0.023 から 0.034 ($0.0282 \pm t_{.975}(48) \times 0.0026$) とほぼ4倍狭くなっており，効率が大変よくなっている．

■ 12.8 診 断

回帰診断はモデルの仮定を評価し，単独でモデルに大きな影響を与える観察値があるかどうかを調べるために用いられる．基本的なものは，lm オブジェクトの plot メ

ソッドから参照できる．それらのうち 4 つを図 12.6 のように 2 × 2 のレイアウトで表示するには，以下のようにする．

```
> attach(thuesen)
> options(na.action="na.exclude")
> lm.velo <- lm(short.velocity~blood.glucose)
> opar <- par(mfrow=c(2,2), mex=0.6, mar=c(4,4,3,2)+.3)
> plot(lm.velo, which=1:4)
> par(opar)
```

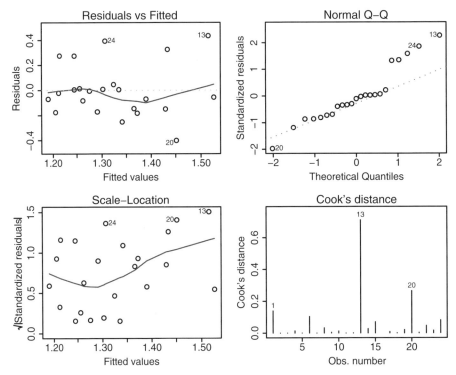

図 12.6　回帰診断プロット

par コマンドで，余白を縮小し，2 × 2 配置で表示するよう設定している．そして，グラフの描画後に通常に戻している．

左上の図はあてはめ値に対する残差を示している．右上は標準化残差の Q-Q 正規分布図である．残差と標準化残差があることに注意しよう．後者は，デザイン中の位置に従い，残差の標準偏差の違いが補正された値である．（非常に大きな x 値に関する残差の標準偏差は一般に過度に適合されているため小さい．）左下の図は標準化残差の絶対値の平方根とあてはめ値の図であり，左上の図に比べて分布の歪度が縮小し，系統的なばらつきの有無について検出するのを簡単にするものである．右下の図は「Cook の距離」と呼ばれるもので，各観察値が回帰係数にどの程度影響するかの指標である．Cook の距離についてはまた後から簡単に振り返ってみよう．

データ thuesen に基づいたプロットを見ると，いくつかの観点から No.13 の観察

値が極端な値であることがわかる．Cook の距離のグラフで，突起した部分となっていることからもわかるように，もっとも大きな残差が示されている．No.20 もまた大きな残差があるが，それほど目立つものではない．

```
> opar <- par(mfrow=c(2,2), mex=0.6, mar=c(4,4,3,2)+.3)
> plot(rstandard(lm.velo))
> plot(rstudent(lm.velo))
> plot(dffits(lm.velo),type="l")
> matplot(dfbetas(lm.velo),type="l", col="black")
> lines(sqrt(cooks.distance(lm.velo)), lwd=2)
> par(opar)
```

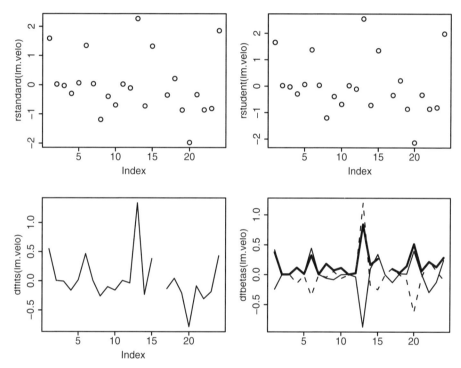

図 12.7　さらに進んだ回帰診断プロット

図 12.7 を用いて大きく外れた値を選択する個別の診断を行うことができる．rstandard 関数では，上述の標準化残差を得られる．残差は rstudent 関数を用いても求めることができる．これは，Student 化残差と呼ばれ，各観測値について，その点自体を除いたほかのすべての点からあてはめ値を計算し，それに基づいて残差を求めるものである．もしモデルが正しければ，これらは(Student の)t 分布に従う．（残念なことに，いくつかのテキストでは Student 化残差を，R における rstandard，すなわち残差をその標準偏差で割ったものとして説明している．）2 つの残差の違いを見分けるのはかなり難しいが，極端な残差が生じるような場合は，rstudent の出力のほうがややはっきりと現れる傾向がある．

dffits 関数は，ある観察値がそれに関連したあてはめ値にどのくらい影響を与え

ているかを表現する．残差に関しては，No.13 とそしておそらく No.20 が突出している．この左下の図では線が途切れていることに注意する．これは No.16 が欠損値であり，na.exclude が適用されているからである．これにより，多少理解しにくくなっているようにも見えるが，x 軸を観察値番号に合わせるという長所もある．

dfbetas 関数は観察値が削除されたときに，推定パラメータがどのように変化するかを，標準誤差に対する相対値で示す．その返り値は行列であるため，プロットするためには matplot 関数が便利だろう．No.13 は，ほぼ 1 標準誤差ほどの影響を，α（実線）と β の両方に与えていることがわかる．

"dfbetas" という名前は，$y = \beta_0 + \beta_1 x_1 + \beta_2 x_2 + \cdots$ のように記述される重回帰分析で用いられることに関連している[2]．しかし，切片を β_0 ではなく α とする簡単な回帰分析では少々混乱してしまう．

Cook の距離 D は，cooks.distance 関数により計算され，基本的には dfbetas での計算内容をもとに求められるものである．実際の手順を説明すると，標準化されていない係数と共分散行列の推定値から $\hat{\beta}$ を得て，それを係数の数で除している．$\sqrt{D}$ は dfbetas と同じ単位であり，右下のグラフ上では太い実線で表記されている．（ただし，実際に R の内部で行われている計算についてひもといていくと，上述の説明とまったく違う計算が行われていることに気づくであろう．しかしそれらは，実質的には同じものであり，計算上の効率に違いがあるだけである．）

以上の分析から，No.13 は影響の大きい観察値であるように見える．そこで，この観察値を除いた分析を見てみよう．

lm の subset 引数を用いると，特定の観察値を除くことができる．この際，ほかの位置指定法と同様に，負の値を位置として指定することでその観察値以外を抽出することができる．

```
> summary(lm(short.velocity~blood.glucose, subset=-13))

Call:
lm(formula = short.velocity ~ blood.glucose, subset = -13)

Residuals:
     Min       1Q   Median       3Q      Max
-0.31346 -0.11136 -0.01247  0.06043  0.40794

Coefficients:
             Estimate Std. Error t value Pr(>|t|)
(Intercept)   1.18929    0.11061  10.752 9.22e-10 ***
blood.glucose 0.01082    0.01029   1.052    0.305
---
Signif. codes:  0 '***' 0.001 '**' 0.01 '*' 0.05 '.' 0.1 ' ' 1

Residual standard error: 0.193 on 20 degrees of freedom
Multiple R-Squared: 0.05241,    Adjusted R-squared: 0.005026
F-statistic: 1.106 on 1 and 20 DF,  p-value: 0.3055
```

データを削除する前に見られた有意な関連は，結果的に跡形もなく消え去っている．

2　回帰係数を表す β（beta）である．

分析全体が，実際には 1 つの観察値によって決定されていたのだ．データやモデルは妥当であり，もちろんもとの p 値は正しかったのであるが，小さなデータセットには分析結果に大きな影響を与える観察値があり得るので，データの取り扱いには注意を払って行う必要があるということがこの結果から得られる教訓といえる．

影響の大きい観察や外れ値を見つける方法は，複数の説明変数を用いる回帰分析ではさらに重要となる．ここで大きな問題となるのは，いかに感度の高い方法で，影響の大きさを量的に描写するかという問題である．これには，3 次元プロット（scatterplot3d パッケージを追加すれば可能になる）を用いることもできるが，通常のプロットに色つきの記号を使うことも考えられる．

ここでは，height と weight を独立変数とする pemax のモデルで，Cook の距離の値（常に正の値）をグラフで表示する方法を見る．

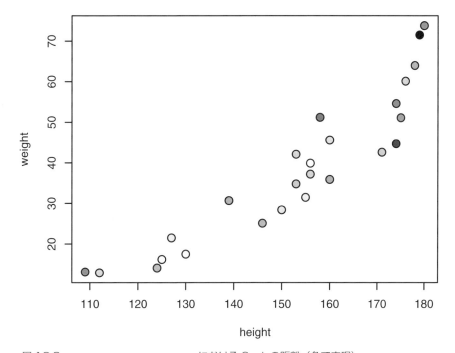

図 12.8　pemax ~ height + weight における Cook の距離（色で表現）

```
> cookd <- cooks.distance(lm(pemax~height+weight))
> cookd <- cookd/max(cookd)
> cook.colors <- gray(1-sqrt(cookd))
> plot(height,weight,bg=cook.colors,pch=21,cex=1.5)
> points(height,weight,pch=1,cex=1.5)
```

上記は，図 12.8 を表示する方法について書かれている．1 行目では Cook の距離を計算し，2 行目では距離を 0 から 1 までの割合に変換している．次に，cookd の値をもとに，使用する色番号を gray 関数を用いて指定している．gray 関数は，白と黒の間のさまざまな濃さのグレーの色番号を返す関数で，ここでは 1 から cookd の値を

引いたものを引数とすることで大きな距離の点ほど黒に近いグレーで表示されるようにしている．さらに距離は2次の値になっているので，平方根をとっている．（実際にはこれにより，白に近いグレーの点が多すぎる結果になっている．）そして，身長と体重の散布図が選択された色で描写される．記号のサイズを拡大することで，グレーの濃さの違いがはっきりと際立っている．

ここで紹介したのと同様の技法を個々の観察値の影響を示すほかの指標に対しても用いることができる．符合つきの値の場合，値の正負に応じて，異なる記号を用いることができる．ここでは例として，演習 9.1 で用いたデータセットで，超音波により測定した躯幹径および児頭大横径により出生体重を記述するモデルにおける Student 化残差の例を示した（図 12.9）．

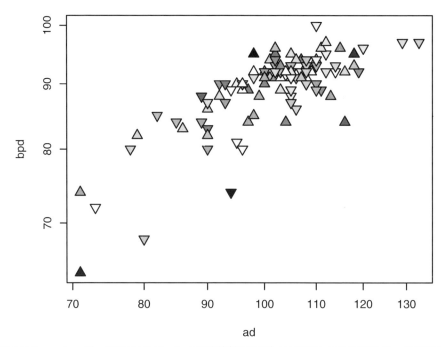

図 12.9　Secher データにおける Student 化残差(色で表現)：正の値は上向き三角(△)，負の値は下向き三角(▽)

```
> data(secher)
> attach(secher)
> rst <- rstudent(lm(log10(bwt)~log10(ad)+log10(bpd)))
> range(rst)
[1] -3.707509  3.674050
> rst <- rst/3.71
> plot(ad,bpd,log="xy",bg=gray(1-abs(rst)),
+      pch=ifelse(rst>0,24,25), cex=1.5)
```

■ 12.9 演 習

12.1 ashina データを用いて（演習 5.6 を参照），対象者と期間と治療の加算的効果を入れたモデルを示し，t 検定から得られた結果と比較せよ．

12.2 tb.dilute データを用いて二元配置分散分析を実行せよ．対数に変換し，線形的な量-反応関係を分析するモデルも作成すること．また，傾きの信頼区間を計算せよ．別のアプローチとして，各動物ごとの傾きを計算し，それらに基づいた検定を行うこと．傾きの平均値の信頼区間を計算し，先の結果と比較せよ．

12.3 まず次の定義を参照し，以下の問いに答えよ．

```
a <- gl(2, 2, 8)
b <- gl(2, 4, 8)
x <- 1:8
y <- c(1:4,8:5)
z <- rnorm(8)
```

z ~ a * b，z ~ a:b などのモデルのモデル行列を作成し，その意味することについて議論せよ．モデルの当てはまりについて調べ，どのモデルが特異モデルであるか検討せよ．

12.4 （応用問題）ISwR パッケージ中にある secretin データセットの実験では，グルコースレベルだけでなく，セクレチンの投与による変化において個人間に差が生じることを期待していた．ファクタ time.comb は 30, 60, 90 分後における測定を併合したものである．ファクタ time20plus は 20 分からの先のすべての測定を併合したものである．次の回帰モデルの差と共通性について議論せよ．

```
attach(secretin)
model1 <- lm(gluc ~ person * time)
model2 <- lm(gluc ~ person + time)
model3 <- lm(gluc ~ person * time20plus + time)
model4 <- lm(gluc ~ person * time20plus + time.comb)
```

12.5 bp.obese データセットの血圧について，肥満と性の関数として分析せよ．

12.6 共分散分析を用いて vitcap2 データセットを分析せよ．演習 5.2 を参照し，結果を比較せよ．drop1 関数に test="F" 引数をつけて，summary の代わりに使うよう試みること．

12.7 juul データセットで思春期前の子供（ターナーの成熟度分類でステージ 1）の $\sqrt{igf1}$ と年齢との回帰分析を男女別に行え．2 つの回帰直線を比較せよ．

12.8 kfm データで step 関数を試し，その結果について考察せよ．1 つの観察値がモデル診断のための図で影響があることが示される．その理由について考察せよ．モデルを縮小した場合に何が起こるか考えよ．

12.9 juul データを用いて，25 歳以下を対象に igf1 を年齢，性，およびターナーの成熟度分類で説明する交互作用の入ったモデルを作成せよ．また，このモデ

ルの解釈について説明せよ．（ヒント：年齢と当てはめ値のグラフが役立つだろう．）診断プロットを用いて，目的変数の変数変換について，無変換，対数，平方根などで可能なものがあるか評価せよ．

第13章
ロジスティック回帰分析

　病気/健康などのように2種類の結果だけを求めるモデルの構築を求められることがある．たとえば，いくつかの危険因子に曝露した場合に，ある疾患に罹患する危険性を説明したい場合などである．8章では，表に基づく単純な方法を論じたが，説明変数が連続変数である量反応関係や，複数の変数の影響を同時に見るモデルの構築もまた必要となるだろう．そのようなとき，線形モデルと同様のモデル構築の方法を適応できれば有用であろう．

　しかしながら，確率を目的変数とする場合，それは0から1までの範囲しかとり得ない一方で，回帰分析は0以下もしくは1以上の範囲外の値の予測ができるために，このような場合に加法的モデルは有用ではない．確率を変換したうえでモデルを構築するほうがよりよい結果を得られるため，ロジスティック回帰分析が行われる．

　変換した確率を説明する線形モデルは次のように構築される．

$$\text{logit } p = \beta_0 + \beta_1 x_1 + \beta_2 x_2 + \ldots \beta_k x_k$$

ここで，ロジット (logit) $p = \log[p/(1-p)]$ は対数オッズ (log odds) を表している．ロジットスケールにおける一定の加法効果は一定のオッズ比に相当する．ロジット関数は唯一の選択肢ではないが，ロジット関数にはいくつか数学的に有用な機能がある．ほかの選択肢は，たとえば，正規分布の累積密度関数を用いたプロビット関数や生存分析モデルに用いる $\log(-\log p)$ などである．

　ロジスティックモデルで注意すべき点を1つ挙げると，線形モデルで見られる誤差項 (error term) がロジスティックモデルにはないことである．ロジスティックモデルではイベントの確率を求めるモデルを直接構築しており，それ自体が2値結果の変動を記述することになる．また正規分布で見られるような分散は，ロジスティックモデルでは存在しない．

　モデルのパラメータは最尤法を用いて推定することが可能である．最尤法は一般的な方法であり，モデルの"適合度"を最適にするパラメータの集合を探し出す最小2乗法に類似した方法である．（実際には最小2乗法自体が最尤法に若干修正を加えた方法である．）尤度関数 (likelihood function) $L(\beta)$ は単純に，さまざまなパラメータに対する，観測値全体の確率である．

　逸脱度 (deviance) は $-2\log L$ の最大値とデータに完全に適応する最大化モデルにおける値の差である．モデルの減少により生じた逸脱度の変化は，変化した推定値の数におおよそ等しい自由度をもつ χ^2 分布となる．

　この章では，Rでロジスティック回帰分析を行う方法を学ぶ．本質的にロジスティックモデルは線形モデルに多くの部分で重なるため，この章の内容の多くは線形モデルと類似するが，ロジスティックモデルには逸脱度表と表化前のデータモデルの指定についてのいくつかの特別な内容がある．

第13章 ロジスティック回帰分析

■ 13.1 一般化線形モデル

ロジスティック回帰分析は一般化線形モデルに属する．一般化線形モデルは応答変数（目的変数）の分布（ここでは二項分布）とリンク関数に特徴づけられる．リンク関数は，目的変数と説明変数の関連が線形・加法的になるような尺度に，目的変数の平均値を変換するものである．ロジスティック回帰分析では，リンク関数は logit p = log $[p/(1-p)]$ で表される．

このほかにも，いくつかの一般化線形モデルの例がある．たとえば，計数データの分析はしばしばリンク関数が log λ（λ はポワソン分布に従う観測値の平均値）で表される複合ポワソンモデルで表される．このようなすべてのモデルは適切なリンク関数を定義することにより，同様に扱うことが可能である．Rでは一般化線形モデルにglm関数を用いる．この関数はこれまでたびたび使用してきた線形モデル，lm関数によく似ている．これら2つの関数は本質的に同じモデルと抽出関数（summaryなど）を用いるが，glm関数ではどの一般化線形モデルが望ましいかを特定する必要がある．モデルの特定はfamily引数により行う．ロジットでリンクされた二項モデル（すなわち，ロジスティック回帰分析）を特定するためには，family = binomial("logit") と入力する．

■ 13.2 表データにおけるロジスティック回帰分析

この項では，Altman(1991, p.353)の高血圧に関する例題を分析する．まず，次に示すようにデータの入力を行う．

```
> no.yes <- c("No","Yes")
> smoking <- gl(2,1,8,no.yes)
> obesity <- gl(2,2,8,no.yes)
> snoring <- gl(2,4,8,no.yes)
> n.tot <- c(60,17,8,2,187,85,51,23)
> n.hyp <- c(5,2,1,0,35,13,15,8)
> data.frame(smoking,obesity,snoring,n.tot,n.hyp)
  smoking obesity snoring n.tot n.hyp
1      No      No      No    60     5
2     Yes      No      No    17     2
3      No     Yes      No     8     1
4     Yes     Yes      No     2     0
5      No      No     Yes   187    35
6     Yes      No     Yes    85    13
7      No     Yes     Yes    51    15
8     Yes     Yes     Yes    23     8
```

レベルを指定してファクタを作成するgl関数を，7.3節で簡単に紹介した．glの最初の3つの引数はそれぞれ，レベルの数，各レベルにおける反復回数，およびベクタ長の合計を表している．4番目の引数はできあがるファクタの各レベル名の指定に用いられる．結果は出力された変数から明らかである．これらの変数は，より見やすい形になるよう，データフレームに配置される．このような規則正しいパターンを生成するもう1つの方法は，expand.grid関数を使うことだ．

```
> expand.grid(smoking=no.yes, obesity=no.yes, snoring=no.yes)
  smoking obesity snoring
1      No      No      No
2     Yes      No      No
3      No     Yes      No
4     Yes     Yes      No
5      No      No     Yes
6     Yes      No     Yes
7      No     Yes     Yes
8     Yes     Yes     Yes
```

Rでは，2種類の方法で，表データのロジスティック回帰分析を行うことができる．1つ目の方法は，目的変数をマトリクスとして，1つの列を患者の数，そしてもう一方の列を健康者の数（あるいは，状況によって成功/失敗など）として指定する必要がある．

```
> hyp.tbl <- cbind(n.hyp,n.tot-n.hyp)
> hyp.tbl
     n.hyp
[1,]     5  55
[2,]     2  15
[3,]     1   7
[4,]     0   2
[5,]    35 152
[6,]    13  72
[7,]    15  36
```

cbind関数（cはcolumn；列を示す）は列の方向に変数を結合してマトリクスを形成するために用いる．2列目で失敗数の代わりに合計数を使ってしまうと，大きなまちがいとなる．

そしてロジスティック回帰モデルは次のように指定される．

```
> glm(hyp.tbl~smoking+obesity+snoring,family=binomial("logit"))
```

実際には "logit" は binominal 関数のデフォルト引数であり，family 引数は glmの2番目の引数であるため，このモデル式を，

```
> glm(hyp.tbl~smoking+obesity+snoring,binomial)
```

と書くことも可能である．

ロジスティック回帰モデルを指定するもう1つの方法は，各セルにおける有病者の割合を示すことである．

```
> prop.hyp <- n.hyp/n.tot
> glm.hyp <- glm(prop.hyp~smoking+obesity+snoring,
+                binomial,weights=n.tot)
```

Rは，与えられた割合がどの程度の例数の観察に基づいているかを判断することができないため，weights引数を与えることが必要である．どちらの方法でモデルを指定しても，出力は小さな違いはあるがおおむね以下のように示される．

```
Call:  glm(formula = hyp.tbl ~ smoking + obesity + snoring, ...

Coefficients:
(Intercept)    smokingYes    obesityYes    snoringYes
   -2.37766      -0.06777       0.69531       0.87194

Degrees of Freedom: 7 Total (i.e. Null);  4 Residual
Null Deviance:         14.13
Residual Deviance: 1.618          AIC: 34.54
```

これは最小限の出力で，lmの出力で使われるものと同じである．同様に，glmの出力結果では見えていない情報もあるが，特定の関数を用いることにより情報を表示することが可能となる．たとえば，一般化線形モデルの適応結果を一度変数に保存し，その後summary関数を用いて回帰係数の表を表示するなどの方法をとればよい．

```
> glm.hyp <- glm(hyp.tbl~smoking+obesity+snoring,binomial)
> summary(glm.hyp)

Call:
glm(formula = hyp.tbl ~ smoking + obesity + snoring, family ...

Deviance Residuals:
       1          2          3          4          5          6
-0.04344    0.54145   -0.25476   -0.80051    0.19759   -0.46602
       7          8
-0.21262    0.56231

Coefficients:
             Estimate Std. Error z value Pr(>|z|)
(Intercept) -2.37766    0.38018  -6.254    4e-10 ***
smokingYes  -0.06777    0.27812  -0.244    0.8075
obesityYes   0.69531    0.28509   2.439    0.0147 *
snoringYes   0.87194    0.39757   2.193    0.0283 *
---
Signif. codes:  0 '***' 0.001 '**' 0.01 '*' 0.05 '.' 0.1 ' ' 1

(Dispersion parameter for binomial family taken to be 1)

    Null deviance: 14.1259  on 7  degrees of freedom
Residual deviance:  1.6184  on 4  degrees of freedom
AIC: 34.537

Number of Fisher Scoring iterations: 4
```

次に，一般化線形モデルのsummaryの内容を見ていく．

```
Call:
glm(formula = hyp.tbl ~ smoking + obesity + snoring, family = ...
```

これまでと同じように，指定したモデル式の出力から始まる．モデルを作成した関数呼び出し文を見ることができないときに役立つ．

```
Deviance Residuals:
       1          2          3          4          5          6
-0.04344    0.54145   -0.25476   -0.80051    0.19759   -0.46602
```

```
         7         8
   -0.21262   0.56231
```

これは，表の各セルの値がモデルの逸脱度（deviance）にどの程度寄与しているかを示すものである．（逸脱度は通常の線形モデルの偏差平方和に相当する．）観察値が期待値より大きいか小さいかによって符号がついている．これらはとくにあてはまりの悪いセルを正確に示す．しかし，情報の乏しい表の解釈には，慎重にならなければならない．

```
Coefficients:
            Estimate Std. Error z value Pr(>|z|)
(Intercept) -2.37766    0.38018  -6.254   4e-10 ***
smokingYes  -0.06777    0.27812  -0.244   0.8075
obesityYes   0.69531    0.28509   2.439   0.0147 *
snoringYes   0.87194    0.39757   2.193   0.0283 *
---
Signif. codes:  0 '***' 0.001 '**' 0.01 '*' 0.05 '.' 0.1 ' ' 1

(Dispersion parameter for binomial family taken to be 1)
```

これがもっとも興味深い表である．ここでは，回帰係数の推定値，その標準誤差，および各回帰係数がゼロであるという仮説に対する検定結果が示される．これは lm 関数の対応する出力結果とほぼ同じ形式である．分散パラメータに関する注意書き（出力中の "Dispersion parameter for binomial ..."）は，二項分布では分散は平均値にのみ依存していることに関係している．二項分布では，正規分布における分散のような尺度パラメータは存在しない．

```
    Null deviance: 14.1259  on 7  degrees of freedom
Residual deviance:  1.6184  on 4  degrees of freedom
AIC: 34.537
```

残差の逸脱度（"residual deviance"）は，通常の回帰分析において，回帰直線の標準偏差を指定するために使われる残差平方和に相当する．しかしながら二項モデルにおいては，観察対象の標準偏差はわかっているため，モデル指定時の検定に逸脱度を用いることができる．赤池情報基準（Akaike information critertion, AIC）は，モデルにあてはめたパラメータの数を考慮に入れた，モデル適合度の指標である．R は逸脱度の p 値を計算しないが，正確な p 値はわからず，期待度数が大きいときの近似値しかわからないのでかえってよいだろう．この場合には，期待度数よりもやや小さいセルが2つある．残差の逸脱度の漸近分布は出力に示された自由度をもつ χ^2 分布である．したがって，近似は不十分かもしれないが，データにあるものでモデルがまちがっていることを示すものはない．（5%有意水準の限界は 9.49[1] であり，出力中の値は 1.62 である．）空の逸脱度（null deviance）は切片だけを含むモデルの逸脱度であり，これはすべてのセルにおける高血圧である確率を示す．通常，残差の逸脱度の差に関心

訳注1 qchisq(0.95, df=4) である．

があり，ここでは，14.13 − 1.62 = 12.51 であるが，この値はこのモデルにおいて何らかの効果が存在するかどうかを調べる結合検定（joint test）に使うことができる．このケースでは約 6‰ の p 値が得られる．

```
Number of Fisher Scoring iterations: 4
```

これは実際のあてはめ手順であり，純粋に専門的な項目である．ここには統計学的な情報は何もないが，繰り返し（iteration）の数が大きすぎないかどうか注意する必要がある．なぜなら与えられたデータにあてはめるには，モデルが複雑になりすぎているおそれがあるためである．通常，繰り返しの数が 10 を超える場合には，glm ではあてはめを停止する．この閾値を自分で設定することも可能である．

当てはめ手順は繰り返しによるものであるため，推定値を計算することに用いる明確な公式はなく，推定値が満たすべき数式の集合だけが存在する．しかしながら，もし最初に数式の解のヒントを与えれば，数式の大まかな回答が得られる．この解は，さらに改善された解への出発地点として用いることができる．これらの手順は推測が十分に安定するまで繰り返される．

パラメータ指定値間の相関を示す表は，corr = T 引数を summary に追加することで表示される．（この手順は線形モデルにも応用できる．）この表は以下のように示される．

```
Correlation of Coefficients:
          (Intercept) smokingYes obesityYes
smokingYes    -0.1520
obesityYes    -0.1361 -9.499e-05
snoringYes    -0.8965 -6.707e-02   -0.07186
```

推定値の間には関連はほとんど見られない．したがって，変数をモデルから取り除いても，ほかの変数の回帰係数と p 値には大きな影響が及ばないことが推測される．（回帰係数と切片の間へ相関はとくに大きな情報を与えない．これらの情報は多くの場合，検討されている変数に Yes の値が多くあるかどうかに関連している．）

表中の回帰係数の z 検定は，モデルから smoking を取り除くことで，モデルを単純化できることを示している．結果（一部省略）は以下のように示される．

```
> glm.hyp <- glm(hyp.tbl~obesity+snoring,binomial)
> summary(glm.hyp)
...
Coefficients:
            Estimate Std. Error z value Pr(>|z|)
(Intercept)  -2.3921     0.3757  -6.366 1.94e-10 ***
obesityYes    0.6954     0.2851   2.440   0.0147 *
snoringYes    0.8655     0.3967   2.182   0.0291 *
...
```

13.2.1 逸脱度分析表

逸脱度分析表は回帰分析の分散分析表に相当し，anova 関数を用いて作成できる．以下がその出力である．

```
> glm.hyp <- glm(hyp.tbl~smoking+obesity+snoring,binomial)
> anova(glm.hyp, test="Chisq")
Analysis of Deviance Table

Model: binomial, link: logit

Response: hyp.tbl

Terms added sequentially (first to last)

        Df Deviance Resid. Df Resid. Dev P(>|Chi|)
NULL                       7    14.1259
smoking  1   0.0022         6    14.1237    0.9627
obesity  1   6.8274         5     7.2963    0.0090
snoring  1   5.6779         4     1.6184    0.0172
```

Devianceの列は，モデルに変数が順々に追加される際に生じる逸脱度の差を示している．逸脱度は，近似的に出力に示された自由度のχ^2分布に従う．近似的なχ^2検定を行うためには，引数 test="chisq" を付け加える必要がある．

表の最終行にある snoring は有意であるため，モデルからは取り除くことはできない．そのため，この表を用いてこれ以上の変数削減を検討することはできない．しかしながら，smoking が最終行にくるように変数の順番を入れ替えると，この変数を逸脱度に基づく検定により取り除くことができるかどうか知ることができる．

```
> glm.hyp <- glm(hyp.tbl~snoring+obesity+smoking,binomial)
> anova(glm.hyp, test="Chisq")
...
        Df Deviance Resid. Df Resid. Dev P(>|Chi|)
NULL                       7    14.1259
snoring  1   6.7887         6     7.3372    0.0092
obesity  1   5.6591         5     1.6781    0.0174
smoking  1   0.0597         4     1.6184    0.8069
```

この結果から，smoking を取り除くことが可能であることがわかるが，smoking を削除した後は，obesity を取り除くことができないことがわかる．

さらに，よりよいモデルとするために，残りの2つの説明変数を入れ替えた分析を行って，obesity を含んだモデルから snoring を取り除くことができるかどうかを検定すべきである．

```
> glm.hyp <- glm(hyp.tbl~obesity+snoring,binomial)
> anova(glm.hyp, test="Chisq")
...
        Df Deviance Resid. Df Resid. Dev P(>|Chi|)
NULL                       7    14.1259
obesity  1   6.8260         6     7.2999    0.0090
snoring  1   5.6218         5     1.6781    0.0177
```

この方法に代わるものとして，1変数を順番に取り除く drop1 関数がある．

```
> drop1(glm.hyp, test="Chisq")
Single term deletions
Model:
```

```
hyp.tbl ~ obesity + snoring
        Df Deviance    AIC     LRT Pr(Chi)
<none>        1.678 32.597
obesity  1    7.337 36.256   5.659 0.01737 *
snoring  1    7.300 36.219   5.622 0.01774 *
---
Signif. codes:  0 '***' 0.001 '**' 0.01 '*' 0.05 '.' 0.1 ' ' 1
```

ここで，LRTは逸脱度の変化の別名である，尤度比検定（likelihood ratio test）を表している．逸脱度表にある情報は，基本的には回帰係数表にある z 検定から得られる情報と同一である．しかし，近似法が異なるために異なった結果となっている．理論的な考察からは，逸脱度の検定を行うほうが望ましいかもしれないが，実際には自由度1の検定を見ている限り $\chi^2 \approx z^2$ であるため差は小さい．しかし，2つ以上のカテゴリーを伴うファクタを検定するためには，逸脱度分析表を用いることを避けることができない．なぜなら，z 検定はグループ間の比較の可能な組み合わせのうち一部のみに関係しているからである．また，サンプルサイズが小さい場合は特別な注意が必要になるので，次節で説明する．

13.2.2 傾向性の検定との関連

8章では，prop.test 関数と prop.trend.test 関数を使い，帝王切開と母親の靴のサイズの関係を例にして，相対頻度の比較検定を考えた．この例については，靴のサイズに応じて対象者をグループ化し，そのグループ番号，すなわち靴スコア（shoe score）に対してロジスティック回帰分析を行うこともできる．この場合も，同じモデルを伴うという意味で本質的には同じ分析となる．

```
> caesar.shoe
    <4   4  4.5   5  5.5   6+
Yes  5   7    6   7    8   10
No  17  28   36  41   46  140
> shoe.score <- 1:6
> shoe.score
[1] 1 2 3 4 5 6

> summary(glm(t(caesar.shoe)~shoe.score,binomial))
...
Coefficients:
            Estimate Std. Error z value Pr(>|z|)
(Intercept) -0.87058    0.40506  -2.149  0.03161 *
shoe.score  -0.25971    0.09361  -2.774  0.00553 **
---
Signif. codes:  0 '***' 0.001 '**' 0.01 '*' 0.05 '.' 0.1 ' ' 1

(Dispersion parameter for binomial family taken to be 1)

    Null deviance: 9.3442  on 5  degrees of freedom
Residual deviance: 1.7845  on 4  degrees of freedom
AIC: 27.616
...
```

caesar.shoe を glm で応答変数として指定できるようにするためには，t(...) を使って行と列を転置する必要がある．

同様に，結果を逸脱度分析表に表すことができる．

```
> anova(glm(t(caesar.shoe)~shoe.score,binomial))
...
           Df Deviance Resid. Df Resid. Dev
NULL                        5       9.3442
shoe.score  1  7.5597        4       1.7845
```

最終行を見るとわかるとおり，shoe.score には有意な寄与がある一方で，線形性からの有意な逸脱はない（自由度4で1.78）．

比較を行うために，上記の分析を標準的な検定法を用いてもう一度行っておこう．

```
> caesar.shoe.yes <- caesar.shoe["Yes",]
> caesar.shoe.no <- caesar.shoe["No",]
> caesar.shoe.total <- caesar.shoe.yes+caesar.shoe.no
> prop.trend.test(caesar.shoe.yes,caesar.shoe.total)
       Chi-squared Test for Trend in Proportions
...
X-squared = 8.0237, df = 1, p-value = 0.004617
> prop.test(caesar.shoe.yes,caesar.shoe.total)

        6-sample test for equality of proportions without
        continuity correction
...
X-squared = 9.2874, df = 5, p-value = 0.09814
...
警告メッセージ：…
カイ自乗近似は不正確かもしれません
```

prop.test の 9.29 が NULL モデルの残差の逸脱度である 9.34 に相当し，傾向性の検定の 8.02 は，shoe.score の有意性検定における 7.56 に相当する．つまり，検定において完全に一致する数値が示されることはないが，ほぼ同じ値となる．理論的には，特殊化された傾向性の検定は，おそらく回帰に基づく検定よりもやや優れていることが示されている．しかし，2つの χ^2 値を引き算することで傾向性を検定する方法は，本当の線形性の検定ほど精度はよくない．

13.3　尤度プロファイル法

出力された要約中の z 検定は Wald 近似に基づくものであり，パラメータの真の値が推定値と同じであると仮定した場合のパラメータの標準誤差の近似値が計算される．データセットが大きい場合は z 検定に問題はない．なぜなら，すべてのパラメータの値はデータによく適合し，ほぼ同じ結果が示されるからである．しかし，データセットが小さい場合は，Wald 検定と尤度比検定との間で差が大きくなる可能性がある．

この差は信頼区間の計算にも影響を及ぼす．なぜなら，これらの計算は検定の逆数に基づいており，統計学的検定によって棄却されない一連のパラメータ値が求められるからである．Wald 統計量に基づく ±1.96×標準誤差 (s.e.) を求める代替手法として，MASS パッケージを用いることにより，尤度比検定の逆数に基づく信頼区間の計算が可能となる．実際には，この手法は以下のとおりとなる．

```
> confint(glm.hyp)
Waiting for profiling to be done...
                 2.5 %     97.5 %
(Intercept) -3.2102369 -1.718143
obesityYes   0.1254382  1.246788
snoringYes   0.1410865  1.715860
```

confint.default を用いることで，標準的な結果が得られる．この場合では差はそれほど大きくないが，切片といびきには明らかな直線の関係が示されている．

```
> confint.default(glm.hyp)
                  2.5 %      97.5 %
(Intercept) -3.12852108 -1.655631
obesityYes   0.13670388  1.254134
snoringYes   0.08801498  1.642902
```

この方法は尤度プロファイリング法によって実行される．パラメータの一連の試験値の場合，尤度はこのモデルではその他のパラメータに対して最大となる．結果は以下に示すプロファイルによってプロットされる．

```
> library(MASS)
> plot(profile(glm.hyp))
```

この時点でプロットには少し説明を加える必要がある．y 軸の値は tau と表示され，尤度比検定の平方根を符号化したものである．

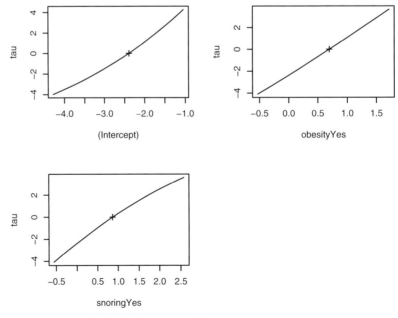

図 13.1　高血圧モデルのプロファイルプロット

$$\tau(\beta) = \text{sgn}(\beta - \hat{\beta})\sqrt{-2(\ell(\beta) - \ell(\hat{\beta}))}$$

ここでは，ℓ は対数尤度のプロファイルを意味する．大事な点は，尤度関数のプロファイルは 2 次関数に近似し，$\tau(\beta)$ は 1 次関数に近似することである．これとは逆に，2 次関数にあまり近似しない尤度関数は非線形プロファイルとしてプロットされる．

ここで注意しておきたい重要な点を 1 つ挙げる．それは，このプロファイル法により尤度関数の非 2 次的な特徴が示されるが，尤度比に基づいた信頼区間の正確性においては常に検定の分布に近似することが限界となることである．

13.4 オッズ比の推定値の提示

一部の疫学文献では，オッズ比の観点からロジスティック回帰分析を示すことが慣例となっている．共変量が定量的である場合は，オッズ比は共変量の単位ごとの変化を意味する．つまり，回帰係数そのものに代わって回帰係数の真数（exp）が求められる．変換後の標準誤差にはほとんど意味がないため，その代わりとして信頼区間を算出することも慣例となっている．信頼区間の計算は，以下に示すように非常に簡単である．

```
> exp(cbind(OR=coef(glm.hyp), confint(glm.hyp)))
Waiting for profiling to be done...
                   OR       2.5 %     97.5 %
(Intercept) 0.09143963 0.04034706 0.1793989
obesityYes  2.00454846 1.13364514 3.4791490
snoringYes  2.37609483 1.15152424 5.5614585
```

この（Intercept）は実際のところは高血圧のオッズ（いびきがなく，肥満でない場合に対する）であり，オッズ比ではない．

13.5 生データを使ったロジスティック回帰分析

この節では，Anders Juul のデータ（p.77 を参照）を再度使う．ここでは簡単に，データの読み込み方法と，データのグループ分けに使われている変数をファクタに変換する方法を再度示す．（ただし，ここでは若干単純にしている．）

```
> data(juul)
> juul$menarche <- factor(juul$menarche, labels=c("No","Yes"))
> juul$tanner <- factor(juul$tanner)
```

以後，menarche を目的変数として見ていく．この変数は，各女性が初経を迎えたかどうかを示すものである．この変数は 1 が "No"，2 が "Yes" とコード化されている．8〜20 歳までの女性のみからなるデータの部分集合を見ると便利である．この部分集合は以下のようにつくることができる．

第13章 ロジスティック回帰分析

```
> juul.girl <- subset(juul,age>8 & age<20 &
+                    complete.cases(menarche))
> attach(juul.girl)
```

男性には初経年齢を示す menarche 変数は明らかに必要ないので，ここで性別で抽出する必要はない．

そして menarche を age の関数として分析する．

```
> summary(glm(menarche~age,binomial))
Call:
glm(formula = menarche ~ age, family = binomial)

Deviance Residuals:
     Min       1Q   Median       3Q      Max
-2.32759  -0.18998  0.01253  0.12132  2.45922

Coefficients:
            Estimate Std. Error z value Pr(>|z|)
(Intercept) -20.0132     2.0284  -9.867   <2e-16 ***
age           1.5173     0.1544   9.829   <2e-16 ***
---
Signif. codes:  0 '***' 0.001 '**' 0.01 '*' 0.05 '.' 0.1 ' ' 1

(Dispersion parameter for binomial family taken to be 1)

    Null deviance: 719.39  on 518  degrees of freedom
Residual deviance: 200.66  on 517  degrees of freedom
AIC: 204.66

Number of Fisher Scoring iterations: 7
```

目的変数 menarche は，第2のレベルが注目しているイベントと考えられる2つのレベルをもったファクタである．目的変数には0または1を値にもつ数値変数も使うこともできる．（ただし，たとえば1と2を値にもつ変数は使用できない！）このモデルから $\mathrm{logit}\, p = 0$ とおいたとき，初経年齢の中央値を求めることができる．

ここで初経年齢の中央値を計算すると（solve $-20.0132 + 1.5173 \times$（年齢）$= 0$），$20.0131 / 1.5173 = 13.19$ 歳であることがわかる．

ここでは，残差の逸脱度に注意を払いすぎることは避けるべきである．なぜなら，残差の逸脱度は，予測された確率が観測値に反するすべてのケースにおいて自動的に大きくなるためである．（実際にいくつかのケースでそうなっている．）また，各セルに1つしか観測がない場合では，残差の逸脱度を解釈することは難しい．

より複雑な分析をするためのヒントは，ターナーの成熟度分類をモデルに取り込むことである．しかし，このような分析の正確な解釈にはかなり注意が必要であり，age を関数とした menarche の分析とは質的に異なる．このモデルは，予測を目的として使うことができる．（女性に初経を迎えたかどうか尋ねることは，その女性のターナーの成熟度分類を評価することよりも簡単である．）しかし，係数の解釈は明確ではない．

```
> summary(glm(menarche~age+tanner,binomial))
...
Coefficients:
            Estimate Std. Error z value Pr(>|z|)
(Intercept) -13.7758     2.7630  -4.986 6.17e-07 ***
age           0.8603     0.2311   3.723 0.000197 ***
tanner2      -0.5211     1.4846  -0.351 0.725609
tanner3       0.8264     1.2377   0.668 0.504313
tanner4       2.5645     1.2172   2.107 0.035132 *
tanner5       5.1897     1.4140   3.670 0.000242 ***
...
```

tannerの効果に対する結合検定がないことに注意してほしい．表にはtanner由来のダミー変数のうち2つの有意なz値がある．したがって，tanner変数が何らかの影響を与えることが予想される．（もちろん，これはおそらくデータを見なくてもいえることだろうが．）正式な検定には逸脱度を用いる必要がある．

```
> drop1(glm(menarche~age+tanner,binomial),test="Chisq")
...
        Df Deviance    AIC    LRT   Pr(Chi)
<none>      106.599 118.599
age      1  124.500 134.500 17.901 2.327e-05 ***
tanner   4  161.881 165.881 55.282 2.835e-11 ***
...
```

明らかに，どちらの変数も高度に有意である．

■ 13.6　予　測

predict関数は一般化線形モデルにも使うことができる．では，最初にデータが表形式で与えられている高血圧の例を見てみよう．

```
> predict(glm.hyp)
         1          2          3          4          5          6
-2.3920763 -2.3920763 -1.6966575 -1.6966575 -1.5266180 -1.5266180
         7          8
-0.8311991 -0.8311991
```

13.2.1項の最後で，変数smokingがこのモデルから取り除かれていることを思い出してほしい．そのために，予測結果は同じ値2つずつで構成されている[2]．

これらの数値はロジットスケールで表されており，加法的構造を示している．ここで 2.392 − 1.697 = 1.527 − 0.831 = 0.695 は obesity の回帰係数と（数値の丸め誤差を無視すれば）まったく同じである[3]．同様に，snoringの回帰係数は，2.392 − 1.527 = 1.697 − 0.831 = 0.866 である．目的変数のスケール（すなわち確率）で見た予測値を

---

[2] smoking以外の2つの変数，obesityとsnoringの中身を見てみると，その組み合わせのパターンがここでの結果と同様になっていることがわかるだろう．

[3] obesityとsnoringがともにNoの場合の予測値と，obesityのみがYesになっている場合の予測値を比較して回帰係数を求めている．

得るために，predict 引数に type = "response" を使う．

```
> predict(glm.hyp, type="response")
         1          2          3          4          5          6
0.08377892 0.08377892 0.15490233 0.15490233 0.17848906 0.17848906
         7          8
0.30339158 0.30339158
```

新しいデータに対する目的変数の値を予測するためなどにこの方法を使うことはできないが，fitted 関数を使って得ることもできる．

menarche の分析を行ううえでもっとも興味深いのは，おそらく，年齢に対して予測される確率のプロットを見ることであろう（図 13.2）．大まかなプロットは以下を入力すると得られる．

```
plot(age, fitted(glm(menarche~age,binomial)))
```

もし異なった pch 引数や cex 引数などのプロット記号が使われれば，より見やすくなるだろうが，ここではより大胆に改良してみた．

```
> glm.menarche <- glm(menarche~age, binomial)
> Age <- seq(8,20,.1)
> newages <- data.frame(age=Age)
> predicted.probability <- predict(glm.menarche,
+                                  newages,type="resp")
> plot(predicted.probability ~ Age, type="l")
```

これで図 13.2 ができる．

seq は等差数列ベクタを作成するために使われることを思い出してほしい．ここでは，曲線をなめらかに示すために，8–20 歳までを 0.1 ずつの間隔でプロットしている．

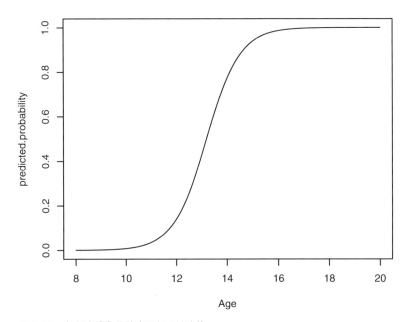

図 13.2　初経を迎える確率のあてはめ値

13.7 モデル確認

表データについては,観測された割合とあてはめた割合の比較は簡単に行える.高血圧の例では,以下のようになる.

```
> fitted(glm.hyp)
         1          2          3          4          5          6
0.08377892 0.08377892 0.15490233 0.15490233 0.17848906 0.17848906
         7          8
0.30339158 0.30339158
> prop.hyp
[1] 0.08333333 0.11764706 0.12500000 0.00000000 0.18716578
[6] 0.15294118 0.29411765 0.34782609
```

この結果からは,相対頻度がどれほどよく予測されたかを感じ取ることができない.代わりに,観測された数値と予測された数値を考察するほうがよいだろう.後者は,以下のように計算される.

```
> fitted(glm.hyp)*n.tot
         1          2          3          4          5          6
 5.0267351  1.4242416  1.2392186  0.3098047 33.3774535 15.1715698
         7          8
15.4729705  6.9780063
```

そして,比較の結果を見やすく示すために,以下のように入力する.

```
> data.frame(fit=fitted(glm.hyp)*n.tot,n.hyp,n.tot)
       fit n.hyp n.tot
1  5.0267351     5    60
2  1.4242416     2    17
3  1.2392186     1     8
4  0.3098047     0     2
5 33.3774535    35   187
6 15.1715698    13    85
7 15.4729705    15    51
8  6.9780063     8    23
```

あてはめた割合の4番目における15%の予測値と,観測された0%の間の不一致は,「このセルではモデルが高血圧の人数を0.3人と予測したが,実際には高血圧の人数は2人のうち0人であった」ということを示していたことがわかる.

連続変数である説明変数を伴う複雑なモデルでは,モデルの確認を十分に行うことはさらに難しい.

観測値に2つの数値しかない場合,残差プロットを行っても何の傾向も見出せないことがとくに障害となる.

menarcheの確率をageを関数として表した例を考えてみよう.ここでの問題は,ロジットスケールにおけるageとmenarcheの関連が,本当に直線的であると推測することができるかどうかということである.この場合,x軸をいくつもの間隔に細分化して,各間隔における観測度数が,予測された確率にあてはまるかを確認してみるものいいかもしれない.これは図13.3のグラフに表されている.なお,このプロ

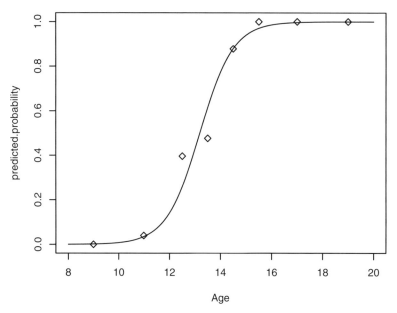

図 13.3　初経を迎える確率のあてはめ値に各年齢層で実際に観察された割合を加えたプロット

ットは図 13.2 にいくつかの点を重ね書きしたものであり，図 13.2 がまだ画面上にあることを想定している．

```
> age.group <- cut(age,c(8,10,12,13,14,15,16,18,20))
> tb <- table(age.group,menarche)
> tb
         menarche
age.group  No Yes
  (8,10]  100   0
  (10,12]  97   4
  (12,13]  32  21
  (13,14]  22  20
  (14,15]   5  36
  (15,16]   0  31
  (16,18]   0 105
  (18,20]   0  46
> rel.freq <- prop.table(tb,1)[,2]
> rel.freq
     (8,10]     (10,12]     (12,13]     (13,14]     (14,15]
0.00000000  0.03960396  0.39622642  0.47619048  0.87804878
    (15,16]     (16,18]     (18,20]
1.00000000  1.00000000  1.00000000
> points(rel.freq ~ c(9,11,12.5,13.5,14.5,15.5,17,19),pch=5)
```

ここで用いた方法には，おそらく説明が必要だろう．まず，cut は年齢をグループ化したファクタ age.group を定義するために使われる．次に menarche と age.group からクロス表 tb が作成される．prop.table を使うことによって，合計の列に関連した数字が表示され，結果表の 2 行目が抽出される．これは各年齢グループの初経が起こった女性の相対比率を含んでいる．これで最終的に，期待確率に観測割合を重ね合わせた図が得られた．

図 13.3 を見ると，12 - 13 歳において，観測された割合は若干高く，13 - 14 歳にお

ける割合は若干低いものの，プロットは全体的に妥当であると考えられる．

しかし，どのようにして偏差が統計学的変動から推測できるものよりも大きいかどうかを判断するのだろうか．1つの方法として，間隔に分割したファクタを含むようにモデルを拡張することが挙げられる．すべての女性が初経を迎えた，もしくはどの女性も初経を迎えていないセルがあるために，age.group の全体をそのまま使うべきではない．そこで，カットオフ値を 12，13，14 歳として全体を 4 分割することを試みる．そして，このファクタを線形の年齢効果をもつモデルに付け加えるのである．

```
> age.gr <- cut(age,c(8,12,13,14,20))
> summary(glm(menarche~age+age.gr,binomial))
...
Coefficients:
            Estimate Std. Error z value Pr(>|z|)
(Intercept) -21.5683     5.0645  -4.259 2.06e-05 ***
age           1.6250     0.4416   3.680 0.000233 ***
age.gr(12,13]  0.7296    0.7856   0.929 0.353024
age.gr(13,14] -0.5219    1.1184  -0.467 0.640765
age.gr(14,20]  0.2751    1.6065   0.171 0.864053
...

> anova(glm(menarche~age+age.gr,binomial))
...
        Df Deviance Resid. Df Resid. Dev
NULL                    518      719.39
age      1   518.73     517      200.66
age.gr   3     8.06     514      192.61
> 1-pchisq(8.058,3)
[1] 0.04482811
```

グループ化変数を追加することで，逸脱度が有意に改善した．高度に有意ではないが，偏差が年齢に関係しているため，おそらく年齢のロジット線形効果が得られるであろう．

もう1つの方法は，多項回帰分析を行うことである．この例では，13 歳近辺のカーブを説明するためには，少なくとも 3 次関数が必要である．ここでは詳細は述べないが，結果の一部と図 13.4 にあるモデルのグラフを見ることにする．

```
> anova(glm(menarche~age+I(age^2)+I(age^3)+age.gr,binomial))
...
        Df Deviance Resid. Df Resid. Dev
NULL                    518      719.39
age      1   518.73     517      200.66
I(age^2) 1     0.05     516      200.61
I(age^3) 1     8.82     515      191.80
age.gr   3     3.34     512      188.46
Warning messages:
1: 数値的に 0 か 1 である確率が生じました in: glm.fit(...
2: 数値的に 0 か 1 である確率が生じました in: method(...
> glm.menarche <- glm(menarche~age+I(age^2)+I(age^3), binomial)
Warning messages:
数値的に 0 か 1 である確率が生じました in: glm.fit(...
> predicted.probability <-
+     predict(glm.menarche, newages, type="resp")
> plot(predicted.probability ~ Age, type="l")
> points(rel.freq~c(9,11,12.5,13.5,14.5,15.5,17,19), pch=5)
```

ここで，0または1のあてはめ確率に関する警告文が表示されるのは，3次式ではロジットが線形モデルよりも早く±∞に至るためである．anovaの呼び出しで2回の警告が発生しているのは，2つのモデルで3次の項が含まれているためである．

最大値を上げても，上で示した数値から実質的に差のない結果で，11ステップで収束を起こす．これは，glm(....,control=glm.control(maxit=20))．とすることで可能となる．

逸脱度分析表において注意すべき点は，3次式では逸脱度が十分な改善を示すことである．しかし一度含まれると，年齢グループを加えてもこれ以上の改善を示さなくなる．プロットだけで判断できるだろう．

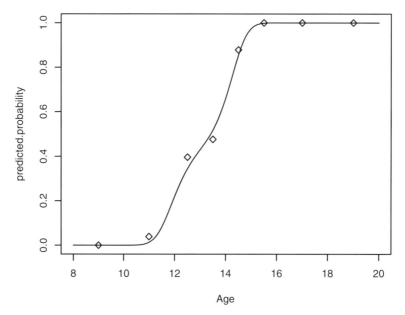

図13.4 menarche データにおけるロジット3次曲線

■ 13.8 演 習

13.1 malaria のデータセットにおいて，年齢と対数変換した抗体レベルを説明変数としたマラリアのリスクに関する分析をせよ．

13.2 gvhd 反応を予測する graft.vs.host のデータセットにロジスティック回帰モデルをあてはめよ．index 変数は何通りか変換をせよ．また後ろ向き法によるモデル変数の削減をせよ．

13.3 malaria と graft.vs.host のデータの分析において，confint 関数を用いて，改善した回帰係数の信頼区間を探せ．

13.4 演習8.2のロッキー山紅斑熱の続きで，データを年齢グループにより分割すると以下の表が示される．ここで示された結果は，前掲の分析を支持するだろうか？

	西部型		東部型	
年齢	合計	死亡	合計	死亡
15歳未満	108	13	310	40
15−39歳	264	40	189	21
40歳以上	375	157	162	61
	747	210	661	122

13.5 プロビット回帰分析はロジスティック回帰に類似しているが，別の種類のリンク関数を用いる．このリンク関数を用いて，データセット juul にある menarche 変数の分析をせよ．モデルのあてはまりは改善するだろうか？

第 14 章

生存分析

　生存時間の分析は，生物学や医学ではとくに重要なトピックであるが，工学分野においても信頼性の分析（故障までの時間）という点で重要である．これらのデータは正規分布にほとんど従わないため，標準的な回帰分析を適用することは難しい．

　生存時間データは打ち切り例を含んでいることから，正確な生存時間を調べあげることができない．そのため，見切りや見込みにより作成されたデータにすぎないという批判的な意見もある．たとえば，がんに関する研究での生存時間は，「患者の生存情報の追跡に失敗した」，あるいは「研究の期間中に生存していたにすぎない」とみなされてしまうおそれがある．一般の統計分析では，この打ち切り例を無視することで誤差を生じ，過度な結果となってしまうことがある．たとえば，追跡期間の終わりに新しい治療法が導入された場合，ほとんどすべての患者の観察時間は打ち切りによって短縮されてしまうだろう．

14.1 基本的な概念

X を真の生存時間とし，T を打ち切り時間とする．観察したものは X と T のいずれかの最小値である．T はランダムな変数であるか，研究条件や背景に依存する固定値となることができる．しかし，T がランダムなら，この章で紹介する方法に応用するには，一般に"情報がない"ということになる．研究対象以外の原因で死亡した場合，死亡率を計算する上では打ち切りとして扱われるが，そのような場合はその"ほかの原因"が分析対象の病状とは関連がないことをはっきりとさせることが重要である．

生存関数 $S(t)$ は，任意の時間における生存確率を示すものである．それは，ちょうど 1 から X の累積分布関数を引いた $1 - F(t)$ で表される．

ハザード関数，あるいは死亡力と呼ばれる $h(t)$ は，対象者が生存している時間 t における微小時間の間に死亡するリスクを測るものである．もし，生存時間分布が密度 f によって与えられる場合，$h(t) = f(t)/S(t)$ となる．これは生存時間の平均値や中央値よりも基本的な量とみなされ，モデルの基礎として用いられる．

14.2 生存オブジェクト

ここでは，Terry Therneau によって作成され，Thomas Lumley によって R に組み込まれた survival というパッケージを用いる．このパッケージでは，先進的な技法を数多く実行している．ここでは，その機能の一部を用いる．

survival パッケージをロードするには次のようにする．

```
> library(survival)
```

(ISwR パッケージから lung データセットがマスクされるという警告が出るが，問題ない．)

survival を用いて分析する際には，観察時間と打ち切り情報を含んだデータ構造であるクラス Surv のオブジェクトを用いる．Surv オブジェクトは観察時間とイベント情報の 2 つの引数をとる Surv 関数を用いて作成される．イベント情報は，論理値変数，あるいは 0/1 や 1/2 の値をとる数値変数によって指定できる．Surv では，もしすべての変数の値が 1 であった場合，0/1 形式であるとみなすため，1/2 の形式は勧められない．

実際には，Surv 関数に 3 つの引数を与えることもある．観察開始時間と観察終了時間のデータを入れる必要があったり，区間打ち切り（たとえば疾病に関する検査を一定時間ごとに繰り返すような場合で，2 つの日付の間のどこかでイベントが起こった，ということだけがわかるときなど）のデータを扱う必要があるときである．

K. T. Drzewiecki らが集め，Anderson ら（1991）によって再編された melanom というデータを用いる．データは以下のように利用できる．

```
> attach(melanom)
> names(melanom)
[1] "no"     "status" "days"   "ulc"    "thick"  "sex"
```

変数 status は研究の終了時点での患者の状態を示す指標である．1は，悪性黒色腫により死亡した患者であり，2は1978年1月時点で生存していること，そして3はそのほかの原因で死亡したものを表している．変数 days は観察期間を日単位で示す変数であり，変数 ulc は腫瘍が潰瘍化したかどうか（1が潰瘍化あり，2がなし），変数 thick は 1/100 mm 単位での厚み，変数 sex は患者の性（1が女性，2が男性）をそれぞれ示している．

変数 status の値2と3を打ち切りとする Surv オブジェクトを作成する．これは以下のようになる．

```
> Surv(days, status==1)
   [1]   10+    30+    35+    99+   185    204    210    232    232+   279
  [11]  295    355+   386    426   469    493+   529    621    629    659
  [21]  667    718    752    779   793    817    826+   833    858    869
...
[181] 3476+ 3523+ 3667+ 3695+ 3695+ 3776+ 3776+ 3830+ 3856+ 3872+
[191] 3909+ 3968+ 4001+ 4103+ 4119+ 4124+ 4207+ 4310+ 4390+ 4479+
[201] 4492+ 4668+ 4688+ 4926+ 5565+
```

Surv オブジェクトは，上記のようなフォーマットで出力される．"+"は打ち切り観察例を示している．たとえば，10+ は，10日間は悪性黒色腫で死亡していないことを意味し，それ以降の情報は明らかでないことになる．実際には，この例はほかの原因で死亡している．一方，185 は，患者が手術後半年あまりで悪性黒色腫が原因で死亡していることになる．

Surv に関する2つ目の引数は論理値ベクタであることに注意しよう．悪性黒色腫で死亡した者は status==1 が TRUE となり，それ以外は FALSE となる．

14.3 Kaplan–Meier 推定量

Kaplan–Meier 推定量は右側打ち切り（最大観測期間までにイベントが発生しないサンプル）の存在下でも，生存関数の推定を可能にし，積・極限推定量（product-limit estimator）とも呼ばれる．これは，打ち切り観察例や死亡例がない区間ごとに，条件つきの生存確率を掛け合わせるからである．これは時間 t において死亡例があり，そのときまでに打ち切りされていない生存者が R_t のときに $(1-1/R_t)$ 倍に減少していく階段的な関数となる．

生存関数のための Kaplan–Meier 推定量は survfit 関数によって計算される．もっとも単純な形は，Surv オブジェクトを唯一の引数としてとる．そして survfit オブジェクトを返す．上述したように，ほかの原因で死亡したものを打ち切りの1つとして扱うと以下のようになる．

```
> survfit(Surv(days,status==1))[1]
Call: survfit(formula = Surv(days, status == 1))
```

訳注1 Rの最近のバージョンでは，パッケージのバージョンアップに伴いオプションの指定方法が変更されている．この例と同じ出力を得るためには，print(survfit(Surv(days,status==1))~1),show.rmean=T) とする．

```
         n   events  median  0.95LCL  0.95UCL
       205       57     Inf      Inf      Inf
```

ここに示したように，survfit 関数のみの出力は，lm 関数と同様にほとんど情報をもたらさない．ここでは，わずかな要約統計量と生存時間に関する中央値の推定量を知ることができるのみである．しかも，ここでは後者の推定量は無限となっており，有用な情報を与えない．すべての患者が打ち切りになるまで，生存関数曲線は 50% を下回ることはない．"rmean"[2] で示されている平均値の最終的な推定量が算出されているのは，生存関数が最後の観察時間の後にゼロになるような設定によるものである．

実際の Kaplan-Meier 推定量を得るためには，survfit オブジェクトに summary 関数を用いる．ここではまずはじめに survfit オブジェクトを，surv.all と名前をつけた変数に保存した．名前の由来は患者の特性にかかわらず，すべての患者に対する生存関数を含んでいるためである．

```
> surv.all <- survfit(Surv(days,status==1))[3]
> summary(surv.all)
Call: survfit(formula = Surv(days, status == 1))

 time n.risk n.event survival std.err lower 95% CI upper 95% CI
  185    201       1    0.995 0.00496        0.985        1.000
  204    200       1    0.990 0.00700        0.976        1.000
  210    199       1    0.985 0.00855        0.968        1.000
  232    198       1    0.980 0.00985        0.961        1.000
  279    196       1    0.975 0.01100        0.954        0.997
  295    195       1    0.970 0.01202        0.947        0.994
 ...
 2565     63       1    0.689 0.03729        0.620        0.766
 2782     57       1    0.677 0.03854        0.605        0.757
 3042     52       1    0.664 0.03994        0.590        0.747
 3338     35       1    0.645 0.04307        0.566        0.735
```

これは各イベント（死亡）時点における生存関数の値である．打ち切り時間は表示されていないが，survfit オブジェクトに含まれており，censored=T を summary に渡すことで得ることができる．（詳細は summary.survfit のヘルプページを参照されたい．）

Kaplan-Meier 推定量は階段関数で，その跳躍点（段差）は time で，その段差の大きさは survival でそれぞれ与えられる．さらに，曲線の標準誤差の推定量と真の曲線の信頼区間の両方が出力されている．

一般に，Kaplan-Meier 推定量はその数値よりもグラフ表示に分析時の関心が集まっていることが多い．図 14.1 を表示するには次のように単純に書けばよい．

```
> plot(surv.all)
```

曲線上のマーキングは，打ち切り時間を示しており，上下の破線はおおよその信頼区

---

[2] "rmean" は "restricted mean" の略である．詳細については print.survfit 関数のヘルプを参照．
[3] 最近のバージョンの R でエラーが出る場合には，surv.all <- survfit(Surv(days,status==1)~1) とする．

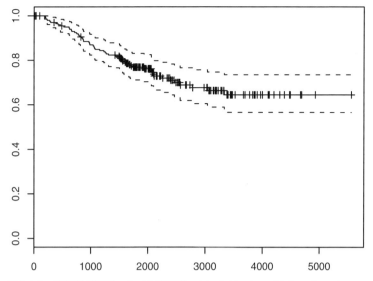
図 14.1　悪性黒色腫データ（全観察データ）の Kaplan‐Meier プロット

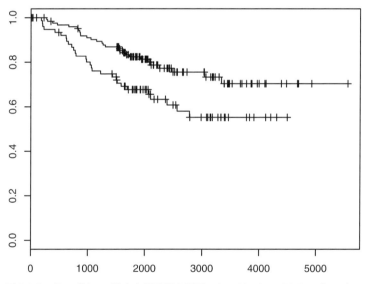
図 14.2　性でグループ化した悪性黒色腫データの Kaplan‐Meier プロット

間を与えている．細かく見ると，推定値に対して信頼区間が非対称になっている．それらは対数目盛りでは対称的な間隔となっているものをもとのスケールに戻しているためである．

2つ以上の生存関数を同じ図表上に示すと，直接的に比較することができるので有用なことが多い（図 14.2）．生存関数を性別で描画するには，次のようにする：

```
> surv.bysex <- survfit(Surv(days,status==1)~sex)
> plot(surv.bysex)
```

ここで，daysやstatusから算出される生存オブジェクトが性別によって記述されることをはっきりさせるために，lmとglmと同様にモデル式を使う．ここでは曲線に対する信頼区間がない．2つ以上の曲線があるときには，グラフを複雑にしないために表示されないが，conf.int = Tをplotに渡すことで表示することができる．異なる色を曲線ごとに設定するほうが見やすくなる．具体的には次のようになる．

```
> plot(surv.bysex, conf.int=T, col=c("black","gray"))
```

同様に，単一の曲線をグラフ表示する際に，conf.int=Fと設定することで，信頼区間を表示しないこともできる．99%信頼区間を表示したい場合，conf.int=0.99をsurvfitに渡せばよい．なお，信頼区間の幅の設定はこのようにsurvfit関数に対する引数で行われる（信頼区間の上限，下限を計算する必要があるため）のだが，それをグラフにプロットするかどうかはplot関数に対する同名の引数で制御されることに注意しよう．

■ 14.4　ログランク検定

ログランク検定は2つ以上の生存曲線が同一かどうか（差がないかどうか）を検定するために用いられる．各死亡時点における，生存者数と，各群の期待死亡割合をもとに計算される．各死亡時点を合計した期待死亡数と観察死亡数をχ^2検定と同様の方法で比較する．（ただし，まったく同じではない．）このとき，期待値と観察値の解釈がやや特異であることに注意が必要である．死亡率の差が十分に大きい場合，同じ人がトライアル中にいくつかの時点で死亡することが"期待"される．仮に対象集団が打ち切りなしで全員死亡したとすれば，観察死亡数は規定された集団サイズと同様であり，期待値は完全にランダムに変化する．

検定統計量の分布が「比較グループ間では生存関数が共通である」という仮定をもとにしているため，ログランク検定は形式的にはノンパラメトリックである．ところが，比例ハザード性という仮定のもとではモデルベースの検定とみなすことができる（14.1節参照）．ハザード自体が未知であっても，それが各グループで比例しているという仮定が成り立つのであれば，セミパラメトリックモデルに従い分析することができる．すなわち，比例係数が一貫しているという検定からログランク検定を導くことができる．ログランク検定はこのような帰無仮説に対してもっともよく働く．

ログランク検定を実行するには，関数survdiffを用いる．これは引数ρによって規定される複数のテスト群を実施する関数であり，さまざまな非比例ハザードを帰無仮説に用いることができるが，デフォルト値である$\rho = 0$の場合はログランク検定を与える．

```
> survdiff(Surv(days,status==1)~sex)
Call:
survdiff(formula = Surv(days, status == 1) ~ sex)

        N Observed Expected (O-E)^2/E (O-E)^2/V
sex=1 126       28     37.1      2.25       6.47
```

```
sex=2  79       29      19.9     4.21       6.47
 Chisq= 6.5  on 1 degrees of freedom, p= 0.011
```

線形モデルや一般化線形モデルに似たモデル式を用いて式を指定する．検定はグループデータのみを用いることができるが，いくつかの変数を右辺に含めた場合には，説明変数のすべての組み合わせで分けられた集団で比較する分析が行われる．また，ファクタとグループ番号を格納した数値変数は区別されない．同じことが survfit にもあてはまる．

観察値と期待値の計算が各層で実施されるような，層別分析を指示することも可能である．たとえば以下のように，潰瘍形成により層別し，性の効果についてログランク検定を行うことができる．

```
> survdiff(Surv(days,status==1)~sex+strata(ulc))
Call:
survdiff(formula = Surv(days, status == 1) ~ sex + strata(ulc))

        N Observed Expected (O-E)^2/E (O-E)^2/V
sex=1 126       28     34.7      1.28      3.31
sex=2  79       29     22.3      1.99      3.31
Chisq= 3.3  on 1 degrees of freedom, p= 0.0687
```

この結果は，性について有意差がないことを示していることに注意されたい．説明を加えると，男性は女性より病状が進んだ状態で治療を探す．そのため病気の進行度により調節すると，性差は有意でなくなったと考えられる．

14.5　Cox 比例ハザードモデル

Cox 比例ハザードモデルでは，lm や glm と同様の回帰モデルを用いて生存データ分析を行うことができる．直線性が仮定される尺度は対数ハザード尺度である．モデルは Cox 尤度の最大化により決定される．これは真の尤度ではないが，その1つとして用いることができると示されている．これは各死亡時点における観察死亡の条件つき尤度の積として，ログランクテストと同様の考え方で計算される．

最初の例のように，性の単回帰モデルを想定すると以下のようになる．

```
> summary(coxph(Surv(days,status==1)~sex))
Call:
coxph(formula = Surv(days, status == 1) ~ sex)

  n= 205

     coef exp(coef) se(coef)    z     p
sex 0.662      1.94    0.265 2.50 0.013

    exp(coef) exp(-coef) lower .95 upper .95
sex      1.94      0.516      1.15      3.26

Rsquare= 0.03   (max possible= 0.937 )
Likelihood ratio test= 6.15  on 1 df,   p=0.0131
```

```
Wald test              = 6.24  on 1 df,   p=0.0125
Score (logrank) test = 6.47  on 1 df,   p=0.0110
```

coef は，2 つのグループ間について比較した，ハザード比 exp(coef) の対数による推定値である．その次の行は，比の逆数（グループを入れ替えた場合）と，ハザード比の信頼区間を与える．最後の分析では，全体的なモデルの効果に関する検定結果が 3 つ表示される．これらは，大きなサンプルではすべて同様な結果を示すが，小さなサンプルでは差が見られる．Wald 検定は，推定された係数をその標準誤差で割ることで求める z 検定と同一の検定である．一方，Score 検定はモデルに含まれるグループが単純に 1 つだけの場合に限れば，ログランク検定と同等の検定である．

モデルを少し応用する例として，連続値と層別変数の共変量を含んでいるような場合は，下記のように入力する．

```
> summary(coxph(Surv(days,status==1)~sex+log(thick)+strata(ulc)))
Call:
coxph(formula = Surv(days, status == 1) ~ sex + log(thick) +
    strata(ulc))

  n= 205

           coef exp(coef) se(coef)    z      p
sex        0.36      1.43    0.270 1.33 0.1800
log(thick) 0.56      1.75    0.178 3.14 0.0017

           exp(coef) exp(-coef) lower .95 upper .95
sex             1.43      0.698     0.844      2.43
log(thick)      1.75      0.571     1.234      2.48

Rsquare= 0.063   (max possible= 0.9 )
Likelihood ratio test= 13.3  on 2 df,   p=0.00130
Wald test            = 12.9  on 2 df,   p=0.0016
Score (logrank) test = 13.0  on 2 df,   p=0.00152
```

先ほどの解析では有意差が示された変数 sex は，この結果では有意な差が消失していた．

Cox モデルは，生存曲線ごとに，ベースラインのハザード関数を仮定している．層別して分析すると，各層で 1 つの曲線を引くことができる．それらは，coxph の出力をもとに，survfit を用いて抽出することができ，もちろん survfit のオブジェクトを描写する関数を用いればプロットすることもできる（図 14.3）．

```
> plot(survfit(coxph(Surv(days,status==1)~
+                log(thick)+sex+strata(ulc))))
```

survfit のデフォルト設定に従うと，共変量が平均値と仮定した標本の曲線を生成する．先ほどの例は，腫瘍の厚さが 1.86mm で性が 1.39（！）という条件で計算されている．これは sex をファクタとして設定していないためであるが，それでも結果に大きな差はないであろう．というのも，coxph はモデルにあてはめる前に説明変数の平均値をデータから引くため，1/2 とコーディングしても（処理対比によって

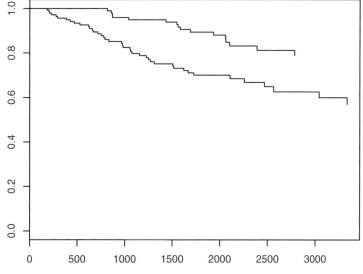

図 14.3　層別化された Cox 回帰におけるベースライン生存曲線
（潰瘍化した腫瘍，および潰瘍化していない腫瘍）

ファクタから生成される）0/1 の場合と結果は同じである．ここで生存曲線を別のデータに基づいて描画したい場合は，survfit の newdata 引数を使う．

14.6　演習

14.1 graft.vs.host データセットで，GVHD の有無別に生存関数を推定せよ．両群で生存が同じであるという仮説を検証すること．そのほかの説明変数をモデルに組み入れて，分析を進めよ．

14.2 この章の最後に紹介した Cox モデルを用いて，非潰瘍性腫瘍の厚さが 0.1 mm，0.2 mm，0.5 mm の男性における生存曲線を推定せよ．（3 つの曲線を 1 つの図中に入れること．）ヒント：survfit オブジェクトから各層を抽出するために，[ ] を用いることができる．

14.3 stroke データに対して，age と sex を予測因子とした Cox モデル，および sex だけを予測因子としたモデルの両方をあてはめ，違いを説明せよ．

14.4 演習問題 10.4 で分割されたデータを用いて，遅延登録（delayed entry）をともなう Cox モデルを stroke データにあてはめることができる．help(Surv) を実行することで，そのような場合に Surv オブジェクトを作る方法を知ることができるので，このデータに前の演習問題のモデルを再度あてはめてみよ．

第 15 章

率とポアソン回帰

　疫学研究ではよく率を計算することがある．代表的なものは慢性，急性疾患の罹患率や死亡率であるが，これらは一定の期間内に生じるイベントの数に基づいて計算される．ポアソン回帰はこのようなデータの統計解析に頻用される．しかし，実際にイベントを数えて得られたデータではなく，あるイベントが発生するまで（もしくは発生しない間）の時間を計測して得られたデータについても，形式的には同一のテクニックで解析することができる．

15.1 基本概念

私たちが解析したいデータは，2つの形式のどちらかになる．1つめの形式は人年 T からの現象の観察数 x という形で集計（*aggregate*）されたものである．人年は人口の表から近似的に計算された値になることもよくある．もちろんグループが1よりも多いこともあり，そのような場合には別々のグループの率を記述するさまざまなモデルを作成したくなるだろう．

もう1つの形式として，私たちは対象者個別のデータをもっている場合もある．それぞれの対象者について，観察期間 T_i と，対象者にイベントが起こったかを0/1で示す指標である x_i がある．集計されたデータは，$x = \Sigma x_i$, $T = \Sigma T_i$ として，それぞれのグループに属するすべての個体について合計をとったものとしてかける．

15.1.1 ポアソン分布

ポアソン分布は，二項分布の特別な場合として記述することができる．期待成功回数 $\lambda = Np$ が固定された状態で，サイズを示すパラメータ N が増加した場合である．これは大きな人口から発生する稀なイベントを記述する際に有用である．この分布の点の確率は以下のように書ける．

$$f(x) = \frac{\lambda^x}{x!} e^{-\lambda} \quad x = 0, 1, \ldots$$

この分布は理論的には有界ではないが，大きな x に対しても確率は非常に小さくなる．R においては，ポアソン分布は dpois, ppois 等の関数で利用することができる．

疫学データの場合，通常興味があるパラメータは単位観測時間当たりの予測計測数，すなわちイベントが起こる率である．これにより，人口が違ったり，観察期間が異なる集団同士を比較することができる．したがって，私たちはポアソン分布を以下のパラメータ ρ を用いて表現することができる：

$$\rho = \lambda / T$$

λ を用いて率を表していることに注意してほしい．dpois 関数の引数名と一致するようにこの表現とした．

ポアソン尤度

ポアソンモデルには，最尤法によってデータをあてはめることができる．ρ を用いると，対数尤度は以下のようになる．

$$l(\rho) = \text{定数項} + x \log \rho - \rho T$$

これは，$\rho = x/T$ のときに最大となる．この対数尤度は，同様に項を加えていくことで，いくつかの計数値を含むモデルに一般化できる．

15.1.2 ハザードが一定である生存時間分析

対象者の死亡以外にもイベントとして扱える事象は多くあるが，便宜上，この項では死亡率に関する研究に用いられる用語を使って説明する．

14 章で示したように，記法の変化を別にすれば，対象者個別のデータは本質的には生存データと同じものである．違いの 1 つは，率の解析では，ハザードは時間経過とともに変化しない，あるいは少なくとも急激には変化しない，という仮定を合理的におくことができる場合が多い，という点である．率は比較的短い期間で測定されることが多く，またその期間の開始は通常，病気の発症や大きな手術のような，人生を変えるイベントに結び付けられてはいない．

もしハザードが一定であるなら，生存時間の分布は密度 $\rho e^{-\rho t}$，生存関数 $e^{-\rho t}$ の指数分布となる．

尤度解析

打ち切りがあるデータの尤度は，死亡した時点での死亡の確率密度か，打ち切り例では打ち切り時の生存確率のどちらかの項を用いて作ることができる．ハザードが一定の場合は，この 2 つの項は，要因 ρ の有無だけが異なるが，都合がよいことにこれはイベントの有無を表す x_i を用いて表現することができる．そのため対数尤度項は以下のようになる．

$$l(\rho) = x_i \log \rho - \rho T_i$$

ρ に依存しない定数項を除けば，計測数が 1（死亡）と 0（打ち切り）で表現されるとき，この式はポアソン尤度と形式的に同じものである．このすごい「トリック」により，ハザードが一定である生存データはポアソン回帰の方法で解析することができる．

このトリックは，ハザードが区分定数である場合に拡張することができる．ある被験者の生存期間が $T_i = T_i^{(1)} + \cdots + T_i^{(k)}$ のように分割され，ハザードがそれぞれの期間内では一定であると仮定される場合を考えよう．対応する対数尤度項は

$$l(\rho_1,\ldots,\rho_k) = \sum_{j=1}^{k}(x_i^{(j)} \log \rho_j - \rho_j T_i^{(j)})$$

となり，$x_i^{(j)}$ のうち最初の $k-1$ 個は 0 となり，最後の $x_i^{(k)}$ だけが 0 または 1 となる．この式をこのように込み入った形式で書く理由は，こう書くと尤度への貢献はまるで k 例の被験者がいて，そのうち最初の $k-1$ 例が打ち切りであったかのようであることが明らかになるためである．

これが，1 人の被験者の観察期間を複数の仮想的な被験者からの観察に分割する時間分割（time-splitting）テクニックの背景にある原理である．

区分定数のハザードをもつモデルは尤度法を用いて，ポアソン分布由来であるかのようにして当てはめ，解析できるとはいえ，それはモデルのすべての側面に拡大されるものではない．たとえば，あるコホートをその消滅まで追跡したような場合，当然イベントの総数は固定されるが，対応するポアソンモデルではイベント数の合計はポアソン分布に従うものと仮定される．どちらのモデルも率，つまり時間あたりの計測

数を取り扱うが，計測数や時間にどの程度の範囲でランダムな変動があるとするかが異なる．データが高頻度で打ち切りとなる（すなわち，イベントがまれなものである）場合，生存モデルはポアソンモデルでよく近似されるようになる．

■ 15.2　ポアソンモデルのあてはめ

一般化線形モデル（13.1節参照）には，ポアソン分布が含まれ，通常は対数リンク関数が使われる．これは数学的にも便利で，またとても自然な選択である．なぜならこれにより線形予測子が実数の全範囲にわたることが許されるためである．率の対数は以下のような形式でモデル化することができる．

$$\log \rho = \beta_0 + \beta_1 x_1 + \beta_2 x_2 + \ldots \beta_k x_k$$

glm関数は率よりも予測計測数のモデル式を必要とするため，以下のようにする．

$$\log \lambda = \beta_0 + \beta_1 x_1 + \beta_2 x_2 + \ldots \beta_k x_k + \log T$$

多くのポアソンモデルの特徴は，線形予測子に「オフセット」を含むことであり，上記の場合は$\log T$がそれにあたる．この回帰計数は1に固定されているので，説明変数に項を含めることとは異なることに注意してほしい．

以下の例は，Erling B. Andersen（1977）で使われたものである．4つのデンマークの都市における肺がんの率を年齢ごとにとったもので，ISwRパッケージにeba1977として収録している．

```
> names(eba1977)
[1] "city" "age"  "pop"  "cases"
> attach(eba1977)
```

肺がん症例の率に対する年齢と都市の乗数的影響をあてはめるため，ロジスティック回帰の場合とほぼ同様に，glm関数を用いる．もちろん，family引数はポアソン分布するデータに合わせて変更する必要がある．また，4つの都市で異なる年齢別人口を考慮するため，オフセットを含める必要がある．

```
> fit <- glm(cases~city+age+offset(log(pop)), family=poisson)
> summary(fit)
Call:
glm(formula = cases ~ city + age + offset(log(pop)), family=poisson)

Deviance Residuals:
    Min       1Q   Median       3Q      Max
-2.63573  -0.67296  -0.03436  0.37258  1.85267

Coefficients:
            Estimate Std. Error z value Pr(>|z|)
(Intercept) -5.6321     0.2003 -28.125  < 2e-16 ***
cityHorsens -0.3301     0.1815  -1.818   0.0690 .
cityKolding -0.3715     0.1878  -1.978   0.0479 *
cityVejle   -0.2723     0.1879  -1.450   0.1472
```

```
age55-59        1.1010      0.2483   4.434 9.23e-06 ***
age60-64        1.5186      0.2316   6.556 5.53e-11 ***
age65-69        1.7677      0.2294   7.704 1.31e-14 ***
age70-74        1.8569      0.2353   7.891 3.00e-15 ***
age75+          1.4197      0.2503   5.672 1.41e-08 ***
---
Signif. codes:  0 '***' 0.001 '**' 0.01 '*' 0.05 '.' 0.1 ' ' 1

(Dispersion parameter for poisson family taken to be 1)

    Null deviance: 129.908  on 23  degrees of freedom
Residual deviance:  23.447  on 15  degrees of freedom
AIC: 137.84

Number of Fisher Scoring iterations: 5
```

今回は，オフセットはモデル式に含めたが，下記のように別の引数として指定することもできる．

```
glm(cases~city+age, offset = log(pop), family=poisson)
```

"Coefficients:" と書かれた表には，線形予測子ごとの回帰係数が，それぞれの標準誤差と z 検定とともに記載されている．これらは通常の重回帰分析やロジスティック回帰分析と同様に解釈することができる．説明変数は両方ともファクタであり，処理対比（12.3節参照）を用いているから，この係数はそれぞれ，Fredericia 市および年齢層 40 ～ 54 歳に対する率の対数の差（すなわち，率比の対数）を表している．

切片項は Fredericia における 40 歳～54 歳のグループにおける率の対数を表している．私たちはオフセットとして，人年ではなく人口を用いたが，そのデータにおけるイベントは 1968-1971 年の 4 年間をカバーしているため，この率は 4 人年あたりの値であることに注意が必要である．

あてはまりの良さに関する統計量は，残差の逸脱度を記載された自由度の χ^2 分布と比較することで与えられる．この統計量は，一般にすべてのセルにおける期待度数が 5 を上回る場合に妥当なものと考えられる．すなわち，

```
> min(fitted(fit))
[1] 6.731286
> pchisq(deviance(fit), df.residual(fit), lower=F)
[1] 0.07509017
```

こうすることで，私たちはこのモデルがデータに，受け容れられる程度にはあてはまっていると知ることができる．もちろん，summary の出力から残差逸脱度と自由度を読み取ることもできる：

```
> pchisq(23.45, 15, lower=F)
[1] 0.07504166
```

係数の表から，年齢が影響することは明らかだが，都市が影響するかどうかは明らかではない．私たちは drop1 を使うことで，それぞれの項に対して χ^2 検定を行い，逸脱度の変化をみることができる．

```
> drop1(fit, test="Chisq")
Single term deletions

Model:
cases ~ city + age + offset(log(pop))
       Df Deviance    AIC     LRT  Pr(Chi)
<none>      23.447 137.836
city    3   28.307 136.695   4.859  0.1824
age     5  126.515 230.903 103.068  <2e-16 ***
...
```

年齢が有意であることにはほとんど驚かないが，都市項はどうやら有意ではないようだ．しかし，もしFredericiaでは他の3つの都市よりもがんの発生率が高いと自然に予想されうるのであれば，3つの都市を1つにまとめて以下のように分析をすることでそれを確認することができる：

```
> fit2 <- glm(cases~(city=="Fredericia")+age+offset(log(pop)),
+             family=poisson)
> anova(fit, fit2, test="Chisq")
Analysis of Deviance Table

Model 1: cases ~ city + age + offset(log(pop))
Model 2: cases ~ (city == "Fredericia") + age + offset(log(pop))
  Resid. Df Resid. Dev Df Deviance P(>|Chi|)
1        15    23.4475
2        17    23.7001 -2  -0.2526    0.8814
> drop1(fit2, test="Chisq")
Single term deletions

Model:
cases ~ (city == "Fredericia") + age + offset(log(pop))
                    Df Deviance     AIC     LRT  Pr(Chi)
<none>                  23.700  134.088
city == "Fredericia" 1  28.307  136.695   4.606  0.03185 *
age                  5 127.117  227.505 103.417  < 2e-16 ***
...
```

この結果によると，Fredericia以外の3つの都市をまとめて解析したところ，Fredericiaは有意に他の都市とは異なることが示されている．あるいは，`fit2`の係数を直接見てもよい．

```
> summary(fit2)
...
Coefficients:
                         Estimate Std. Error z value Pr(>|z|)
(Intercept)              -5.9589     0.1809 -32.947  < 2e-16 ***
city == "Fredericia"TRUE  0.3257     0.1481   2.200   0.0278 *
age55-59                  1.1013     0.2483   4.436 9.17e-06 ***
age60-64                  1.5203     0.2316   6.564 5.23e-11 ***
age65-69                  1.7687     0.2294   7.712 1.24e-14 ***
age70-74                  1.8592     0.2352   7.904 2.71e-15 ***
age75+                    1.4212     0.2502   5.680 1.34e-08 ***
...
```

p値 0.0278 が得られている．これは，`drop1`で得られた 0.03185 とほぼ合致するが，これらは異なる漸近的な仮定に基づいているため，2つのp値は完璧には一致しない．

さらに，Fredericia が他の都市よりもより有害であると予想しているのであって，より害が少ないといいたいわけではないので，半分の値の p 値が得られる片側検定の方が適切であるという議論をすることもできる．しかしながら，そのような議論は根拠が薄弱となる．Andersen は論文中で，Fredericia を他の都市と比べた検定を行う可能性について記載しているが，「Fredericia がより危険な都市であることが自明であるとする理由はない」という意見とともに，p 値を示すことはしていない．

ポアソン回帰分析の結果は推定値の exp() ををとって，率比で表現することが好まれる場合がある．これは，13.4 節でロジスティック回帰分析の結果をオッズ比で表現したことと似ている．切片項は実際には比ではなく単なる率となり，またファクタでない共変量については，係数は共変量の「1 単位の」変化あたりの相対的変化量であることを理解する必要がある．非線形の変換のため，標準誤差は有用ではないが，そのかわりに係数の信頼区間を以下のように計算することができる：

```
> cf <- coefficients(summary(fit2))
> est <- cf[,1]
> s.e. <- cf[,2]
> rr <- exp(cbind(est, est - s.e.*qnorm(.975), est
+                      + s.e.*qnorm(.975) ))
> colnames(rr) <- c("RateRatio", "CI.lo","CI.hi")
> rr
                          RateRatio        CI.lo       CI.hi
(Intercept)             0.002582626  0.001811788  0.003681423
city == "Fredericia"TRUE 1.384992752  1.036131057  1.851314957
age55-59                3.008134852  1.849135187  4.893571521
age60-64                4.573665854  2.904833526  7.201245496
age65-69                5.863391064  3.740395488  9.191368903
age70-74                6.418715646  4.047748963 10.178474731
age75+                  4.142034525  2.536571645  6.763637070
```

実際には，confint 関数を用いることで，よりよく計算をすることができる．この関数は，漸近的な標準誤差を正規分布により近似するかわりに尤度関数のプロファイリングを用いて信頼区間を求める．

```
> exp(cbind(coef(fit2), confint(fit2)))
Waiting for profiling to be done...
                                           2.5 %       97.5 %
(Intercept)             0.002582626  0.001776461  0.003617228
city == "Fredericia"TRUE 1.384992752  1.029362341  1.841224091
age55-59                3.008134852  1.843578634  4.902339637
age60-64                4.573665854  2.912314045  7.248143959
age65-69                5.863391064  3.752718226  9.256907108
age70-74                6.418715646  4.053262281 10.234338998
age75+                  4.142034525  2.527117848  6.771833979
```

今回のケースでは，漸近的な正規近似がうまくいく条件であったので，2 つの出力にはほとんど差はない．しかし，いくつかのセルの計数の期待値が低く，いくつかの係数がうまく決定されなかったような場合には，相当な差が生じる可能性がある．

■ 15.3　率の計算

　ここで，10章で論じたWelsh地方のニッケル精錬工場労働者のデータに戻ろう．10章では，個人ごとの生存時間データを細かく分割して，ewratesデータセットにある標準死亡率の表と適切に結合する方法を論じた．

　この再構成の結果は，nickel.expandデータセットに格納されている．これには多くの，短い期間のデータが以下のように含まれている：

```
> head(nickel.expand)
  agr  ygr  id icd exposure     dob   age1st    agein  ageout lung
1  20 1931 325   0        0 1910.500 14.0737 23.7465      25    6
2  20 1931 273   0        0 1909.500 14.6913 24.7465      25    6
3  20 1931 110   0        0 1909.247 14.0302 24.9999      25    6
4  20 1931 574   0        0 1909.729 14.0356 24.5177      25    6
5  20 1931 213   0        0 1910.129 14.2018 24.1177      25    6
6  20 1931 546   0        0 1909.500 14.4945 24.7465      25    6
  nasal other
1     0  3116
2     0  3116
3     0  3116
4     0  3116
5     0  3116
6     0  3116
```

　同一人物のデータが，より進んだ年齢層で再度あらわれる．たとえば，idが325である人のすべてのデータは下記となる．

```
> subset(nickel.expand, id==325)
    agr  ygr  id icd exposure    dob   age1st   agein  ageout lung
1    20 1931 325   0        0 1910.5 14.0737 23.7465 25.0000    6
13   25 1931 325   0        0 1910.5 14.0737 25.0000 30.0000   14
172  30 1936 325   0        0 1910.5 14.0737 30.0000 35.0000   30
391  35 1941 325   0        0 1910.5 14.0737 35.0000 40.0000   81
728  40 1946 325 434        0 1910.5 14.0737 40.0000 43.0343  236
    nasal other
1       0  3116
13      0  3024
172     1  3188
391     1  3549
728     3  3643
```

　これによると，この対象者は23.7歳のときに研究対象に入り，43歳で死亡するまで，5つの年齢グループを通じて追跡されたことがわかる．

　変数ygrはそれぞれの年齢グループに入ったときの年を表しているので，この対象者は1953年に死亡しているが，最後の行は1946-1950年に属する，とコードされている．

　325番の対象者の最後の行では，icd変数は434としてコードされている．これは国際疾病分類バージョン7のコードで，「その他の詳細が不明な心疾患」が死因であ

訳注1　この対象者はdob変数によると1910年生まれなので，40歳になったときは1950年であり，ygrは1941-1945，1946-1950，1951-1955というような5年刻みの期間をそれぞれの最初の年で表している変数なので，1946-1950年のグループ，ということになる．

ることを示している．ここでの解析の目的は肺がんであり，そのコード番号は162および163であるから，死因がこのうちどれかであるかどうか，を表す変数を以下のように定義する．（実行中，attachをするときに，lungオブジェクトがpackage:ISwRからマスクされるという警告メッセージが出るだろう．）

```
> nickel.expand <- within(nickel.expand,
+     lung.cancer <- as.numeric(icd %in% c(162,163)))
> attach(nickel.expand)
```

%in% 演算子は，演算子の左側にある要素のそれぞれについて，その値が右側にあるベクタに含まれている場合にTRUE，そうではない場合にFALSEとなるような論理ベクタを返す．icd変数にNAが含まれている場合には，この演算子を使用することは若干危険であるが，今回使用しているデータについてはNAはない．このデータをあとでポアソン計数値のように使っていくので，0と1に変換している．（この変換は必ずしも必要ではない．）lung.cancerをエンドポイントとして使うため，他のすべての死因による死亡は，死因「不明」である場合も含めて，打ち切りとして取り扱われることに注意しよう．

それぞれの行からはageout - ageinとして曝露期間の人年が得られるので，曝露期間の集計表を得るには単に下記のようにすればよい．

```
> pyr <- tapply(ageout-agein,list(ygr,agr), sum)
> print(round(pyr), na.print="-")
     20  25  30  35  40  45  50  55  60  65  70  75 80
1931  3  86 268 446 446 431 455 323 159  23   4   -  -
1936  -   - 100 327 504 512 503 472 314 130  20   5  -
1941  -   -   0 105 336 481 482 445 368 235  80  14  3
1946  -   -   -   - 102 335 461 404 369 263 157  43 10
1951  -   -   -   -   -  95 299 415 334 277 181  92 31
1956  -   -   -   -   -   -  89 252 364 257 181 101 52
1961  -   -   -   -   -   -   -  71 221 284 150 104 44
1966  -   -   -   -   -   -   -   -  66 168 208  93 51
1971  -   -   -   -   -   -   -   -   -  57 133 131 54
1976  -   -   -   -   -   -   -   -   -   -  31  68 53
```

対象者がまったくいなかったセルに多数のNAがあることに注意しよう．この研究の対象者は1864年から1910年の間に生まれているので，表の左下には大きな欠損領域，右上には小さな欠損領域がある．print関数のna.printオプションを使うことで，欠損値の表示をデフォルトの「NA」よりは目立たない表記に変えることができる．

対応する肺がんの症例数は以下のように得ることができる：

```
> count <- tapply(lung.cancer, list(ygr, agr), sum)
> print(count, na.print="-")
     20 25 30 35 40 45 50 55 60 65 70 75 80
1931  0  0  0  0  0  4  2  2  2  0  0  -  -
1936  -  -  0  0  2  3  4  6  5  1  0  0  -
1941  -  -  0  0  0  3  7  5  6  3  2  0  0
1946  -  -  -  -  0  0  8  7  6  2  2  0  0
1951  -  -  -  -  -  0  3  3  9  6  1  0  0
```

```
1956  -  -  -  -  -  -   0  4  3  6  1  2  0
1961  -  -  -  -  -  -  -   0  1  1  3  2  1
1966  -  -  -  -  -  -  -  -   2  0  0  1  0
1971  -  -  -  -  -  -  -  -  -   0  0  2  2
1976  -  -  -  -  -  -  -  -  -  -   0  1  1
```

そして，がんの発生率は計数値と曝露期間の比として得られる．小さな値になるので，1000倍し，1000人年あたりの率とする．

```
> print(round(count/pyr*1000, 1), na.print="-")
     20 25 30 35  40   45   50   55   60   65   70   75   80
1931  0  0  0  0   0  9.3  4.4  6.2 12.6  0.0  0.0    -    -
1936  -  0  0  0   4  5.9  7.9 12.7 15.9  7.7  0.0  0.0    -
1941  -  0  0  0 6.2 14.5 11.2 16.3 12.8 25.0  0.0  0.0
1946  -  -  -  0 0.0 17.4 17.3 16.3  7.6 12.8  0.0  0.0
1951  -  -  -  -  0.0 10.0  7.2 27.0 21.7  5.5  0.0  0.0
1956  -  -  -  -   -  0.0 15.9  8.2 23.4  5.5 19.8  0.0
1961  -  -  -  -   -   -  0.0  4.5  3.5 19.9 19.3 22.8
1966  -  -  -  -   -   -   -  30.1  0.0  0.0 10.7  0.0
1971  -  -  -  -   -   -   -   -  0.0  0.0 15.2 36.8
1976  -  -  -  -   -   -   -   -   -  0.0 14.6 19.0
```

この率をewratesと比較すると，非常に高いことがわかる．しかし，このような表示方法には，率の計算に用いられた実際の計数値が隠されてしまうという難点がある．たとえば，80～84歳の列の下の方は，1症例の増減につき約20単位も変化してしまっている．これは1セルごとに50人年程度の曝露期間しかないためである．

それぞれのセルの計数の期待値を標準死亡率の表から算出して，実際の計測数と比較することができれば，なおよいだろう．私たちはすでにewratesデータを結合してあるから，これは単にそれぞれの曝露期間を率に乗じるだけの問題である．標準の率は100万人年あたりになっているから，1e6（10^6=1000000）で割る必要がある．

```
> expect.count <- tapply(lung/1e6*(ageout-agein),
+                        list(ygr,agr), sum)
> print(round(expect.count, 1), na.print="-")
     20 25 30 35  40  45  50  55  60  65  70  75  80
1931  0  0  0  0 0.1 0.1 0.2 0.2 0.1 0.0 0.0   -   -
1936  -  0  0  0 0.1 0.1 0.2 0.3 0.2 0.1 0.0 0.0   -
1941  -  0  0  0 0.1 0.2 0.3 0.4 0.4 0.2 0.1 0.0 0.0
1946  -  -  -  0 0.0 0.2 0.4 0.5 0.6 0.5 0.2 0.0 0.0
1951  -  -  -  -  0.1 0.4 0.8 0.9 0.8 0.5 0.2 0.0
1956  -  -  -  -   -  0.1 0.6 1.2 1.0 0.7 0.3 0.1
1961  -  -  -  -   -   -  0.2 0.8 1.4 0.7 0.5 0.1
1966  -  -  -  -   -   -   -  0.2 0.9 1.3 0.6 0.2
1971  -  -  -  -   -   -   -   -  0.3 0.9 1.0 0.3
1976  -  -  -  -   -   -   -   -   -  0.2 0.6 0.4
```

観測された計数値は期待値よりも明確に相当大きい値である．この結果を総合したSMR（standardized mortality ratio，標準化死亡比）を計算することができる．これは単に観測された例数の和とその期待値の和との比である．

```
> expect.tot <- sum(lung/1e6*(ageout-agein))
> expect.tot
[1] 24.19893
> count.tot <- sum(lung.cancer)
> count.tot
[1] 137
> count.tot/expect.tot
[1] 5.661408
```

このデータセットでは，がん死亡数が一般集団における死亡率から期待される死亡数のおよそ 6 倍になっていることがわかる．

15.4 区分定数の強度をもつモデル

15.1.2 項のように，SMR の解析を「ポアソン」回帰モデルとして形式化することができる．SMR の背景にある仮定は，標準死亡率に対する率比は定数であるということなので，切片項と，期待死亡数の対数であるオフセットだけを含むモデルをあてはめることができる．これは実際のところ死亡率のモデリングと変わるところはない．死亡率 ρ_i は $\log \rho_i + \log T_i = \log \rho_i T_i$ としてオフセットに吸収される．

```
> fit <- glm(lung.cancer ~ 1, poisson,
+            offset = log((ageout-agein)*lung/1e6))
> summary(fit)
...
Coefficients:
            Estimate Std. Error z value Pr(>|z|)
(Intercept)  1.73367    0.08544   20.29   <2e-16 ***
---
Signif. codes:  0 '***' 0.001 '**' 0.01 '*' 0.05 '.' 0.1 ' ' 1

(Dispersion parameter for poisson family taken to be 1)

    Null deviance: 1175.6  on 3723  degrees of freedom
Residual deviance: 1175.6  on 3723  degrees of freedom
AIC: 1451.6

Number of Fisher Scoring iterations: 7
```

これは対象者個人ごとのデータに基づいていることに注意しよう．従属変数 lung.cancer は 0 または 1 である．データを agr と ygr によるクロス分類から集計することも可能であり，各セルの症例数も解析することができる．これは glm 関数を非常に高速に実行することを可能とするが，一方で，最初の曝露時の年齢といった個人ごとの共変量を加えることは不可能である．

今回は，各セルの期待計数値が非常に小さいことと，実際にポアソン分布に従うデータではないことから，モデルを検査するために逸脱度を使うことはできない．しかし，標準誤差と p 値は仮定が保たれていれば信頼できる．

この解析と SMR との関係は，以下のようにするとすぐにわかる：

```
> exp(coef(fit))
(Intercept)
   5.661408
```

この値は，前節で得られた SMR の値そのものである．

このデータは回帰分析を用いることでより入念に解析することができる．まず最初のアプローチとして，SMR が暦年（ygr）・年齢（agr）によるグループを通じて一定であるのかどうかを乗法的ポアソンモデルにより調べよう．

いくつかのグループの例数は非常に小さいので，統合する必要がある．各グループの小計を計算することで，どのように統合すればよいかのアイデアを得ることができる．

```
> tapply(lung.cancer, agr, sum)
20 25 30 35 40 45 50 55 60 65 70 75 80
 0  0  0  0  2 10 24 27 34 19  9  8  4
> tapply(lung.cancer, ygr, sum)
1931 1936 1941 1946 1951 1956 1961 1966 1971 1976
  10   21   26   25   22   16    8    3    4    2
```

それぞれのレベルで少なくとも 10 例を確保するために，agr 変数では 45 歳までのすべて（すなわち，50 歳未満）の値を結合し，また 70 歳以上を結合する．同様に，ygr では 1961 年以降のすべての値を結合する．

```
> detach()
> nickel.expand <- within(nickel.expand,{
+     A <- factor(agr)
+     Y <- factor(ygr)
+     lv <- levels(A)
+     lv[1:6] <- "< 50"
+     lv[11:13] <- "70+"
+     levels(A) <- lv
+     lv <- levels(Y)
+     lv[7:10] <- "1961ff"
+     levels(Y) <- lv
+     rm(lv)
+ })
> attach(nickel.expand)
```

この処理では，within 関数（2.1.8 項参照）が transform 関数よりもうまく働いていることにも注意しよう．within 関数はより柔軟であり，lv のような一時的な変数を作成することも可能である．

対数加法モデルを通常どおりに構築することで，A と Y が死亡率に与える影響を解析することができる．オフセットの計算にはオリジナルのグループに基づく値が使われていることに注意しよう．50 歳未満の全員で等しい，といったように仮定されているのは単に SMR だけだからである．drop1 関数を用いて，2 つのファクタが有意であるかを検証する．

```
> fit <- glm(lung.cancer ~ A + Y, poisson,
+           offset=log((ageout-agein)*lung/1e6))
> drop1(fit, test="Chisq")
Single term deletions

Model:
lung.cancer ~ A + Y
       Df Deviance    AIC    LRT  Pr(Chi)
<none>     1069.73 1367.73
A       5  1073.81 1361.81   4.08  0.5376
Y       6  1118.50 1404.50  48.77 8.29e-09 ***
---
Signif. codes:  0 '***' 0.001 '**' 0.01 '*' 0.05 '.' 0.1 ' ' 1
```

この結果から，年齢グループはモデルに含める必要はないように見えるが，暦年グループは必要なようだ．したがって，Y だけを含むモデルをあてはめ，切片項を除くことで，Y のそれぞれのレベルごとに個別の切片を用いたパラメータを得ることができる．

```
> fit <- glm(lung.cancer ~ Y - 1, poisson,
+           offset=log((ageout-agein)*lung/1e6))
> summary(fit)
...
Coefficients:
        Estimate Std. Error z value Pr(>|z|)
Y1931     2.6178     0.3162   8.279  < 2e-16 ***
Y1936     3.0126     0.2182  13.805  < 2e-16 ***
Y1941     2.7814     0.1961  14.182  < 2e-16 ***
Y1946     2.2787     0.2000  11.394  < 2e-16 ***
Y1951     1.8038     0.2132   8.461  < 2e-16 ***
Y1956     1.3698     0.2500   5.479 4.27e-08 ***
Y1961ff   0.4746     0.2425   1.957   0.0504 .
....
```

これらの回帰係数は，SMR の対数として解釈することができ，以下のようにそのことを確認することができる：

```
> round(exp(coef(fit)), 1)
  Y1931   Y1936   Y1941   Y1946   Y1951   Y1956 Y1961ff
   13.7    20.3    16.1     9.8     6.1     3.9     1.6
> expect.count <- tapply(lung/1e6*(ageout-agein), Y, sum)
> count <- tapply(lung.cancer, Y, sum)
> cbind(count=count, expect=round(expect.count,1),
+       SMR= round(count/expect.count, 1))
        count expect  SMR
1931       10    0.7 13.7
1936       21    1.0 20.3
1941       26    1.6 16.1
1946       25    2.6  9.8
1951       22    3.6  6.1
1956       16    4.1  3.9
1961ff     17   10.6  1.6
```

回帰アプローチを用いるメリットは，その中で統計学的検定を行い，複数の回帰変数の影響を同時に解析することを可能にするフレームワークが提供される点である．

BreslowとDayは，このニッケル精錬工場データを，コホート研究の分析に関する彼らの先駆的な書籍（Breslow and Day, 1987）の中で解析している．彼らの解析では，個人の曝露期間を3つの基準によって分割しているが，そのうち2つは曝露年齢と曝露時期であって，標準死亡率表に合致するように選ばれている．しかし，彼らは「雇用されてからの時間」も，区分定数の効果をもつ,時間に依存する共変量として扱っている．そのためには，人年を期間の境界ごとにさらに分割する必要がある．そして彼らは時間の効果を3つの変数で表現した：最初に雇用されてからの時間 TFE, 最初に雇用された時の年齢 AFE, 最初に雇用された暦年 YFE である．加えて，曝露レベルの測定値も含められた．

以下の解析は Breslow と Day の解析を大まかに再現したものである．私たちは時間を agr 変数のみによって分割することにしたし，フォローアップ期間に入った際の年齢を，TFE を定義するためだけではなく，対応する標準死亡率を選ぶためにも用いているから，完全に似ているというわけではない．しかし，結果の比較を可能にするために，Breslow と Day と同様の方法で cut 関数によるグルーピングを行う．

```
> detach()
> nickel.expand <- within(nickel.expand,{
+     TFE <- cut(agein-age1st, c(0,20,30,40,50,100), right=F)
+     AFE <- cut(age1st, c(0, 20, 27.5, 35, 100), right=F)
+     YFE <- cut(dob + age1st, c(0, 1910, 1915, 1920, 1925),right=F)
+     EXP <- cut(exposure, c(0, 0.5, 4.5, 8.5, 12.5, 25), right=F)
+ })
> attach(nickel.expand)
```

グループのラベルを付け直す必要もありそうだ．つまり，EXPのレベルは実際には0, 0.5-4, 4.5-8, 8.5-12, 12.5+ なのだが，ここでは必要以上には触らないようにしよう．

乗法的モデルをあてはめて，それぞれの項が有意かどうかを検定するには下記のようにする：

```
> fit <- glm(lung.cancer ~ TFE + AFE + YFE + EXP, poisson,
+            offset=log((ageout-agein)*lung/1e6))
> drop1(fit, test="Chisq")
Single term deletions

Model:
lung.cancer ~ TFE + AFE + YFE + EXP
       Df Deviance    AIC     LRT   Pr(Chi)
<none>      1052.91 1356.91
TFE     4   1107.33 1403.33   54.43 4.287e-11 ***
AFE     3   1054.99 1352.99    2.08 0.5560839
YFE     3   1058.06 1356.06    5.15 0.1608219
EXP     4   1071.98 1367.98   19.07 0.0007606 ***
```

この結果から，2つの主要な項は TFE と EXP であり，AFE と YFE はモデルから除くことができると示唆される．しかし，両方を除くことができる，と結論づけられるわけではないことに注意しよう．このケースではそうではないが，理論的には，片方を除けばもう一方が有意になる場合がある．

係数の表は以下のようになる：

```
> summary(fit)
...
Coefficients:
                 Estimate Std. Error z value Pr(>|z|)
(Intercept)       2.36836    0.55716   4.251 2.13e-05 ***
TFE[20,30)       -0.21788    0.36022  -0.605 0.545284
TFE[30,40)       -0.77184    0.36529  -2.113 0.034605 *
TFE[40,50)       -1.87583    0.41707  -4.498 6.87e-06 ***
TFE[50,100)      -2.22142    0.55068  -4.034 5.48e-05 ***
AFE[20,27.5)      0.28506    0.31524   0.904 0.365868
AFE[27.5,35)      0.21961    0.34011   0.646 0.518462
AFE[35,100)      -0.10818    0.44412  -0.244 0.807556
YFE[1910,1915)    0.04826    0.27193   0.177 0.859137
YFE[1915,1920)   -0.56397    0.37585  -1.501 0.133483
YFE[1920,1925)   -0.42520    0.30017  -1.417 0.156614
EXP[0.5,4.5)      0.58373    0.21200   2.753 0.005897 **
EXP[4.5,8.5)      1.03175    0.28364   3.638 0.000275 ***
EXP[8.5,12.5)     1.18345    0.37406   3.164 0.001557 **
EXP[12.5,25)      1.28601    0.48236   2.666 0.007674 **
...
```

量-反応関係の存在が示唆される．また，最初に雇用されてからの期間の影響はないように見える．

これらの結果は，比と信頼区間で与えられればより容易に解釈できるかもしれない．それを得るには，eba1977 データの解析とまったく同様の方法を用いればよい．

15.5 演 習

15.1 演習 10.2 で，bcmort データセットに period と area のファクタを定義した．このデータセットに，age, period, area の 3 つの説明変数，および 3 つの 2 変数間交互作用項を含めたポアソン回帰モデルをあてはめよ．period と area の交互作用はスクリーニングの効果として解釈することができる．

15.2 演習 10.4 で分割された stroke データセットに，age と sex の乗法的効果と各観察期間における定数ハザードの項をもったポアソン回帰モデルをあてはめよ．

第 16 章

非線形曲線のあてはめ

第 16 章　非線形曲線のあてはめ

曲線をあてはめるべき問題は，科学の多くの領域で発生する．典型的なものとしては，1 次元の予測因子 x と反応 y の間の関係を，1 つの（多次元の場合もある）パラメータ β を調整することで記述したい場合がある．これは以下のように書ける．

$$y = f(x;\beta) + 誤差$$

このうち，「誤差」項は通常，独立で正規分布する項であり，定数の標準偏差 σ をもつ．このモデルは容易に多変量の x に拡張することができ，多少難しいが非定数の誤差分散に拡張することもできる．しかし，ここではシンプルな例で考えよう．

第 6 章では，この式の特別な場合として線形の関係について記述した．

$$y = \beta_0 + \beta_1 x + 誤差$$

そして，12.1 節では 2 次項およびさらに高次の項を含めた多項式のあてはめについて議論した．線形の形式で表すテクニックには，他にも三角関数を用いた回帰やスプライン回帰があり，これらは lm 関数のような重回帰分析に用いられるソフトウェアで扱うことができる．

しかしながら，線形モデルでは不十分な場合もある．よくあるのは，すでに関数の形式について前提となる知識がある場合である．それは背景となる物理的，化学的システムに関する理論的な分析の結果から得られるもので，関係を表すパラメータはその理論において特別な意味をもつものかもしれない．

最小 2 乗法は，データとパラメータの関係が線形でない場合にも活用できる．すなわち，私たちは

$$\mathrm{SSD}(\beta) = \sum (y - f(x;\beta))^2$$

を最小化することで β を推定することができる．

最小点を求める明確な式はないが，ここで表面的にのみ記述するアルゴリズムによって数値的に最小化を行うことはできる．この一般的な手法は非線形回帰分析と呼ばれる．このトピックについてより詳しく知りたい場合の標準的な資料は，Bates and Watts (1988) である．

もし，モデルが「よく振る舞う」（あえて明確でない言葉を使おう）ならば，モデルは最適な点の近傍では線形モデルで近似することができ，推定されるパラメータの標準誤差の近似値を計算することが可能となる．

現在ある最適化アルゴリズムのほとんどは，同じ線形化のアイデアに基づいて作られている．すなわち，

$$y - f(x;\beta+\delta) \approx y - f(x;\beta) + Df\delta$$

この式において，Df は β における f の微分係数の「勾配行列 (gradient matrix)」である．これは実質的に線形モデルのデザイン行列となり，β における初期推測値から，δ の最小 2 乗近似値を見つけに進むことができる．そして β を $\beta + \delta$ で置き換えて，収束するまで繰り返す．この基本的なアルゴリズムのバリエーションとして，Df を数値的に計算する手法や，開始推測値が最適値からあまりに離れている場合に起こ

る不安定性を回避するためのテクニックがある.

最適化を R で実行するためには nls 関数を使うことができるが,これは大まかにいうと lm や glm と似ている.

■ 16.1 　 基本的な使い方

この節では,何をしているのかがわかるように模擬データを用いる.モデルは単純な指数関数的減衰である.

```
> t <- 0:10
> y <- rnorm(11, mean=5*exp(-t/5), sd=.2)
> plot(y ~ t)
```

模擬的に作られたデータを図 16.1 に示す.

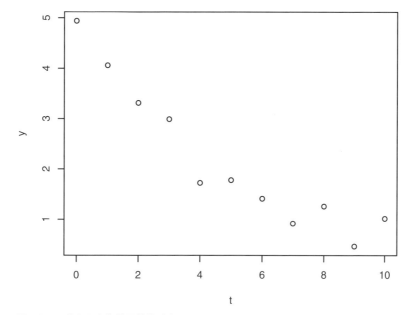

図 16.1　作られた指数関数的減衰

nls を用いてデータにモデルをあてはめよう.lm や glm とは違い,nls のモデル式は線形項やグループ化因子,交互作用項などを表すのに特別なコードは用いない.代わりに,右側の式は左側の値の期待値を算出するための式をそのまま書く.これはパラメータだけでなく外部の変数にも依存するので,どれがどれに対応するのかを指定する必要がある.そのためのもっとも単純な方法は,開始値として名前付きベクタ(あるいは名前付きリスト)を指定することである.

```
> nlsout <- nls(y ~ A*exp(-alpha*t), start=c(A=2, alpha=0.05))
> summary(nlsout)

Formula: y ~ A * exp(-alpha * t)

Parameters:
       Estimate Std. Error t value Pr(>|t|)
A       4.97204    0.21766   22.84 2.80e-09 ***
alpha   0.20793    0.01572   13.23 3.35e-07 ***
---
Signif. codes:  0 '***' 0.001 '**' 0.01 '*' 0.05 '.' 0.1 ' ' 1

Residual standard error: 0.2805 on 9 degrees of freedom

Number of iterations to convergence: 5

Achieved convergence tolerance: 2.223e-06
```

nlsはtを変数として取り扱い，パラメータとはしていないことに注意しよう．これは，start引数の中にtが入っていないためである．あてはめアルゴリズムがA*exp(-alpha*t)を評価しようとするとき，tはグローバル環境中の変数からとられ，一方でAとalphaはアルゴリズムによって変動する．

出力の一般的な形式はglmのものに非常に似ているので，長々と述べることはしない．1つ注意すべきこととしては，各パラメータについているt検定とp値は，パラメータがゼロであるという仮説に対する検定であり，それは非線形モデルにおいては意味がない場合もしばしばある．

■ 16.2　開始値を見つける

前節では，パラメータの初期推測値を（故意に）外れた値にしていたにもかかわらず，早い収束をみた．残念なことに，いつもこのように単純にいくとは限らない．非線形モデルの収束は，良い開始値を用いることに大きく依存している．たとえアルゴリズムがかなり頑健であっても，少なくとも桁数ぐらいは正しくする必要がある．

開始値を得るための方法は，関数形式の解析に基づいている場合が最も多い．一般的なテクニックは線形への変換と，漸近線，最大点，傾きの初期値のような「目印」を推定することである．これを示すため，再びJuulデータについて考えてみよう．今回は，年齢と身長に注目する．均一なデータを得るために，5歳から20歳までの男性のみを抽出して用いる．

```
> attach(subset(juul2, age<20 & age>5 & sex==1))
> plot(height ~ age)
```

このデータのプロットを図16.2に示す．このプロットは，変域のうち大きな部分が線形であるように見えるが，右端で伸びが止まっている場合がある．もちろんこれは，10代の後半のどこかで成長が止まるという人間の基本的な生物学的特性によるものである．

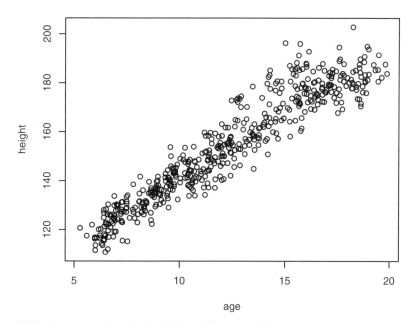

図 16.2 juul2 データセットにおける年齢と身長の関係

成長を記述するためには，Gompertz の曲線がよく使われる．これは以下の形式で表される：

$$y = \alpha e^{-\beta e^{-\gamma x}}$$

この曲線はシグモイド型をしており，x が増加していくと定数の α に近づき，また（理論的には）大きな負数の x に関してはゼロに近づく．β と γ のパラメータは移行部分の場所と険しさを決定する．

非線形のあてはめの開始値を得るための 1 つのアプローチとして，y と x の関係が何らかの対数‑対数線形のような関係であることに注意することがある．具体的には，上記の関係は以下のように書き直すことができる．

$$\log y = \log \alpha - \beta e^{-\gamma x}$$

変形して，再度両辺の対数をとれば，以下が得られる．

$$\log(\log \alpha - \log y) = \log \beta - \gamma x$$

これは，α を推測することができれば，変換したデータに線形のあてはめを行うことで他の 2 つのパラメータを推測することができることを意味している．α は漸近線の最大値であるから，$\alpha = 200$ と推測するのは適切だろう．この推測値を用いて，近似的な線形の関係を示すプロットを作ることができる（$\log 200 \approx 5.3$）：

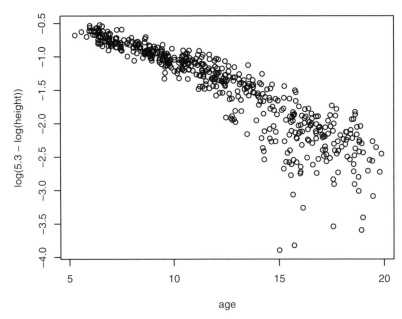

図 16.3　$\alpha \approx 200$ と仮定した時の Gompertz の関係の線形化プロット

```
> plot(log(5.3-log(height))~age)
Warning message:
In log(5.3 - log(height)) : NaNs produced
```

NaN（Not a Number）値が生成されたという警告が表示されたことに注意しよう．これは，1名が200cmを超える身長であったので，結果的に負数の対数をとろうとしてしまったために起こったものである．線形化プロットは明らかに定常的ではない分散を示しており，そしておそらく残差分布も非対称だろう．そのため，線形回帰分析が必要とする仮定は明白に破られている．しかし，私たちの目的のためにはこれで十分であり，この線形のあてはめ結果からは以下が得られる．

```
> lm(log(5.3-log(height))~age)

Call:
lm(formula = log(5.3 - log(height)) ~ age)

Coefficients:
(Intercept)          age
    0.4200       -0.1538

Warning message:
In log(5.3 - log(height)) : NaNs produced
```

したがって，パラメータの初期推測値は以下のようになる．

$$\log \alpha = 5.3$$
$$\log \beta = 0.42$$
$$\gamma = 0.15$$

これらの推測値を nls に与えて，Gompertz 曲線にあてはめると，以下が得られる．

```
> fit <- nls(height~alpha*exp(-beta*exp(-gamma*age)),
+            start=c(alpha=exp(5.3),beta=exp(0.42),gamma=0.15))
> summary(fit)

Formula: height ~ alpha * exp(-beta * exp(-gamma * age))

Parameters:
        Estimate Std. Error t value Pr(>|t|)
alpha 2.428e+02  1.157e+01   20.978   <2e-16 ***
beta  1.176e+00  1.892e-02   62.149   <2e-16 ***
gamma 7.903e-02  8.569e-03    9.222   <2e-16 ***
---
Signif. codes:  0 '***' 0.001 '**' 0.01 '*' 0.05 '.' 0.1 ' ' 1

Residual standard error: 6.811 on 499 degrees of freedom

Number of iterations to convergence: 8
Achieved convergence tolerance: 5.283e-06
  (3 observations deleted due to missingness)
```

最終的な推定値は初期値とは少々異なる．これは初期値を推定するために用いた手法が粗削りであることを反映している．とくに，私たちは関数の数学的形式に基づいた変換を行ったが，誤差のばらつきの構造を考慮しなかった．また，重要なパラメータ α を目視で得た．

しかし，あてはめられたモデルを見ると，α の最終推定値は，男子が身長 243cm にまで成長し続ける，ということを示唆している（メートル法以外の国の読者のために... これはほぼ 8 フィートだ！）ので，安心できない．もしかすると，Gompertz 曲線はこのデータにはよくあてはまらないのかもしれない．

オリジナルのデータは，下記のようにあてはめられた曲線に重ねてみることができる（図 16.4）．

```
> plot(age, height)
> newage <- seq(5,20,length=500)
> lines(newage, predict(fit,newdata=data.frame(age=newage)),lwd=2)
```

このプロットから，身長が増加するにつれて，その分散が大きくなる傾向がみられる．そこで，対数スケールであてはめてみよう．便宜上，モデル式の両辺を変換することで実行できる．

```
>
> fit <- nls(log(height)~log(alpha*exp(-beta*exp(-gamma*age))),
+ start=c(alpha=exp(5.3),beta=exp(.12),gamma=.12))
> summary(fit)

Formula: log(height) ~ log(alpha * exp(-beta * exp(-gamma * age)))

Parameters:
       Estimate Std. Error t value Pr(>|t|)
alpha 255.97694   15.03920  17.021   <2e-16 ***
```

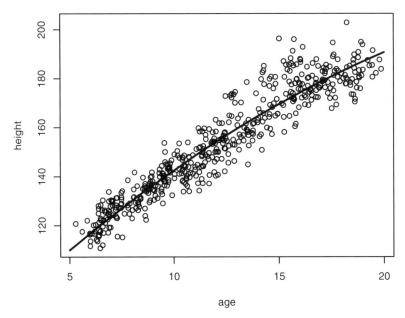

図 16.4　あてはめられた Gompertz 曲線

```
beta     1.18949    0.02971   40.033   <2e-16 ***
gamma    0.07033    0.00811    8.673   <2e-16 ***
---
Signif. codes:  0 '***' 0.001 '**' 0.01 '*' 0.05 '.' 0.1 ' ' 1

Residual standard error: 0.04307 on 499 degrees of freedom

Number of iterations to convergence: 8
Achieved convergence tolerance: 2.855e-06
  (3 observations deleted due to missingness)
```

```
> plot(age, log(height))
> lines(newage, predict(fit,newdata=data.frame(age=newage)),lwd=2)
```

対数スケールのプロット（図 16.5）では，曲線の周囲の分布はより安定したようだ．パラメータの推定値は大きく変わっていないが，最大の身長はさらに 13cm（5 インチ）増加して，そのかわり γ が減少している．

しかし，より細かくプロットをみていくと，（対数スケールかどうかによらず）Gompertz 曲線は右端で実際のデータを超えた値になる傾向があることがわかる．15歳以上の範囲では，より平坦な曲線のほうがあてはまりそうだ．視覚的には，全体的に良いあてはまりのように見えるが，それだけなら 3 つのパラメータをもつ曲線を使えば難なく得られるものだ．Gompertz 曲線は人間の成長パターンの特徴にあてはめることはできなさそうに思える．

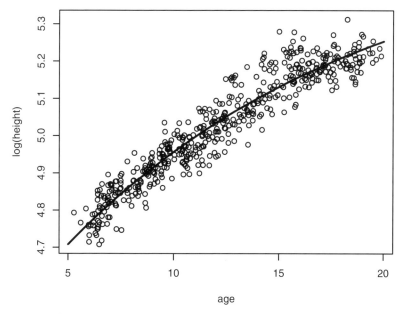

図 16.5　対数スケールであてはめられた Gompertz 曲線

16.3　セルフスタートモデル

　初期値を見つけることは技術というよりも芸術であるけれども，一度安定した方法が見つかれば，あるモデルから得られたデータセットのほとんどにそれが適用できると仮定することは適切であろう．

　nls には，初期値を計算する方法をモデル式の右辺の式に埋め込むという便利な機能がある．そのような目的に用いられる関数には便宜上 "SS" で始まる名前が付けられていて，R バージョン 2.6.2 では 10 個の関数が存在する[1]．実は SSgompertz 関数というのもあって，これを使えば下記のようにすることで前節で行ったような面倒の多くは避けることができる．

```
> summary(nls(height~SSgompertz(age, Asym, b2, b3)))

Formula: height ~ SSgompertz(age, Asym, b2, b3)

Parameters:
      Estimate Std. Error t value Pr(>|t|)
Asym 2.428e+02  1.157e+01   20.98   <2e-16 ***
b2   1.176e+00  1.892e-02   62.15   <2e-16 ***
b3   9.240e-01  7.918e-03  116.69   <2e-16 ***
...
```

　パラメータが異なることには注意しよう．ここで出力される b_3 は $e^{-\gamma}$ であり，他の 2 つのパラメータは α および β を示している．セルフスタートモデルの小さな欠点

訳注 1　R バージョン 3.3.1 でも変わらず 10 個である．

の 1 つは，たとえば対数スケールにしたときのように，よりよくあてはまるかどうかを見るために単純な変換を行うことができない点である．すなわち，以下のような式は失敗する：

```
> nls(log(height) ~ log(SSgompertz(age, Asym, b2, b3)))
Error in nlsModel(formula, mf, start, wts) :
  singular gradient matrix at initial parameter estimates
Calls: nls -> switch -> nlsModel
In addition: Warning message:
In nls(log(height) ~ log(SSgompertz(age, Asym, b2, b3))) :
  No starting values specified for some parameters.
Intializing 'Asym', 'b2', 'b3' to '1.'.
Consider specifying 'start' or using a selfStart model
```

このエラーメッセージの本質的な部分は，セルフスタートの仕組みが停止されたということを意味している．したがって，nls はすべてのパラメータを 1 とするという雑な推測を行い，そこからスタートした結果，収束しなかったというわけだ．

`log(SSgompertz(age, Asym, b2, b3))` という式を用いて `log(height)` の予測値を計算するということ自体は問題ではない．未変換のあてはめの結果から初期値を取ることは可能だが，それは十分ではない．

ここで問題がある：SSgompertz 関数は，あてはめた値とともに gradient という属性を返す．これはそれぞれのモデルパラメータにおける，あてはめた値の微分係数である．これはオリジナルモデルでは収束過程を高速化するが，変換されたモデルでは明らかに誤った値となるため，収束が失敗する原因となる．正しい gradient を計算することでこれを改善することはできるが，as.vector とすることで属性を無視してしまうのが便利でシンプルな方法である．

```
> cf <- coef(nls(height ~ SSgompertz(age, Asym, b2, b3)))
> summary(nls(log(height) ~
+                log(as.vector(SSgompertz(age,Asym, b2, b3))),
+            start=as.list(cf)))

Formula: log(height) ~ log(as.vector(SSgompertz(age, Asym, b2, b3)))

Parameters:
      Estimate Std. Error t value Pr(>|t|)
Asym 2.560e+02  1.504e+01   17.02   <2e-16 ***
b2   1.189e+00  2.971e-02   40.03   <2e-16 ***
b3   9.321e-01  7.559e-03  123.31   <2e-16 ***
...
```

自分でセルフスタートモデルを記述することも可能である．R プログラミングにある程度経験を積めば，難しいことではない．しかし，ここでは詳細に踏み込まないほうがよいだろう．重要なことは，2 つの基本項目を用意することだ：モデル式と，初期値を計算する関数である．これらがいくつかの形式的条件を満たすことを保証しなければならず，またコンストラクタ関数 selfStart を呼ぶことで，実際のセルフスタート関数が生成されることが必要である．

16.4　プロファイリング

プロファイリングについては，glm とロジスティック回帰分析に関連して 13.3 節で述べた．非線形回帰については，若干異なる部分がある．プロファイリングされる関数は尤度関数ではなく，逸脱度の平方和であり，信頼区間の近似値は正規分布ではなく t 分布に基づいている．そして，プロットの方法はデフォルトではプロファイルの符号付きバージョンを使用せず，逸脱度の平方和の差の平方根が使用される．

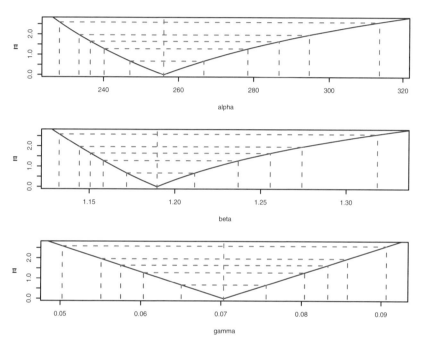

図 16.6　対数スケールの Gompertz モデルのパラメータプロファイル

プロファイリングは「パラメータ曲度」を排除するように設計されている．Gompertz 曲線が γ もしくは $b_3 = e^{-\gamma}$ のどちらでも定義できたように，同一のモデルは異なるパラメータによって形成することができる．パラメータ表現の選択は，推定値の分布が正規近似できるかどうかに多大な影響を与える．それはすなわち，モデルのサマリーにあるような，標準誤差に基づいた対称的な信頼区間を使用することが誤解を招く結果になるかもしれないということである．プロファイルに基づいた信頼区間はパラメータ表現に依存しないので，パラメータを変換した場合には，信頼区間の端も同様に変換される．

一方，モデル自体にも，「本質的な曲度」がある．これはモデルが，近似的な線形モデルからどの程度離れているかを示すものである．この種の曲度はパラメータ表現とは独立であり，パラメータ曲度よりも調整が困難である．本質的な曲度の効果によって，プロファイルに基づいた信頼区間の計算に用いられた t 分布は，厳密には用いるべき正しい分布ではないことになる．経験的には，この効果はパラメータ曲度によっ

て生じる歪曲に比べてかなり小さい.

対数スケールに変換した Gompertz のあてはめにおいては，図 16.6 にあるようなプロットが得られる．

```
> par(mfrow=c(3,1))
> plot(profile(fit))
```

このプロットにおいて，α と β のパラメータは曲がっていて非対称なプロファイルとなっており，顕著な曲度を示している．一方，γ プロファイルはより線形で対称である．このことは，プロファイルに基づいた信頼区間と，正規近似と近似された標準誤差を用いる confint.default 関数の結果を比較することでもわかる．

```
> confint(fit)
Waiting for profiling to be done...
                2.5%        97.5%
alpha 233.49688706 294.76696435
beta    1.14429894   1.27416518
gamma   0.05505754   0.08575007
> confint.default(fit)
                2.5 %       97.5 %
alpha 226.50064512 285.45322721
beta    1.13125578   1.24772846
gamma   0.05443819   0.08622691
```

■ 16.5　あてはめアルゴリズムのより洗練された制御

本章でも用いた Juul の例は，多くの症例数があり，目的関数はパラメータに対する関数として比較的平滑なので，とても扱いやすい例だった．しかし，収束の問題はこれほど好条件ではない例では容易に出てくる．非線形最適化はトリッキーなトピックで，この短い章で正しく取り扱うことはできない．アルゴリズムによっては，収束しやすくするために調整できるパラメータもいくつかあるが，ここではアルゴリズムを記述していないので，何ができるのかを感覚的なもの以上に述べることは難しい．

パラメータに応じた，あてはめられた曲線の傾きを得ることの可能性についてはこれまでに触れた．曲線が単純な数式で与えられるならば，deriv 関数で傾きを自動的に生成することができる．傾きが利用できない場合は，アルゴリズムが計算により推定する．実際には，これは同じくらい速くなることがしばしばある．

nls 関数の trace 引数を TRUE に設定すると，パラメータと SSD を繰り返し1回ごとに追跡することができる．これはたとえば，アルゴリズムが不合理に大きい値のジャンプを行っているかどうかを知りたい場合などに，何が起こっているのかを把握するために有用な場合がある．実際に動作を変えるためには，control 引数を nls.control 関数の戻り値に設定する．この関数には繰り返しの上限や許容範囲ほかのパラメータを引数として与えることができる．

algorithm 引数を使うことで，あてはめ方法全体を変更することもできる．デフォルトのアルゴリズムの代わりに，"plinear" または "port" を設定することが可能

である．前者は

$$y = \sum_i \alpha_i f_i(x; \beta_i)$$

の形のモデルとなる．この式は，β_i が一定と考えられるならば α_i は重回帰により決定されるので，部分的には線形である．2つ以上の項をもつモデルを指定するには，モデル式の右辺の式がベクタではなく行列を返すようにする．後者のアルゴリズムは Lucent Technologies による PORT ライブラリを用いる．この場合，nls 関数の upper および lower 引数を用いることで，パラメータに制約をかけることができる．

すべての利用可能なアルゴリズムは，SSD(β) が十分に平滑でよく振る舞い，最小値は全体によく定義できて，近傍にそのほかの部分的な最小値はない，という暗黙の仮定をおいていることには注意が必要だ．この仮定が満たされない場合もあるが，そのようなときには optim 関数を直接用いて最小化問題に取り組む必要があるかもしれない．

■ 16.6 演 習

16.1 Gompertz モデルを Juul データの女子に対してあてはめてみよ．同一のモデルが両方の性にあてはまるかどうかを調べるにはどうすればよいか？

16.2 philion データは4つの小さなサンプルの EC50 実験からのデータで，取り扱いは多少トリッキーである．$y = y_{\max}/(1 + (x/\beta)^\alpha)$ というモデルを考える．データは計数値なので，y を平方根に変換することでポアソン分布の分散が安定する．このモデルの初期値を得る方法を考え，nls であてはめてみよ．これらのデータに対しては "port" アルゴリズムがより安定するようだ．プロファイリングと信頼区間については，alphamax 引数を 0.2 に設定するのがよいだろう．

16.3 （理論的）philion データについて，モデルを $y_{\max}/(1 + x/\beta)^\alpha$ に変更した場合に何が起こるか考えよ．

付　録

■A　Rの入手とインストール[1]

Rを入手する方法は，それをCRAN (Comprehensive R Archive Network) と呼ばれるWebサイトの1つからダウンロードすることである．CRANのメインWebサイトは

http://cran.r-project.org/

であるが，このサイトは世界中にミラーサイトをもつので，近いところを選べば高速にダウンロードすることができるだろう[2]．詳しいインストール方法は時間が経つと変わってしまうので，最新の情報はCRANにある付属ドキュメント等を参照してほしい[3]．

バイナリ配布

この原稿を書いている時点では，Microsoft Windows系OS向けのバージョンは1つのファイル R-3.3.1-win.exe となっているので，これをダウンロードしてマウスでダブルクリックし，画面に表示される指示に従っていけばインストールを行うことができる．インストール後は，スタートメニューの「プログラム」の下にRを起動するための項目ができ，またデスクトップにもアイコンができているはずだ．

RPMパッケージフォーマットを採用しているLinuxディストリビューション（RedHatやFedora，SuSEなど）では，rpmコマンドを使うことでR自身およびおすすめの追加パッケージをインストールすることができる．Fedoraは標準リポジトリの中にRも含まれている．openSUSE.orgのリポジトリにもある．DebianやUbuntuのAPTパッケージマネージャ向けのパッケージもあるが，どちらの場合もr-recommendedパッケージもインストールするようにしよう．より詳しくはFAQを参照してほしい．

Macintoshプラットフォームでは，最新のRではOS X 10.2以降だけがサポートされる．OS X 10.9以降向けのパッケージ，10.6-10.8以降向けのパッケージ，それ以前向けのパッケージは分かれているので，使用しているOSに応じたバージョンをダウンロードする．ダウンロードしたパッケージファイル R-3.3.1.pkg をダブルクリックするとインストールが始まる．

ソースコードからのインストール

ソースコードからのインストールは，サポートされているすべてのプラットフォームで行うことができるが，MacintoshとWindowsではそう簡単ではない．おもに，開発環境がシステムに付属していないためである．Unix系のシステムでは，単にソ

訳注 1　本付録は原著の時点からバージョン等が変化しているので，翻訳の際に最新の状況に合わせて加筆・修正を加えた．
　　 2　日本では統計数理研究所 (http://cran.ism.ac.jp/) にミラーサイトがあるので，こちらを用いるのがよいだろう．
　　 3　日本では，RjpWiki (http://www.okadajp.org/RWiki/) に，若干古いが基本的な情報が集まっているので，日本語での詳しい情報はこちらも参照してほしい．

ースコードを展開して，以下のようにすればよい．

```
./configure
make
make install
```

この方法は，適切なコンパイラとサポートライブラリがすでにインストールされていれば，多くのプラットフォームでうまくいく．もし，あなたのシステムがもっとマイナーなものであったり，あるいは特別なコンパイラやライブラリを利用したい場合には，もっと深いところの作業をする必要がある．

Windows に関しては，R ソースコード中のディレクトリ src/gnuwin32 に INSTALL という名前のファイルがあり，そこに詳しい手順が記載されている．

パッケージのインストール

本書の例や演習を実際に試すには，データセットを含んでいる ISwR パッケージをインストールする必要がある．インターネットに接続されている環境で R を起動し，Windows 版，Mac OS X 版ではメニューからインストールできる．

それ以外の環境では，以下のようにする．

```
install.packages("ISwR")
```

これは無害な警告メッセージを出すことがあるが，デフォルトの場所にパッケージはインストールされる．

Unix や Linux システムでは，システム内にパッケージをインストールするためにはスーパーユーザ権限が必要である．同様に，Windows では管理者権限が必要になる．

あるいは，個人用ライブラリディレクトリを設定してそこにパッケージをインストールすることもできる．R_LIBS 環境変数を設定すれば，その後は個人用ライブラリが使われる．詳細については library 関数のヘルプページを参照してほしい．

あなたが R を動かしたいマシンがインターネットにつながっていない場合には，Web ブラウザを使ってファイルとしてパッケージをダウンロードし，それを改めてインストールすることができる[4]．Windows 版，Mac OS X 版では，バイナリパッケージ（Windows 版では .zip 拡張子，Mac OS X 版では .tgz 拡張子）をダウンロードする[5]．

Windows でも Mac OS X でも，ダウンロードしたパッケージファイルをインストールするメニュー項目がある[6]．

Unix や Linux では，パッケージファイルのあるディレクトリに移動し，以下のコ

---

[4] インターネット接続にプロキシサーバが必要な場合なども，R から直接インターネットにアクセスしてのインストールは失敗する可能性がある．その場合もこの方法を使うことができる．

[5] Mac OS X 版で Xcode がインストールされている場合は，ソースコードパッケージ（.tar.gz 拡張子）もインストールすることができる．

[6] Windows 版では，「パッケージ」メニューにある「ローカルにある zip ファイルからのパッケージのインストール...」，Mac OS X 版では，「パッケージとデータ」メニューの「パッケージインストーラ」で「パッケージリポジトリ」に「このコンピュータ上のバイナリパッケージ」を指定すればよい．

マンドをシェルプロンプトから入力する．(-1 オプションを使うと，パッケージライブラリのディレクトリをシステム全体のものとは別に指定できる．)

```
R CMD INSTALL ISwR
```

さらなる情報

R に関するさらなる情報やインターネット上の情報源については，CRAN や，R のホームページ，

www.r-project.org

を参照してほしい．メーリングリストやユーザが作成した文書，FAQ 群などが参考になるだろう．

■ B ISwR パッケージに含まれるデータセット*

IgM	免疫グロブリン *M*

説明

生後 6 ヶ月から 6 年までの子供 298 名の血清 IgM.

使用法

IgM

形式

数値ベクタ (g/l)

原典

D.G. Altman (1991), *Practical Statistics for Medical Research*, Table 3.2, Chapman & Hall.

使用例

stripchart(IgM,method="stack")

alkfos	アルカリホスファターゼデータ

説明

タモキシフェン治療の無作為化試験を受けた乳がん患者におけるアルカリホスファターゼの繰り返し測定

使用法

alkfos

形式

43 行,以下の 8 列からなるデータフレームである.

grp 数値ベクタ,グループコード(1 = プラセボ,2 = タモキシフェン)
c0 数値ベクタ,ベースライン時の濃度
c3 数値ベクタ,3 ヶ月後の濃度
c6 数値ベクタ,6 ヶ月後の濃度
c9 数値ベクタ,9 ヶ月後の濃度
c12 数値ベクタ,12 ヶ月後の濃度
c18 数値ベクタ,18 ヶ月後の濃度
c24 数値ベクタ,24 ヶ月後の濃度

原典

オリジナルデータ

参考文献

B. Kristensen et al. (1994), Tamoxifen and bone metabolism in post- menopausal

---

原書注* ISwR パッケージに付属している文書から許可を得て再作成.

low-risk breast cancer patients: a randomized study. *Journal of Clinical Oncology,* 12(2):992-997.

ashina	***Ashina*のクロスオーバー試験**

説明

ashina データフレームは16行，3列である．これには NO シンターゼ阻害剤の頭痛への影響を調査したクロスオーバー試験のデータが含まれている．痛みの程度の Visual Analog Scale 法による測定値が，研究開始時，および薬剤もしくはプラセボの使用後5つの時点において記録され，研究開始時の値との差を合計してスコアが算出された．6名の対象者はまず治療を受けて，次にプラセボを投与された．10名の対象者はプラセボが先で，その後に治療を受けた．治療薬およびプラセボの順序はランダム化された．

使用法

ashina

形式

このデータフレームは以下の列からなる：

vas.active 数値のベクタ．活性物質を投与したときの要約スコア．
vas.plac 数値のベクタ．プラセボを投与したときの要約スコア．
grp コードの数値ベクタ．1：プラセボが先，2：活性物質が先．

原典

オリジナルデータ

参考文献

M.Ashina et al. (1999), Effect of inhibition of nitric oxide synthase on chronic tension-type headache: a randomised crossover trial. *Lancet* 353, 287-289

使用例

```
plot(vas.active~vas.plac,pch=grp,data=ashina)
abline(0,1)
```

bcmort	**乳がんの死亡率**

説明

乳がんのスクリーニングの効果についてのデンマークでの研究

使用法

bcmort

形式

24行，4列のデータフレーム．

age 50-54, 55-59, 60-64, 65-69, 70-74, 75-79 のレベルをもつファクタ
cohort Study gr., Nat.ctr., Hist.ctr., Hist.nat.ctr. のレベルをもつファクタ

bc.deaths 乳がんによる死亡数の数値ベクタ

p.yr 研究対象の人年の数値ベクタ

詳細

4つのコホートが集められた．"study group"はコペンハーゲンとフレデリックスベル[7]で，マンモグラフィによる定期的スクリーニングが開始された後に，適切な年齢範囲にあった女性で構成されている．"national control group"は，デンマークの中で，マンモグラフィによる定期的スクリーニングが利用できなかった地域の人々からなる．この2つのグループはどちらも1991-2001年にかけて集められた．"historical control group"と"historical national control group"は10年前（1981-1991年）に，コペンハーゲンとフレデリックスベルでスクリーニングが始まる前に設定された類似のコホートである．study group はスクリーニングへの招待を受諾した人々だけではなく，すべての人口からなっている．

原典

A.H. Olsen et al. (2005), Breast cancer mortality in Copenhagen after introduction of mammography screening. *British Medical Journal*, 330: 220-222.

---

bp.obese	肥満と血圧

説明

このbp.obeseデータは102行，3列からなるデータフレームであり，カリフォルニアのある小さな町におけるメキシコ系アメリカ人の成人からランダム抽出したデータに基づいている．

使用法

bp.obese

形式

このデータフレームは以下の列からなる：

sex 性別を表す数値ベクタ．0：男性，1：女性．

obese 肥満の程度を表す数値ベクタ．実際の体重と，New York Metropolitan Life Tables に基づく理想体重との比．

bp 血圧を表す数値ベクタ．収縮期血圧値（単位はmmHg）．

原典

B.W. Brown and M. Hollander (1977), *Statistics: A Biomedical Introduction*, Wiley.

使用例

```
plot(bp~obese,pch = ifelse(sex==1, "F", "M"), data = bp.obese)
```

訳注7　どちらもデンマークの都市．

付　録

| caesarean | **帝王切開と母親の靴サイズ** |

説明

この表 caesar.shoe は，帝王切開が行われたかどうかと，母親の靴のサイズ（英国のサイズ）との関係を示している．

使用法

caesar.shoe

形式

2 行，6 列の行列

原典

D. G. Altman (1991), *Practical Statistics for Medical Research,* Table 10.1, Chapman & Hall.

使用例

prop.trend.test(caesar.shoe"Yes",,margin.table(caesar.shoe, 2))

| coking | **コークス化データ** |

説明

この coking データは 18 行，3 列からなる．これは，石炭をコークス化する際に，かまどの幅と温度を変化させて，コークス化の時間を測定した実験の結果である．

使用法

coking

形式

このデータフレームは以下の列からなる：

width　かまどの幅をインチ単位で示すファクタ．レベルは 4，8，12 である．
temp　華氏温度を示すファクタ．レベルは 1600，1900．
time　コークス化に必要とした時間を示す数値ベクタ．

原典

R.A. Johnson (1994), *Miller and Freund's Probability and Statistics for Engineers,* 5th ed., Prentice-Hall.

使用例

attach(coking)
matplot(tapply(time,list(width,temp),mean))
detach(coking)

| cystfibr | **囊胞性線維症と肺機能** |

説明

cystfibr データフレームは，25 行，10 列からなる．囊胞性線維症の患者 (7-23 歳)

の肺機能データが含まれている．

使用法

cystfibr

形式

このデータフレームは以下の列からなる：

age 年齢を表す数値ベクタ．
sex 性別を表す数値ベクタ．0：男性，1：女性．
height 身長を表す数値ベクタ．単位は cm．
weight 体重を表す数値ベクタ．単位は kg．
bmp ボディマス（正常に対する%）を表す数値ベクタ．
fev1 1秒量を表す数値ベクタ．
rv 残気量を表す数値ベクタ．
frc 機能的残気量を表す数値ベクタ．
tlc 総肺気量を表す数値ベクタ．
pemax 最大呼気圧を表す数値ベクタ．

原典

D.G. Altman (1991), *Practical Statistics for Medical Research,* Table 12.11, Chapman & Hall.

参考文献

O'Neill et al. (1983), The effects of chronic hyperinflation, nutritional status, and posture on respiratory muscle strength in cystic fibrosis, *Am. Rev. Respir. Dis.,* 128: 1051-1054.

---

eba1977	デンマークの4都市における，1968-1971年の肺がん罹患率

説明

このデータセットは，4つの隣り合うデンマークの都市における肺がんの発生数と人口を年齢層別にしたものである．

使用法

eba1977

形式

24行，4列のデータフレーム：

city Fredericia, Horsens, Kolding, Vejle のレベルをもつファクタ．
age 40-54, 44-49, 60-64, 65-69, 70-74, 75+のレベルをもつファクタ．
pop 人口の数値ベクタ．
cases 肺がん患者数の数値ベクタ．

詳細

これらのデータは，Erling Andersenの論文中で"at the center of public interest in Denmark in 1974"として提示されているものである．Fredericiaには港湾部にかなりの規模の石油化学工場がある．

原典

E.B. Andersen (1977), Multiplicative Poisson models with unequal cell rates, *Scandinavian Journal of Statistics,* 4: 153-158.

参考文献

J. Clemmensen et al. (1974), *Ugeskrift for Laeger,* pp. 2260-2268.

---

energy	エネルギー消費

説明

この energy データフレームは 22 行，2 列からなる．やせている女性と太っている女性の各群におけるエネルギー消費量が含まれている．

使用法

energy

形式

このデータフレームは以下の列からなる：

expend 24 時間でのエネルギー消費量（単位は MJ）を表す数値ベクタ．

stature レベル lean（やせ），obese（肥満）の水準からなるファクタ．

原典

D. G. Altman (1991), *Practical Statistics for Medical Research,* Table 9.4, Chapman & Hall.

使用例

plot(expend~stature,data=energy)

---

ewrates

概要

1936-1980 年の間の，イングランドとウェールズにおける肺がん，鼻腔がん，そして全死因の死亡率．nickel 研究のフォローアップに対応するため，1936 年の死亡率は 1931 年の繰り返しになっている．

使用法

ewrates

形式

150 行，5 列のデータフレーム．

year 暦年の区間．1931：1931-35 年，1936：1936-40 年，… ．

age 年齢層，10：10-14 歳，15：15-19 歳，… ．

lung 100 万人年あたりの肺がんによる死亡率．

nasal 100 万人年あたりの鼻腔がんによる死亡率．

other 100 万人年あたりの全死因による死亡率．

詳細

Bendix Carstensen らによる "Epi" パッケージからとられた．

原典

N.E. Breslow, and N. Day (1987). *Statistical Methods in Cancer Research. Volume II: The Design and Analysis of Cohort Studies*, Appendix IX. IARC Scientific Publications, Lyon.

`fake.trypsin`	**年齢別トリプシン**

説明

このデータフレーム trypsin は，3列，271行からなる．健康なボランティアから測定した，血清中のトリプシンの免疫活性値を含んでいる．（ただし，本当の測定値ではなく，計算して作成した仮想的な値である．）

使用法

`fake.trypsin`

形式

このデータフレームは以下の列からなる：

trypsin 血清トリプシン値を表す数値ベクタ．単位は ng/ml．

grp 年齢層を示す数値ベクタ．この値と年齢との関係は grpf を参照．

grpf 以下のレベルをもつファクタ．1：年齢10-19歳，2：年齢20-29歳，3：年齢30-39歳，4：年齢40-49歳，5：年齢50-59歳，6：年齢60-69歳．

詳細

このデータは各群の平均値と標準偏差が決められた値になるように計算されてつくられたものである．

原典

D.G. Altman (1991), *Practical Statistics for Medical Research*, Table 9.12, Chapman & Hall.

使用例

`plot(trypsin~grp,data=fake.trypsin)`

`graft.vs.host`	**移植片対宿主病**

説明

この gvhd データフレームは，7列，37行からなる．このデータは急性移植片対宿主病の発症に関連する要因を探るために，同種骨髄移植を受けた患者から得たものである．

使用法

graft.vs.host

形式

このデータフレームは以下の列からなる：

pnr 患者番号を表す数値ベクタ．

rcpage レシピエントの年齢を表す数値ベクタ．単位は年．

donage ドナーの年齢を表す数値ベクタ．単位は年．
type 白血病の種類を表す数値ベクタ．1：AML（急性骨髄性白血病），2：ALL（急性リンパ性白血病），3：CML（慢性骨髄性白血病）．
preg ドナーに妊娠歴があるかどうかを示す数値ベクタ．0：なし，1：あり．
index 表皮細胞-リンパ球混合反応指数の指標を表す数値ベクタ．gvhd 移植片対宿主病を表す数値ベクタ．0：なし，1：あり．time 追跡期間を表す数値ベクタ．
dead 追跡時死亡状態を表す数値ベクタ．0：死亡なしあるいは打ち切り，1：死亡．

原典
D. G. Altman (1991), *Practical Statistics for Medical Research*, Exercise 12.3, Chapman & Hall.

使用例
```
plot(jitter(gvhd,0.2)~index,data=graft.vs.host)
```

---

heart.rate	エナラプリラート投与後の心拍数

説明
この heart.rate データフレームは 36 行，3 列からなり，うっ血性心不全の患者 9 名に対してエネラプリラート投与前と投与直後の心拍数を測定したデータである．繰り返し回数の等しい二元配置データになっている．

使用法
```
heart.rate
```

形式
このデータフレームは以下の列からなる：

hr 1 分あたりの心拍数を表す数値ベクタ．
subj 対象の番号を表すファクタ．レベルは 1-9 である．
time 投与後時間を表すファクタ．レベルは以下の通り．0（投与前），30，60，120（投与後の時間，単位は分）．

原典
D. G. Altman (1991), *Practical Statistics for Medical Research*, Table 12.2, Chapman & Hall.

使用例
```
evalq(interaction.plot(time,subj,hr), heart.rate)
```

---

hellung	テトラヒメナ細胞の成長

説明
この hellung データフレームは，51 行，3 列からなる．培養用培地にグルコースを加えた場合とそうでない場合のテトラヒメナ（*Tetrahymena*）細胞の直径および密度のデータを含んでいる．

使用法

```
hellung
```

形式

このデータフレームは以下の列からなる：

glucose　グルコースの有無を表す数値ベクタ．1：あり，2：なし．

conc　細胞密度を表す数値ベクタ．単位は数/ml．

diameter　細胞直径を表す数値ベクタ．単位はμm．

原典

D. Kronborg and L.T. Skovgaard (1990), *Regressionsanalyse,* Table 1.1, FADLs Forlag (in Danish).

使用例

```
plot(diameter~conc,pch=glucose,log="xy",data=hellung)
```

---

intake	**エネルギー摂取**

説明

intakeデータフレームは11行，2列からなり，11名の女性の月経前後のエネルギー摂取量を対応のある値として含んでいる．

使用法

```
intake
```

形式

このデータフレームは以下の列からなる：

pre　月経前のエネルギー摂取量を表す数値ベクタ．単位はkJ．

post　月経後のエネルギー摂取量を表す数値ベクタ．単位はkJ．

原典

D. G. Altman (1991), *Practical Statistics for Medical Research,* Table 9.3, Chapman & Hall.

使用例

```
plot(intake$pre, intake$post)
```

---

juul	***Juul の IGF データ***

説明

juulデータフレームは1339行，6列からなり，インスリン様成長因子（IGF-I）の分布のリファレンスとなるサンプルを含んでいる．学校での健康診断に関連して収集されたデータに基づき，さまざまな年齢の対象者からデータを集めている．

使用法

```
juul
```

形式

このデータフレームは以下の列からなる：

age 年齢を表す数値ベクタ（単位は年）．

menarche 初経があったかどうかを表す数値ベクタ．1：なし，2：あり．

sex 性別を表す数値ベクタ．1：男性，2：女性．

igf1 インスリン様成長因子の測定値を表す数値ベクタ．単位は μg/l．

tanner ターナーの成熟度分類を表す数値ベクタ．1-5 の各段階に応じた値．

testvol 精巣体積を表す数値ベクタ．単位は ml．

原典
オリジナルデータ

使用例
```
plot(igf1~age,data=juul)
```

---

juul2	***Juul の IGF データ，拡大版***

説明
juul2 データフレームは 1339 行，8 列からなる．juul の拡大版である．

使用法
```
juul2
```

形式
このデータフレームは以下の列からなる：

age 年齢を表す数値ベクタ（単位は年）．

height 身長を表す数値ベクタ（単位は cm）．

menarche 初経があったかどうかを表す数値ベクタ．1：なし，2：あり．

sex 性別を表す数値ベクタ．1：男性，2：女性．

igf1 インスリン様成長ファクタの測定値を表す数値ベクタ（単位は μg/l）．

tanner ターナーの成熟度分類を表す数値ベクタ．1-5 の各段階に応じた値．

testvol 精巣体積を表す数値ベクタ（単位は ml）．

weight 体重を表す数値ベクタ（単位は kg）．

原典
オリジナルデータ

使用例
```
plot(igf1~age,data=juul2)
```

---

kfm	**母乳栄養データ**

説明
kfm データフレームは 50 行，7 列からなる．Kim Fleischer Michaelsen により集められた，平均年齢およそ 2 ヶ月の幼児 50 名のデータで，対象者の授乳直前と直後の体重を測定し，ほかのさまざまなデータとともに母乳摂取量を記録したものである．

使用法
```
kfm
```

形式

このデータフレームは以下の列からなる:

no 対象の識別番号を表す数値ベクタ.

dl.milk 母乳摂取量を表す数値ベクタ (単位は dl/24 時間).

sex 性別を表すファクタ. レベルは boy (男児) および girl (女児).

weight 体重を表す数値ベクタ (単位は kg).

ml.suppl 補助的に人工栄養を用いた量を表す数値ベクタ (単位は ml/24 時間).

mat.weight 母親の体重を表す数値ベクタ (単位は kg).

mat.height 母親の身長を表す数値ベクタ (単位は cm).

注意

補助人工栄養の使用量は, データ収集以前の期間のものである.

原典

オリジナルデータ

使用例

```
plot(dl.milk~mat.height,pch=c(1,2)[sex],data=kfm)
```

---

lung   肺容積の測定方法

説明

lung データフレームは 18 行, 3 列からなる. ヒトの肺の容積を測定するための 3 種類の方法を比較したデータを含んでいる.

使用法

lung

形式

このデータフレームは以下の列からなる:

volume 肺容積の測定結果を表す数値ベクタ.

method 測定方法を表すファクタ. レベルは A, B, C の 3 つである.

subject 測定対象を表すファクタ. レベルは 1-6.

原典

Exercises in Applied statistics (1977), Exercise 4.15, Dept. of Theoretical Statistics, Aarhus University.

---

malaria   マラリア抗体データ

説明

malaria データフレームは 100 行 4 列からなる.

使用法

malaria

形式

このデータフレームは以下の列からなる：

subject 対象者の番号．

age 対象者の年齢（単位は歳）．

ab 研究開始時の抗体レベル．

mal 観察期間中にマラリアの症状があったかどうかを表す数値ベクタ．0：なし，1：あり．

詳細

ガーナのある村における3-15歳の子供からランダムに抽出した100名を対象として，8ヶ月間の追跡調査を行ったデータである．研究開始時に特定の抗体価を測定した．研究期間中の観察結果に基づいて，マラリアの症状の有無によって2グループに分類した．

原典

未発表のデータ

使用例

```
summary(malaria)
```

---

melanom	**悪性黒色腫後の生存**

説明

`melanom`は205行，7列からなるデータフレームである．K. T. Drzewieckiによる，Odense University Hospitalにおける悪性黒色腫手術後の患者の生存状況に関するデータが含まれている．

使用法

```
melanom
```

形式

このデータフレームは以下の列からなる：

no 患者の識別番号を表す数値ベクタ．

status 生存状況を表す数値ベクタ．1：悪性黒色腫により死亡，2：生存，3：ほかの原因により死亡．

days 観察期間（日）を表す数値ベクタ．

ulc 潰瘍形成の有無を表す数値ベクタ．1：潰瘍あり，2：潰瘍なし．

thick 腫瘍の厚さを表す数値ベクタ．単位は1/100 mm．

sex 性別を表す数値ベクタ．1：女性，2：男性．

原典

P. K. Andersen, Ø. Borgan, R. D. Gill, N. Keiding (1991), *Statistical Models Based on Counting Processes*, Appendix 1, Springer-Verlag.

使用例

```
require(survival)
plot(survfit(Surv(days,status==1),data=melanom))
```

| nickel | 南ウェールズのニッケル精錬労働者 |

説明

このデータは南ウェールズのニッケル精錬労働者のコホートに関するもので，曝露，フォローアップ期間，死因の情報を含んでいる．

使用法

nickel

形式

679 行，7 列のデータフレームである．

id 対象者識別番号（数値）．
icd 死亡していた場合には，ICD による死因コード．そうでない場合には 0（数値）．
exposure 作業場所の曝露指数（数値）．
dob 生年月日（数値）．
age1st 最初の曝露時の年齢（数値）．
agein フォローアップ開始時の年齢（数値）．
ageout フォローアップ終了時の年齢（数値）．

詳細

Bendix Carstensen らによる "Epi" パッケージからとられた．比較のために，肺がん（ICD 162 および 163），鼻腔がん（ICD 160），および全死因について，イングランドとウェールズにおける 100 万人あたり，1 年あたりの死亡率を年齢層，歴年の区間ごとに示したデータセットを ewrates として用意した．

原典

N.E. Breslow and N. Day (1987). *Statistical Methods in Cancer Research. Volume II: The Design and Analysis of Cohort Studies*, IARC Scientific Publications, Lyon.

| nickel.expand | 南ウェールズのニッケル精錬労働者，展開版 |

説明

このデータは nickel データセットと同様に，南ウェールズのニッケル精錬労働者のコホートに関するもので，曝露，フォローアップ期間，死因の情報を含んでいる．このバージョンではフォローアップ期間を年齢層により分割し，それを ewrates データセットにある死亡率と結合してある．

使用法

nickel.expand

形式

3724 行，12 列のデータフレームである．

agr 年齢層，10: 10-14 歳，15: 15-19 歳，… ．
ygr 暦年の区間．1931: 1931-35 年，1936: 1936-40 年，… ．
id 対象者識別番号（数値）．

icd 死亡していた場合には，ICDによる死因コード．そうでない場合には0（数値）
exposure 作業場所の曝露指数（数値）．
dob 生年月日（数値）．
age1st 最初の曝露時の年齢（数値）．
agein フォローアップ開始時の年齢（数値）．
ageout フォローアップ終了時の年齢（数値）．
lung 100万人年あたりの肺がんによる死亡率．
nasal 100万人年あたりの鼻腔がんによる死亡率．
other 100万人年あたりの全死因による死亡率．

原典

`nickel` および `ewrates` データセットから計算した．

---

philion	用量反応データ

説明

生物学的な量反応関係における EC50 を推定する目的で行われた4つの小実験

使用法

`philion`

形式

30行，3列のデータフレーム：

experiment 数値ベクタ，1から4までで実験番号を示す．
dose 数値ベクタ，用量．
response 数値ベクタ，反応（計数値）．

詳細

これらのデータはRのメーリングリストで議論された．最初は対数線形ポアソン回帰が示唆されるが，実際には $y = y_{\max}/(1 + (x/\beta)^\alpha)$ のような関係がより適切である．

原典

Vincent Philion, IRDA, Québec. によるオリジナルデータ

参考文献

`http://tolstoy.newcastle.edu.au/R/help/03b/1121.html`

---

react	ツベルクリン反応

説明

`react` は数値ベクタである．334例のツベルクリン反応の大きさの判定を2名の看護師が行った際の結果の差が含まれている．

使用法

`react`

形式

単一のベクタ．反応の大きさが mm 単位で表されている．

原典
Exercises in Applied statistics (1977), Exercise 2.9, Dept. of Theoretical Statistics, Aarhus University.

使用例
```
hist(react) # 離散効果のためあまりよくない…
plot(density(react))
```

---

red.cell.folate	血球中の葉酸

説明
`folate` データフレームは 22 行, 2 列からなる．麻酔中の換気方法 3 種類について，それを受けた患者の赤血球中の葉酸レベルを測定した結果が含まれている．

使用法
```
red.cell.folate
```

形式
このデータフレームは以下の列からなる：

folate 葉酸の濃度を表す数値ベクタ（単位は $\mu g/l$）．

ventilation 換気方法を表すファクタ．水準は下記のとおり．N2O+O2,24h: 50%の亜酸化窒素と 50%の酸素を連続して 24 時間使用，N2O+O2,op: 50%の亜酸化窒素と 50%の酸素を手術中のみ使用，O2,24h: 亜酸化窒素を使用せず，35-50%の酸素を 24 時間使用．

原典
D. G. Altman (1991), *Practical Statistics for Medical Research*, Table 9.10, Chapman & Hall.

使用例
```
plot(folate~ventilation,data=red.cell.folate)
```

---

rmr	安静時のエネルギー代謝率

説明
`rmr` データフレームは 44 行，2 列からなる．44 名の女性から得られた，安静時のエネルギー代謝率を含んでいる．

使用法
```
rmr
```

形式
このデータフレームは以下の列からなる：

body.weight 体重を表す数値ベクタ．単位は kg．

metabolic.rate エネルギー代謝率を表す数値ベクタ．単位は kcal/24 時間．

原典

D. G. Altman (1991), *Practical Statistics for Medical Research*, Exercise 11.2, Chapman & Hall.

使用例

```
plot(metabolic.rate~body.weight,data=rmr)
```

secher	出生時体重と超音波計測値

説明

`secher` データフレームは107行, 4列からなる. 胎児の出生直前の超音波計測値と, その後の出生時体重のデータを含んでいる.

使用法

```
secher
```

形式

このデータフレームは以下の列からなる:

bwt　出生時体重を表す数値ベクタ. 単位は g.

bpd　児頭大横径を表す数値ベクタ. 単位は mm.

ad　腹部直径を表す数値ベクタ. 単位は mm.

no　対象の番号を表す数値ベクタ.

原典

D. Kronborg and L.T. Skovgaard (1990), *Regressionsanalyse*, Table 3.1, FADLs Forlag (in Danish).

Secher et al. (1987), Eur.j.obs.gyn.repr.biol., 24, 1-11.

使用例

```
plot(bwt~ad,data=secher,log="xy")
```

secretin	セクレチンによる血糖値の変化

説明

`secretin` データフレームは50行, 6列からなる. グルコース反応試験から得られたデータが含まれている.

使用法

```
secretin
```

形式

このデータフレームは以下の列よりなる:

gluc　血糖値を表す数値ベクタ.

person　対象者を表すファクタ. レベルは A-E.

time　投与後の時間を表すファクタ. レベルは 20,30,60,90 (投与からの経過時間 (単位は分)), および pre (投与前) である.

repl　測定回数を表すファクタ. レベルは a: 最初のサンプル, および b: 2回目のサンプルである.

time20plus 投与後の時間が 20 分以上であるかどうかを表すファクタ．レベルは 20+: 投与から 20 分以上経過，および pre: 投与前である．

time.comb 投与後の時間が 30 分以上であるかどうかを表すファクタ．レベルは 20: 投与から 20 分経過，30+: 投与から 30 分以上が経過，pre: 投与前である．

詳細

セクレチンは十二指腸粘膜から分泌されるホルモンである．その抽出物を動脈性高血圧のある 5 名の患者に投与した．同じ測定を 2 回行って結果を決定している．血糖値はグラフ用紙にまず記録され，その後，2 回の測定結果のうち小さい値だったほうが先に記録された．

原典

Exercises in Applied statistics (1977), Exercise 5.8, Dept. of Theoretical Statistics, Aarhus University.

---

stroke	**エストニアの脳卒中データ**

説明

エストニアのタルトゥにおける，1991 年から 1993 年までのすべての脳卒中症例，および 1996 年 1 月 1 日までのフォローアップ．

使用法

stroke

形式

829 行，10 列のデータフレーム．

sex 水準 Female および Male のファクタ．

died 日付型，死亡日を示す．

dstr 日付型，脳卒中発症日．

age 数値ベクタ，脳卒中発症時の年齢．

dgn ファクタ．水準は診断であり，ICH（脳内出血），ID（特定できず），INF（虚血性梗塞），SAH（くも膜下出血）がある．

coma No, Yes を水準とするファクタ．患者が脳卒中後に昏睡に陥ったかどうかを示す．

diab No, Yes を水準とするファクタ．糖尿病の既往を示す．

minf No, Yes を水準とするファクタ．心筋梗塞の既往を示す．

han No, Yes を水準とするファクタ．高血圧の既往を示す．

obsmonths 数値ベクタ．観察期間を月単位で示す．（脳卒中と同日に死亡した場合には 0.1 とした．）

dead 論理値のベクタ．研究期間中に患者が死亡したかどうかを示す．

原典

オリジナルデータ

参考文献

J. Korv, M. Roose, and A.E. Kaasik (1997). Stroke Registry of Tartu, Estonia, from 1991 through 1993. Cerebrovascular Disorders 7: 154-162.

`tb.dilute`	**ツベルクリン希釈法**

説明

`tb.dilute` データフレームは18行，3列からなる．ツベルクリン液の希釈法による試験に関するデータが含まれている．

使用法

`tb.dilute`

形式

このデータフレームは以下の列からなる：

reaction　ツベルクリン皮膚プリック時の反応の大きさ（直径の平均値）を表す数値ベクタ．

animal　ファクタ．レベルは`1-6`.

logdose　ファクタ．レベルは`0.5`, `0`, および`-0.5`.

詳細

実際の希釈は$1:100$，$1:100\sqrt{10}$，$1:1000$である．2番目の値を1として，10を底とした対数をとった値が`logbase`の値となっている．

原典

Anon. (1977), *Exercises in Applied statistics*, part of Exercise 4.15, Dept. of Theoretical Statistics, Aarhus University.

`thuesen`	**心室短縮速度**

説明

`thuesen` データフレームは24行，2列からなる．1型糖尿病患者における血糖値と心室短縮速度のデータを含んでいる．

使用法

`thuesen`

形式

このデータフレームは下記の列からなる：

blood.glucose　空腹時血糖値を表す数値ベクタ．単位はmmol/l.

short.velocity　内周短縮速度の平均値を表す数値ベクタ．単位は%/s.

原典

D. G. Altman (1991), *Practical Statistics for Medical Research*, Table 11.6, Chapman & Hall.

使用例

`plot(short.velocity~blood.glucose,data=thuesen)`

tlc	全肺気量

説明

tlc データフレームは32行，4列からなる．心肺移植のレシピエントに対して，移植前の全肺気量（total lung capacity, TLC）を全身容積変動測定法により測定したデータを含んでいる．

使用法

tlc

形式

このデータフレームは以下の列からなる：

age レシピエントの年齢．単位は歳．

sex 性別を表す数値ベクタ．1：女性，2：男性．

height レシピエントの身長を表す数値ベクタ．単位は cm.

tlc 総肺気量を表す数値ベクタ．単位は l.

原典

D. G. Altman (1991), *Practical Statistics for Medical Research,* Exercise 12.5, 10.1, Chapman & Hall.

使用例

plot(tlc~height,data=tlc)

vitcap	肺活量

説明

vitcap データフレームは，24行，3列からなる．カドミウム産業の労働者の肺活量データを含んでいる．これは，vitcap2 データセットの一部を取り出したものである．

使用法

vitcap

形式

このデータフレームは以下の列からなる：

group 曝露状態を表す数値ベクタ．1：10年間を超えて曝露されている．3：曝露されていない．

age 年齢を表す数値ベクタ．単位は歳．

vital.capacity 肺活量を表す数値ベクタ．単位は l.

原典

P. Armitage and G. Berry (1987), *Statistical Methods in Medical Research,* 2nd ed., Blackwell, p. 286.

使用例

plot(vital.capacity~age,pch=group,data=vitcap)

vitcap2	**肺活量，完全データセット**

説明

`vitcap2` データフレームは，84 行，3 列からなる．カドミウム産業の労働者の年齢と肺活量データを含んでいる．

使用法

`vitcap2`

形式

このデータフレームは以下の列からなる：

group 曝露状態を表す数値ベクタ．`1`：10 年間を超えて曝露されている．`2`：10 年間未満曝露されている．`3`：曝露されていない．

age 年齢を表す数値ベクタ．単位は歳．

vital.capacity 肺活量を表す数値ベクタ．単位は l．

原典

P. Armitage and G. Berry (1987), *Statistical Methods in Medical Research*, 2nd ed., Blackwell, p. 286.

使用例

`plot(vital.capacity~age,pch=group,data=vitcap2)`

wright	***Wright* ピークフローメーターの比較**

説明

`wright` データフレームは 17 行，2 列からなる．17 名の対象者に 2 種類の異なるピークフローメーターを使用させて測定したデータを含んでいる．

使用法

`wright`

形式

このデータフレームは以下の列からなる：

std.wright ラージフローメーターを用いた測定結果を表す数値ベクタ．単位は l/min．

mini.wright ミニフローメーターを用いた測定結果を表す数値ベクタ．単位は l/min．

原典

J. M. Bland and D.G. Altman (1986), *Lancet*, pp. 307-310.

使用例

`plot(wright)`
`abline(0,1)`

zelazo	歩きはじめの年齢

説明
zelazo オブジェクトは，4つの要素からなるリストである．

使用法
zelazo

形式
これは4グループの幼児について，歩きはじめの年齢（単位は月）を調査したデータを含むリストである．

active このグループは能動的トレーニングを受けたグループである．生後2週目から8週目にかけて毎日3分間，歩行反射と踏み直り反射の訓練を行った．

passive このグループは受動的トレーニングを受けたグループである．同種類の社会的，全身的な運動刺激を受けているが，とくに歩行反射と踏み直り反射の訓練はしていない．

none このグループにはとくにトレーニングが行われなかったが，能動的，受動的トレーニングを受けた子供たちといつも一緒に評価を受けている．

ctr.8w 8週のコントロールグループである．とくにトレーニングは受けておらず，年齢が8週のときだけに評価を受けている．

注意
このデータをオリジナルの文献から入力するよう求められたとき，多くの学生は1グループのデータを1つのベクタに格納してしまった．そのため，行おうとする解析によってはデータをさらに別のデータフレームに変換する必要が生じてしまった．このデータセットにおける少し風変わりな形式は，この状況を再現したためである．

原典
P. R. Zelazo, N.A. Zelazo, and S. Kolb (1972), "Walking" in the newborn, *Science*, 176, 314-315.

■C　クイックリファレンス

初　歩

コマンド

ls() または objects()	ワークスペースのオブジェクトを一覧表示する
rm(object)	object を消去する
search()	検索パスを表示する

利用可能な変数名

文字，数字とピリオドで構成される名前が使用可能．ただし，数字ではじまっていてはならない．また，ピリオドではじまる名前は避けるべき．

代　入

<-	値を変数に代入する
->	右向きに代入する
<<-	グローバル環境への代入
	（関数定義内で利用される）

演算子

数値演算

+	加算
-	減算, 符号
*	乗算
/	除算
^	べき乗
%/%	整数の範囲での除算
%%	整数の範囲での除算を行ったときの剰余

論理演算, 関係演算

==	等しい
!=	等しくない
<	より小さい
>	より大きい
<=	より小さいか等しい
>=	より大きいか等しい
is.na(x)	欠損値か?
&	論理積
|	論理和
!	否定

& と | は要素ごとに計算される. && と || については「プログラミング」の項を参照.

ベクタとデータ型

作　成

numeric(25)	ゼロが25個
character(25)	""が25個
logical(25)	FALSEが25個
seq(-4,4,0.1)	−4.0 −3.9 −3.8 … 3.9 4.0 という数列
1:10	seq(1,10,1)と同じ
c(5,7,9,13,1:5)	連結：5 7 9 13 1 2 3 4 5
rep(1,10)	1 1 1 1 1 1 1 1 1 1
gl(3,2,12)	3レベルからなるファクタで，各レベルの値を2回ずつ繰り返し，長さ12まで続ける（すなわち，1 1 2 2 3 3 1 1 2 2 3 3）

型変換

as.numeric(x)	数値型に変換
as.character(x)	文字列に変換
as.logical(x)	論理値に変換
factor(x)	ベクタxをファクタに変換

ファクタについては，「表，グループ化，記録」も参照．

データフレーム

data.frame(height=c(165,185),weight=c(90,65))	2つの名前つきベクタからデータフレームを作成
data.frame(height, weight)	既存のベクタをまとめてデータフレームを作成
dfr$var	データフレームdfrからベクタvarを抽出
attach(dfr)	データフレームを検索パスに入れる
detach()	——そしてそれを検索パスから取り除く

attachされたデータフレームは，検索パス中で常に.GlobalEnvの後に位置する．attachされたデータフレームはコピーされたものであり，それに対する以後の変更はdfrに対して影響しない．

数値関数

数学関数

log(x)	x の自然対数（e を底とする）
log10(x)	x の常用対数（10 を底とする）
exp(x)	指数関数 e^x
sin(x)	正弦関数
cos(x)	余弦関数
tan(x)	正接関数
asin(x)	逆正弦関数（正弦関数の逆関数）
acos(x)	逆余弦関数
atan(x)	逆正接関数
min(x)	ベクタ中の最小値
min(x1,x2,...)	複数のベクタをまたいだ最小値（1つの値を返す）
max(x)	ベクタ中の最大値
range(x)	c(min(x), max(x)) とほぼ同じ
pmin(x1,x2,...)	いくつかの長さが同じベクタに対して，並列（対応する要素ごとの）最小値をとったベクタを返す
pmax(x1,x2,...)	ベクタの並列最大値
length(x)	ベクタ中の要素数
sum(complete.cases(x))	ベクタ中の，欠損値でない値の数

統計関数

mean(x)	平均
sd(x)	標準偏差
var(x)	分散
median(x)	中央値
quantile(x,p)	分位値
cor(x,y)	相関

位置指定と選択

`x[1]`	最初の要素
`x[1:5]`	最初の5つの要素を含む部分ベクタ
`x[c(2,3,5,7,11)]`	2, 3, 5, 7, 11番目の要素
`x[y<=30]`	論理式による選択
`x[sex=="male"]`	ファクタ値による選択
`i <- c(2,3,5,7,11); x[i]`	数値変数による選択
`l <- (y<=30) ; x[l]`	論理値変数による選択

行列とデータフレーム

`m[4,]`	4行目
`m[,3]`	3列目
`dfr[dfr$var<=30,]`	データフレームの一部
`subset(dfr, var<=30)`	上と同じ結果だがより単純な記法

データ入力

`data(データ名)`	組み込みデータセットの読み込み
`read.table("ファイル名")`	外部ファイルからの読み込み

`read.table`関数のよく使う引数

`header=TRUE`	ファイルの最初の行には変数名が記録されている
`sep=","`	データはカンマ区切りである
`dec=","`	小数点はカンマである
`na.strings="."`	欠損値はピリオドで表されている

`read.table`系関数の種類

`read.csv("ファイル名")`	カンマ区切りファイル用
`read.delim("ファイル名")`	タブ区切りファイル用
`read.csv2("ファイル名")`	セミコロン区切りで小数点がカンマのファイル用
`read.delim2("ファイル名")`	タブ区切りで小数点がカンマのファイル用

これらはすべて, `header=TRUE` がデフォルトになっている.

欠損値

関　数

`is.na(x)`	x のうち NA であるところが TRUE となった論理値ベクタを返す
`complete.cases(x1,x2,...)`	x1, x2,... のいずれにも欠損値がないかどうか

ほかの関数に対する引数

`na.rm=`	統計関数において欠損値があったとき，これが TRUE であればそれを除いて計算する．FALSE であれば NA を返す
`na.last=`	sort 関数において欠損値があったとき，これが TRUE であればそれを最後の値として扱う．FALSE であれば最初として扱い，NA であれば排除する
`na.action=`	lm 関数などにおいて，欠損値があったときのふるまいを指定する．値は na.fail, na.omit, na.exclude をとり得る options("na.action") でも指定できる
`na.print=`	summary 関数，print.default 関数において，出力中で NA をどのように表示するかを指定する
`na.strings=`	read.table() 関数において，入力中で NA がどのようにコードされているかを指定する

表，グループ化，記録

`table(f1,...)`	集計表，クロス集計表
`xtabs(~f1+...)`	同上，モデル式記法
`ftable(f1~f2+...)`	"平らな"表
`tapply(x,f,mean)`	平均値の表
`aggregate(df,list(f),mean)`	いくつかの変数の平均
`by(df,list(f),sumary)`	データフレームをグループごとに要約
`factor(x)`	ベクタをファクタに変換
`cut(x,breaks)`	連続変数を指定の境界でグループ化

factor 関数の引数

levels	コード化するべき値の指定．与えるデータの中には出現しない値を使用する場合や，値の順番が違う場合に用いる
labels	factor の各レベルに関連づけられるラベル
exclude	ファクタ化する際に除外する値．デフォルトは NA．これを NULL に設定することで欠損値もレベルの1つとして含めることができる

cut 関数の引数

breaks	値の境界を指定する．引数 x の値が境界の範囲外であった場合，それは NA になってしまうことに注意が必要
labels	グループの名前．デフォルトでは (0,30] のようになる
right	各グループの値範囲の「右側」がその値自体を含む(〜以下となる)場合に TRUE とする．FALSE ならば左側がその値自体を含む範囲（〜以上）となる

ファクタの記録

`levels(f)<-list(new1=c("old1","old2"),new2="old3")`.	レベルの結合
`factor(newcodes[f])`	いくつかのレベルを1つに併合する．たとえば，レベルが1, 2, 3, 4, 5の5種類あるファクタfに対して，newcodesベクタとしてc(1,1,1,2,3)を用いれば，最初の3つのレベルの値が併合されてすべて1となる

確率分布

正規分布

`dnorm(x)`	確率密度
`pnorm(x)`	累積密度関数．$P(X \leq x)$
`qnorm(p)`	p分位，すなわち $x : P(X \leq x) = p$
`rnorm(n)`	n個の正規分布する（疑似）乱数

分 布

`pnorm(x,mean,sd)`	正規分布
`plnorm(x,mean,sd)`	対数正規分布
`pt(x,df)`	Studentのt分布
`pf(x,n1,n2)`	F分布
`pchisq(x,df)`	χ^2分布
`pbinom(x,n,p)`	二項分布
`ppois(x,lambda)`	ポワソン分布
`punif(x,min,max)`	一様分布
`pexp(x,rate)`	指数分布
`pgamma(x,shape,scale)`	ガンマ分布
`pbeta(x,a,b)`	ベータ分布

正規分布と同様に，各分布でd-, q-, r-の接頭語がついた関数をそれぞれ密度，分位，乱数を求めるために使うことができる．

標準的な統計手法

連続変数に関して

t.test	1変数, 2変数の t 検定
pairwise.t.test	多重比較
cor.test	相関係数
var.test	2つの分散の比較 (F 検定)
lm(y ~ x)	回帰分析
lm(y ~ f)	一元配置分散分析
lm(y ~ f1 + f2)	二元配置分散分析
lm(y ~ f + x)	共分散分析
lm(y ~ x1 + x2 + x3)	重回帰分析
bartlett.test	Bartlett 検定 (k 個の分散の均一性の検定)

ノンパラメトリック法:

wilcox.test	1変数, 2変数の Wilcoxon 検定
kruskal.test	Kruskal-Warris 検定
friedman.test	Friedman 検定

cor.test の種類:

method="kendall"	Kendall の順位相関係数
method="spearman"	Spearman の順位相関係数

離散変数に関して

binom.test	二項検定 (符号検定を含む)
prop.test	比率の差の検定
prop.trend.test	比率の傾向性の検定[8]
fisher.test	小さな表の正確検定
chisq.test	χ^2 検定
glm(y~x1+x2+x3,binomial)	多重ロジスティック回帰分析

---

[8] Cochran-Armitage 検定.

統計モデル

モデル式

~	以下によって説明される
+	加算効果
:	交互作用
*	主効果+交互作用 (a*b = a + b + a:b)
-1	切片を削除

カテゴリーは変数をファクタとすることで表現される．

線形および一般化線形モデル

`lm.out <- lm(y ~ x)`	モデルへのあてはめを行い，結果を保存する
`summary(lm.out)`	係数等を表示する
`anova(lm.out)`	分散分析表を表示する
`fitted(lm.out)`	あてはめ値を表示する
`resid(lm.out)`	残差を表示する
`predict(lm.out,newdata)`	新しいデータフレーム newdata に対して予測を行う
`glm(y ~ x, binomial)`	多重ロジスティック回帰分析
`glm(y ~ x, poisson)`	ポアソン回帰
`nls(y ~ a*exp(-b*x), start=c(a=5,b=.2))`	非線形回帰

診 断

`rstudent(lm.out)`	Student 化残差
`dfbetas(lm,out)`	観測値が削除された場合の β の変化
`dffits(lm.out)`	観測値が削除された場合のあてはまりの変化

生存分析

`S <- Surv(time.ev)`	生存データオブジェクトを作成
`survfit(S)`	Kaplan-Meier 推定
`plot(survfit(S))`	生存曲線のプロット
`survdiff(S ~ g)`	生存曲線の同一性をみるログランク検定
`coxph(S ~ x1 + x2)`	Cox の比例ハザードモデル

グラフィック

標準的なプロット

plot()	散布図など
hist()	ヒストグラム
boxplot()	箱ひげ図
stripplot()	ストリップチャート
barplot()	棒グラフ
dotplot()	点図表
piechart()	（切ったケーキのような）円グラフ
interaction.plot()	交互作用プロット

プロットを構成する要素

lines()	直線
abline()	傾きと切片を指定して直線を描くなど
points()	点
segments()	線分
arrows()	矢印（エラーバーを描くには angle=90 とする）
axis()	軸
box()	プロットの外枠
title()	プロット上部のタイトル
text()	プロット内の文章
mtext()	余白部分の文章
legend()	凡例

これらはすべて，既存のプロットに重ねて描かれる．

グラフィックパラメータ

pch	点をプロットする際に使われる記号の種類
mfrow, mfcol	1出力に複数のプロットを描画（マルチフレーム）
xlim, ylim	プロットのカバーする値範囲
lty, lwd	線種と線幅
col	色
cex, mex	文字サイズと余白における行幅

より詳しくは，par 関数のヘルプを参照．

プログラミング

条件分岐	`if(p < 0.05)` 　　`print("ばんざーい!")`

——条件に合致しなかった場合の処理	`if(p < 0.05)`
	　　`print("ばんざーい!")`
	`else`
	　　`print("残念.")`

リスト内容による繰り返し	`for(i in 1:10)` 　　`print(i)`

繰り返し	`i <- 1`
	`while(i<10) {`
	　　`print(i)`
	　　`i <- i + 1`
	`}`

ユーザ定義関数	`f <- function(a,b,doit=FALSE) {`
	　　`if (doit)`
	　　　　`a + b`
	　　`else`
	　　　　`0`
	`}`

制御構造において，`a && b`や`a || b`を用いた場合，bは必要な場合にのみ評価される．すなわち，これらの表現はそれぞれ，`if a then b else FALSE`，および`if a then TRUE else b`と等価である．

■ D 演習問題の解答例

1.1 ありうる答えの一つは以下のようなものだろう.

```
x <- y <- c(7, 9, NA, NA, 13)
all(is.na(x) == is.na(y)) & all((x == y)[!is.na(x)])
```

FALSE & NA は FALSE となるため, NA が他の場所にあった場合でも問題はないことに注意しよう.

1.2 ファクタ x は, 要素に対応する整数であるかのように扱われる.

```
x <- factor(c("Huey", "Dewey", "Louie", "Huey"))
y <- c("blue", "red", "green")
x
y[x]
```

(これは, プロット記号を選択するようなときに便利な挙動である.)

1.3

```
juul.girl <- juul[juul$age >=7 & juul$age < 14 & juul$sex == 2,]
summary(juul.girl)
```

1.4 同じ名前をもつレベルは, 一つに統合される.

1.5 `sapply(1:10, function(i) mean(rexp(20)))`

2.1 1.23 を x[7] と x[8] の間に挿入するには:

```
x <- 1:10
z <- append(x, 1.23, after=7)
z
```

あるいは, こんな方法もある.

```
z <- c(x[1:7],1.23,x[8:10])
z
```

より一般的に, k 番目の要素の後に v を挿入するには以下のようにする. (配列の境界の場合は注意する必要がある.)

```
v <- 1.23; k <- 7
i <- seq(along=x)
z <- c(x[i <= k], v, x[i > k])
z
```

2.2 (前半部分だけ) 以下を使う.

```
write.table(thuesen, file="foo.txt")
# ファイルを編集する
read.table("foo.txt", na.strings=".")
```

あるいは,

```
write.table(thuesen, file="foo.txt", na=".")
read.table("foo.txt", na.strings=".")
```

（前の例で，ファイルを編集しなかった場合，第2列は文字列ベクタとして読み込まれることに注意しよう．）

3.1

```
1 - pnorm(3)
1 - pnorm(42, mean=35, sd=6)
dbinom(10, size=10, prob=0.8)
punif(0.9) # this one is obvious...
1 - pchisq(6.5, df=2)
```

(a)，(b)，(e) では，1 から引くよりも lower.tail=FALSE とするほうがよいだろう．(c) は点確率に関する問題であり，そのほかは累積分布関数に関するものであることに注意しよう．

3.2 以下のそれぞれを実行せよ．標準正規分布がすべての問題で利用できることに注意しよう．

```
pnorm(-2) * 2
qnorm(1-.01/2)
qnorm(1-.005/2)
qnorm(1-.001/2)
qnorm(.25)
qnorm(.75)
```

ここでも，lower.tail を使うことができる場合がある．

3.3 `dbinom(0, size=10, prob=.2)`

3.4 以下のどれでもよいだろう：

```
rbinom(10, 1, .5)
ifelse(rbinom(10, 1, .5) == 1, "H", "T")
c("H", "T")[1 + rbinom(10, 1, .5)]
```

最初のものは 0 または 1 の結果を返し，他の二つは本文中の sample の例のように H または T を返す．rbinom を使う利点の一つは，prob 引数としてベクタをとれることだ．これにより，結果の要素ごとに異なる成功確率を用いることができる．

4.1 たとえば以下のようになる．

```
x <- 1:5 ; y <- rexp(5,1) ; opar <- par(mfrow=c(2,2))
plot(x, y, pch=15) # filled square
plot(x, y, type="b", lty="dotted")
plot(x, y, type="b", lwd=3)
plot(x, y, type="o", col="blue")
par(opar)
```

4.2 塗りつぶされた記号を用いてプロットを行い，塗りつぶしの色を背景と同色にすればよい：

```
plot(rnorm(10),type="o", pch=21, bg="white")
```

4.3 qqnorm に plot.it=F 引数をつけ，その戻り値をみると値の範囲の情報が得られる．(もちろん，範囲を「目視」によって得てもよいだろう．)

```
x1 <- rnorm(20)
x2 <- rnorm(10)+1
q1 <- qqnorm(x1, plot.it=F)
q2 <- qqnorm(x2, plot.it=F)
xr <- range(q1$x, q2$x)
yr <- range(q1$y, q2$y)
qqnorm(x1, xlim=xr, ylim=yr)
points(q2, col="red")
```

ここで，qqnorm は基本となるプロットを行い，ラベルを適切に設定するために使われている．そして，points を用いて q2 を重ねている．
type="l" を設定すると，値が順番に描画されるわけではないので，汚いプロットになる．対策としては，sort(x1) と sort(x2) を使う．

4.4 区切り点は整数値となるが，データも整数で区切られている．区切り点上のデータは，その左側のカラムに入るものとして数えられるので，実際にはヒストグラムは半単位分左側にずれていることになる．truehist 関数により，よりよい区切り点を指定することができる．

```
hist(react)
library(MASS)
truehist(react,h=1,x0=.5)
```

4.5 データ間の線形補間に注意せよ：

```
z <- runif(5)
curve(quantile(z,x), from=0, to=1)
```

5.1 二つの若干外れた値が両端にあり，また離散効果がみられるが，分布は概ね正規分布であるようだ．ゼロからは有意な差がある ($t = -7.75, p = 1.1 \times 10^{-13}$)．

```
qqnorm(react)
t.test(react)
```

5.2 `t.test(vital.capacity~group,conf=0.99,data=vitcap)`.
年齢もグループにより異なっていることにより，バイアスが起こっている可能性がある．

5.3 t.test 関数の使い方とよく似ている．

```
wilcox.test(react)
wilcox.test(vital.capacity~group, data=vitcap)
```

5.4 以下のようにして，post 対 pre のプロット，差分対平均のプロット（Bland-Altman プロット），差分のヒストグラム，そして差分の Q-Q プロットを作成することができる．

```
attach(intake) ; opar <- par(mfrow=c(2,2))
plot(post ~ pre) ; abline(0,1)
plot((post+pre)/2, post - pre,
    ylim=range(0,post-pre)); abline(h=0)
hist(post-pre)
qqnorm(post-pre)
detach(intake)
par(opar)
```

5.5 外れ値は，データベクタをソートした際の最初の値と最後の値であるから，以下のようにして取り除くことができる．

```
shapiro.test(react)
shapiro.test(react[-c(1,334)])
qqnorm(react[-c(1,334)])
```

外れ値を取り除いても，検定結果は強く有意であるが，それは qqnorm プロットがほぼ直線になるべきところが離散効果を拾ってしまっているためである．

5.6 期間の効果がないならば，対応のある t 検定が適切である．しかし，期間の効果（加法的であると仮定するが）があったとしても，もし治療の効果がないならば，二つの期間の差は両群で等しいと期待される．このことを治療の効果を検定するために用いることができる．

```
attach(ashina)
t.test(vas.active, vas.plac, paired=TRUE)
t.test((vas.active-vas.plac)[grp==1],
       (vas.plac-vas.active)[grp==2])
```

第 1 グループでは引き算の順が逆になっていることに注意しよう．2 つ目の検定における信頼区間は治療効果のほぼ 2 倍になっている．

5.7 これは replicate 関数がするべきことである．最後のプロットは対数軸をもった P-P プロットで，極端な p 値が強調されやすい．

```
t.test(rnorm(25))$p.value       #10回繰り返す
t.test(rt(25,df=2))$p.value     #10回繰り返す
t.test(rexp(25), mu=1)$p.value  #10回繰り返す
x <- replicate(5000, t.test(rexp(25), mu=1)$p.value)
qqplot(sort(x),ppoints(5000),type="l",log="xy")
```

6.1 初歩的な回答と，より一般的な回答を以下に示す．confint 関数の使い方に注意しよう．

```
fit <- lm(metabolic.rate ~ body.weight, data=rmr)
summary(fit)
811.2267 + 7.0595 * 70 # , or:
predict(fit, newdata=data.frame(body.weight=70))
qt(.975,42)
7.0595 + c(-1,1) * 2.018 * 0.9776 # , or:
confint(fit)
```

6.2 `summary(lm(sqrt(igf1)~age,data=juul,subset=age>25))`

6.3 線形モデルをあてはめて，データをプロットするには以下のようにする：

```
summary(lm(log(ab)~age, data=malaria))
plot(log(ab)~age, data=malaria)
```

プロットは周期的なパターンをもっているように見えるが，それがモデルからの有意な逸脱を示しているのかどうかは定かではない．マラリアは伝染病なので，周期があるのかもしれない．

6.4 （さらに，乱数生成を関数にまとめるなどの工夫はできるかもしれない．）

```
rho <- .90 ; n <- 100
x <- rnorm(n)
y <- rnorm(n, rho * x, sqrt(1 - rho^2))
plot(x, y)
cor.test(x, y)
cor.test(x, y, method="spearman")
cor.test(x, y, method="kendall")
```

Kendall の相関係数が他の二つよりもいくぶん小さくなっていることがわかるだろう．

7.1

```
walk <- unlist(zelazo) # or c(..,recursive=TRUE)
group <- factor(rep(1:4,c(6,6,6,5)), labels=names(zelazo))
summary(lm(walk ~ group))
t.test(zelazo$active,zelazo$ctr.8w) # first vs. last
t.test(zelazo$active,unlist(zelazo[-1])) # first vs. rest
```

7.2 AとCは異なり，Bは中間にあって，どちらとも有意な差はない．（B-C の比較は summary の出力からはわからないが，バランスデザインなのでその差の標準誤差は他と同様に 0.16656 である．）

```
fit <- lm(volume~method+subject, data=lung)
anova(fit)
summary(fit)
```

7.3

```
kruskal.test(walk ~ group)
wilcox.test(zelazo$active,zelazo$ctr.8w) # first vs. last
wilcox.test(zelazo$active,unlist(zelazo[-1])) # first vs. rest
friedman.test(volume ~ method | subject, data=lung)
```

```
wilcox.test(lung$volume[lung$method=="A"],
            lung$volume[lung$method=="C"], paired=TRUE) # etc.
```

7.4 (平方根変換のみ示す．対数変換や無変換の場合も同様にできる．)

```
attach(juul)
tapply(sqrt(igf1),tanner, sd, na.rm=TRUE)
plot(sqrt(igf1)~jitter(tanner))
oneway.test(sqrt(igf1)~tanner)
```

平方根はうまくいっているようにみえる．対数変換は逆方向に歪むようになった．検定結果は変換により大きな違いはない．しかしながら，特に Tanner ステージ 1 のグループで，年齢の影響が強いのにそれが無視されていることが問題である．

8.1 10 人の患者では，$p = 0.1074$ である．有意水準 0.05 の場合は 14 人以上が必要となる．

```
binom.test(0, 10, p=.20, alt="less")
binom.test(0, 13, p=.20, alt="less")
binom.test(0, 14, p=.20, alt="less")
```

8.2 強く有意である．

```
prop.test(c(210,122),c(747,661))
```

8.3 `prop.test` 関数の出力から，信頼区間は（−0.077，0.449）である．

```
M <- matrix(c(23,7,18,13),2,2)
chisq.test(M)
fisher.test(M)
prop.test(M)
```

8.4 シンプルな解析を以下に示す．計数値が小さいセルがあるので，`fisher.test` 関数を使っている：

```
tbl <- c(42, 157, 47, 62, 4, 15, 4, 1, 8, 28, 9, 7)
dim(tbl) <- c(2,2,3)
dimnames(tbl) <- list(c("A","B"),
                      c("not pierced","pierced"),
                      c("ok","broken","cracked"))
ftable(tbl)
fisher.test(tbl["B",,]) #サイズ別の解析
fisher.test(tbl["A",,])
fisher.test(margin.table(tbl,2:3)) # marginal
```

合計による解析を正当化するために，割れやすさに卵の大きさがあまり関係しないことを確認したくなるかもしれない．また，"broken" と "cracked" のカテゴリを統合してみることもできるだろう．

8.5 この曲線は，確率が一方の端からもう一方に移動するときにかなりの不連続点があること，そして極小値が多数あることを示している．信頼領域は，レベル

αで有意な証拠がない p によって定義されうるが，αによってはこれが区間とならない．

```
p <- seq(0,1,0.001)
pval <- sapply(p,function(p)binom.test(3,15,p=p)$p.value)
plot(p,pval,type="l")
```

9.1 推定されたサンプルサイズは，片側検定を使うか両側検定を使うかにより，各群 6.29 または 8.06 となる．概算式では両側検定で 6.98 となる．アンバランスなサンプリングによる検出力の低下は，delta を 2 つの SEDM の比で減らすことにより考慮に入れることができる．

```
power.t.test(power=.8,delta=.30,sd=.20)
power.t.test(power=.8,delta=.30,sd=.20,alt="one.sided")
(qnorm(.975)+qnorm(.8))^2*2*(.2/.3)^2 # 概算式
power.t.test(n=8, delta=.30, sd=.20)     # サイズが等しい場合の検出力
d2 <- .30 * sqrt(2/8) / sqrt(1/6+1/10) # サイズが異なる場合の補正
power.t.test(n=8, delta=d2, sd=.20)
```

9.2 これは以下の式で直接得られる：

```
power.prop.test(power=.9, p1=.6, p2=.75)
power.prop.test(power=.8, p1=.6, p2=.75)
```

9.3 非心 t 分布はどちらかというと右端が重く，非対称であることに注意しよう．

```
curve(dt(x-3, 25), from=0, to=5)
curve(dt(x, 25, 3), add=TRUE)
```

9.4 これにより効果量がゼロである場合の（すなわち，帰無仮説のもとでの）検出力が有意水準の半分になるが，これは理論的に矛盾する．実際の効果量では，違いは取るに足らないものである．

9.5 その場合の検出力はおよそ 0.50 となる．分散が未知であると仮定した場合には正確に 0.50 となる．

10.1

```
attach(thuesen)
f <- cut(blood.glucose, c(4, 7, 9, 12, 20))
levels(f) <- c("low", "intermediate", "high", "very high")
```

10.2

```
bcmort2 <- within(bcmort,{
  period <- area <- cohort
  levels(period) <- rep(c("1991-2001","1981-1991"), each=2)
  levels(area) <- rep(c("Cph+Frb","Nat"),2)
```

```
})
summary(bcmort2)
```

10.3　1つのやり方は以下のようになる．（後で使用するときのため，変数がファクタに変更されていることを確認しよう）：

```
ashina.long <- reshape(ashina, direction="long",
                    varying=1:2, timevar="treat")
ashina.long <- within(ashina.long, {
    m <- matrix(c(2,1,1,2),2)
    id <- factor(id)
    treat <- factor(treat)
    grp <- factor(grp)
    period <- factor(m[cbind(grp,treat)])
    rm(m)
})
```

配列を用いた位置指定（array indexing）が使われていることに注意しよう．別の方法としては，`ifelse`構文を使うことができる．すなわち，以下のようになる．（(3 - grp) は，grp が 1 のときに 2 になり，逆も同様であることに注意．)

```
within(ashina.long,
  period2 <- ifelse(treat != "active",
            as.numeric(grp), 3 - as.numeric(grp))
)
```

grp を用いた計算はファクタに変換すると使えなくなってしまうため，`as.numeric`で変換を行っている．

10.4　`subset`関数と`transform`関数を用いることで，これは`nickel`の例よりも少し簡単に実行できる．今回の場合，すべての観察期間がゼロから始まることも助けになる．

```
stroke.trim <- function(t1, t2)
   subset(transform(stroke,
                    entry=t1, exit=pmin(t2, obsmonths),
                    dead=dead & obsmonths <= t2),
          entry < exit)
stroke2 <- do.call(rbind, mapply(stroke.trim,
      c(0,0.5,2,12), c(0.5,2,12,Inf), SIMPLIFY=F))
table(stroke$dead)
table(stroke2$dead)
```

`mapply`が使われていることに注意しよう．これは`sapply`や`lapply`に似ているが，関数に複数の引数を渡すことができる．あるいは，`stroke.trim`関数を改変して，区間のリスト一つだけを引数としてとるようにし，それに`lapply`を使うようにすることもできるだろう．

時間ごとの分割を行った後のデータでは死亡数が同一であり，打ち切り例は非常に増えていることを見せて，正常に処理ができていることを確認するために，最後で表を作っている．

11.1　両方の径が入ったモデルは残差の標準誤差が 0.107 であり，躯幹径だけのモデ

ルでは 0.128,まったく予測因子を入れないモデルでは 0.281 である.胎児が部位に関係なく大きくなっていくのであれば,体重との間に 3 次の関係があることが予期されるが,それは対数スケールを用いたときの回帰係数の合計に反映されていると推測できる.

```
summary(lm(log(bwt) ~ log(bpd) + log(ad), data=secher))
summary(lm(log(bwt) ~ log(ad), data=secher))
```

11.2 attach(tlc) を用いると,tlc 変数は同じ名前のデータフレームをマスクしてしまう.そうなると,データフレームへのアクセスが必要になるときに不便である.データフレームがパッケージ内ではなく,グローバル環境にあるときには,逆の問題が起こる.つまり,変数がデータフレームによってマスクされてしまう.単純な回避法は,attach の使用を避けることである.

```
pairs(tlc)
summary(lm(log(tlc) ~ ., data=tlc))
opar <- par(mfrow=c(2,2))
plot(lm(log(tlc) ~ ., data=tlc), which=1:4)

drop1(lm(log(tlc) ~ ., data=tlc))
drop1(lm(log(tlc) ~ . - age, data=tlc))

par(mfrow=c(1,1))
plot(log(tlc) ~ height, data=tlc)
par(mfrow=c(2,2))
plot(lm(tlc ~ ., data=tlc), which=1:4) # slightly worse
par(opar)
```

上の例には新しい種類のモデル式が導入されている.右辺のドットは,この文脈では,データフレーム内の変数のうち「左辺で使われていないすべて」をあらわす.マイナスがついた項はモデルから除去される.すなわち,... ~ . - age とは,... ~ sex + height と同じ意味である.

11.3 回帰係数は,女性の場合に加えられる値を示している.

11.4 age は最初の解析では強く有意だが,2 回目の解析で height と weight の影響を除くと,きわどくなる ($p = 0.06$).似た結果を予想したかもしれないが,この 2 つの場合では,欠測によって例数が異なっているのである.

```
summary(lm(sqrt(igf1) ~ age, data=juul2, subset=(age >= 25)))
anova(lm(sqrt(igf1) ~ age + weight + height,
         data=juul2, subset=(age >= 25)))
```

11.5 sex は女子を表す 2 値の尺度として扱われる.母親の大きさと子供の大きさの両方の効果があることに注意しよう.母親の体重ではなく身長が式に入っている理由は若干わかりにくいが,体重は妊娠後まもなくでは指標として信頼しにくいと推測される.

```
summary(lm(dl.milk ~ . - no, data=kfm))
summary(lm(dl.milk ~ . - no - mat.weight, data=kfm))
summary(lm(dl.milk ~ . - no - mat.weight - sex, data=kfm))
summary(lm(dl.milk ~ weight + mat.height, data=kfm))
```

ここで使われている新しい種類のモデル式については，演習問題 **11.2** の解答で説明している．

12.1 演習問題 **10.3** で用いた ashina.long を使う．

```
fit.ashina <- lm(vas ~ id + period + treat, data=ashina.long)
drop1(fit.ashina, test="F")
anova(fit.ashina)

attach(ashina)
dd <- vas.active - vas.plac
t.test(dd[grp==1], -dd[grp==2], var.eq=T)
t.test(dd[grp==1], dd[grp==2], var.eq=T)
```

グループの大きさのアンバランスにより，期間 (period) と処置 (treat) の効果の検定結果は順序に依存していることに注意しよう．drop1 の F 検定の結果は t 検定と一致しているが，anova とは異なる．

12.2

```
attach(tb.dilute)
anova(lm(reaction ~ animal + logdose))
ld <- c(0.5, 0, -0.5)[logdose]
anova(lm(reaction ~ animal + ld))
summary(lm(reaction ~ animal + ld))
4.7917 + 0.6039 * qt(c(.025,.975), 11)
# or:
confint(lm(reaction ~ animal + ld))["ld",]

slopes <- reaction[logdose==0.5] - reaction[logdose==-0.5]
t.test(slopes)

anova(lm(reaction ~ animal*ld))
```

この例では $\bar{x} = 0$ [9]であるため，あてはめられた傾きを求める式は $\hat{\beta} = \sum xy / \sum x^2$ となり，これは差をとること[10]に帰結することに注意しよう．（この計算は，データが正しい順序で並んでいることに依存している．）

傾きはラットによって異なりうること，残差の自由度は少なくなることを反映して，t 検定を用いた場合の信頼区間は回帰分析の場合よりも広くなっていると予想するかもしれない．しかしながら，実際には信頼区間は狭くなっている．

最後の ANOVA は傾きが平行であることの検定[11]を含んでおり，F 値が 1 より小さいから，このデータでは傾きは予想されるよりも「小さく」ばらついている．このことにより，驚くことに個々の傾きから計算された信頼区間の方が狭くなっていたことを説明できる．

訳注 9　x は ld である．
　　10　コード中の slopes <- reacton[logdose==0.5] - reacton[logdose==-0.5] を指している．
　　11　出力される分散分析表の animal:ld の行．

12.3 これは無数の方法があるが，以下の例で考える：

```
model.matrix(~ a:b)        ; lm(z ~ a:b)
model.matrix(~ a * b)      ; lm(z ~ a * b)
model.matrix(~ a:x)        ; lm(z ~ a:x)
model.matrix(~ a * x)      ; lm(z ~ a * x)
model.matrix(~ b * (x + y)) ; lm(z ~ b * (x + y))
```

最初のモデルは4つのグループすべてに変数が作られており，特異であるが，切片は除かれていない．主効果の1つがある場合には，Rはカテゴリー値間の交互作用項のデザイン変数群を減らしただけである．カテゴリー値と連続値の両方を含む2つの場合ではどちらも特異性はないが，最初のほうはパラメータが1つ少ない．（共通切片モデル．）最後の例はRが検出できないような「同時」特異性をもっている．（xとyはbのそれぞれのレベル内で比例している．）

12.4 あてはめられた値と時間の関係を，それぞれの人ごとに異なった記号でプロットすることにより，モデルを図示することができる．例えば以下のようにする．

```
tt <- c(20,30,60,90,0)[time]
plot(fitted(model4)~tt,pch=as.character(person))
```

model1は構造を課していない．model2は完全に加法的なので，それぞれの個人を結ぶとお互いに閉校となる．model3では"pre"の値から20分後の値のジャンプが個人間で変動することを許している．最後にmodel4はmodel3と似ているが，30分を過ぎた後の変化がない．（結ぶと水平になる．）したがって，model3はmodel1にネストされ，model2とmodel4は両方model3にネストされている．しかしmodel2とmodel4の間にはネストの関係はない．

12.5

```
bp.obese <- transform(bp.obese,sex=factor(sex, labels=c("M","F")))
plot(log(bp) ~ log(obese), pch=c(20,21)[sex], data=bp.obese)
summary(lm(log(bp) ~ sex, data=bp.obese))
summary(lm(log(bp) ~ sex + log(obese), data=bp.obese))
summary(lm(log(bp) ~ sex*log(obese), data=bp.obese))
```

12.6

```
vitcap2 <- transform(vitcap2,group=factor(group,
                                    labels=c("exp>10",
                                    "exp<10", "unexp")))
attach(vitcap2)
plot(vital.capacity~age, pch=(20:22)[group])
vit.fit <- lm(vital.capacity ~ age*group)
summary(vit.fit)
drop1(vit.fit, test="F")
for (i in 1:3) abline(lm(vital.capacity ~ age,
                    subset=as.numeric(group)==i), lty=i)
legend(20, 3.5 ,legend=levels(group), pch=20:22, lty=1:3)
```

有意な交互作用があることに注意しよう．すなわち，線は平行でない．

12.7

```
juul.prepub <- subset(juul, tanner==1)

summary(lm(sqrt(igf1)~age, data=juul.prepub, subset= sex==1))
summary(lm(sqrt(igf1)~age, data=juul.prepub, subset= sex==2))
summary(lm(sqrt(igf1)~age*factor(sex), data=juul.prepub))
summary(lm(sqrt(igf1)~age+factor(sex), data=juul.prepub))
```

12.8

```
summary(fit.aicopt <- step(lm(dl.milk ~ . - no, data=kfm)))
opar <- par(mfrow=c(2,2))
plot(fit.aicopt, which=1:4)
kfm[32,]
summary(kfm)
summary(update(fit.aicopt, ~ . - sex))
plot(update(fit.aicopt, ~ . - sex - ml.suppl), which=1:4)
par(opar)
```

32番の症例は `ml.suppl` の値が極端に大きく，回帰係数に大きな影響を与えている．`ml.suppl` を除いたモデルでは，Cookの距離はかなり小さくなっている．

12.9

```
juulyoung <- subset(juul, age < 25)
juulyoung <- transform(juulyoung,
                sex=factor(sex), tanner=factor(tanner))
fit.untf <- lm(igf1 ~ age * sex * tanner, data=juulyoung,
               na.action=na.exclude)
plot(fitted(fit.untf) ~ age, data=juulyoung,
     col=c("red","green")[sex])
fit.log <- update(fit.untf, log(igf1) ~ .)
fit.sqrt <- update(fit.untf, sqrt(igf1) ~ .)
opar <- par(mfrow=c(2,2))
plot(fit.untf, which=1:4)
plot(fit.log, which=1:4)
plot(fit.sqrt, which=1:4)
par(opar)
```

13.1

```
summary(glm(mal~age+log(ab), binomial, data=malaria))
```

（交互作用についても確認したくなるかもしれない．）

13.2

```
attach(graft.vs.host)
type <- factor(type,labels=c("AML", "ALL", "CML"))
m1 <- glm(gvhd~rcpage+donage+type+preg+log(index), binomial)
m1a <- glm(gvhd~rcpage+donage+type+preg+index, binomial)
summary(m1)
summary(m1a)
```

`log(index)` の回帰係数のほうがより強く有意だが，`index` を用いたモデルのほう

が若干良い逸脱度を示している．どちらも根拠としてはあまり強くない．対数変換には，index の中の 2 つの非常に大きな値の影響を減じることができるという利点はある．

```
drop1(m1, test="Chisq")
drop1(update(m1, ~ . - rcpage), test="Chisq")
drop1(update(m1, ~ . - rcpage - type), test="Chisq")
drop1(update(m1, ~ . - rcpage - type - preg), test="Chisq")
summary(m2 <- glm(gvhd~donage + log(index), binomial))
```

log(index) を除いて，最終モデルにどの変数を含めるかという決定は本質的には任意であることに注意しよう．Altman（1991）では type 分類を独立した論理値として，ALL と AML を結合して一つのグループとし，preg を入れて donage を除いたものを最終モデルとしている．

13.3 たとえば以下のようになる．

```
confint(m2)
## normal approximation:
est <-  coefficients(summary(m2))[,1]
se  <-  coefficients(summary(m2))[,2]
est + cbind(qnorm(.025)*se, qnorm(.975)*se)
confint.default(m2)
```

confint が生成する信頼区間は推定値に対して非対称であることに注意しよう．この例の場合，区間の両端がゼロから離れているが，これは drop1 の逸脱度に基づいた検定が summary での近似的 t 検定に比べて低い p 値になることと一致している．

13.4 モデルは以下のようにあてはめることができる．

```
counts <- c(13,40,157,40,21,61)
total <- c(108,264,375,310,181,162)
age <- gl(3,1,6)
type <- gl(2,3,6)
anova(glm(counts/total~age+type,weights=total, binomial),
      test="Chisq")
```

type の効果が age が入った場合には消滅してしまうことにより，これは同一の疾病であり，主に東部地域の若い（そしてよくあてはまる）対象者の影響があることを示唆している．

13.5

```
juul.girl <- transform(subset(juul,age>8 & age<20 &
                              complete.cases(menarche)),
                    menarche=factor(menarche))
logit.menarche <- glm(menarche~age+I(age^2)+I(age^3),
                    binomial, data=juul.girl)
probit.menarche <- glm(menarche~age+I(age^2)+I(age^3),
                    binomial(probit), data=juul.girl)
summary(logit.menarche)
summary(probit.menarche)
Age=seq(8,20,.1)
```

```
newages <- data.frame(age=Age)
p.logit <- predict(logit.menarche,newdata=newages,type="resp")
p.probit <- predict(probit.menarche,newdata=newages,type="resp")
matplot(Age,cbind(p.probit,p.logit),type="l")
```

14.1

```
attach(graft.vs.host)
plot(survfit(Surv(time,dead)~gvhd))
survdiff(Surv(time,dead)~gvhd)
summary(coxph(Surv(time,dead) ~ gvhd)) # for comparison
summary(coxph(Surv(time,dead) ~
              gvhd + log(index) + donage + rcpage + preg))
```

続いて変数を除いていくことで，preg は gvhd よりもよい予測因子であることが示唆されるだろう．

14.2

```
attach(melanom)
cox1 <- coxph(Surv(days, status==1) ~
              log(thick) + sex + strata(ulc))
new <- data.frame(sex=2, thick=c(0.1, 0.2, 0.5))
svfit <-  survfit(cox1,newdata=new)
plot(svfit[2], ylim=c(.985, 1))
```

14.3

```
summary(coxph(Surv(obsmonths, dead)~age+sex, data=stroke))
summary(coxph(Surv(obsmonths, dead)~sex, data=stroke))
with(stroke, tapply(age,sex,mean))
```

男性は脳卒中発症時の年齢が女性よりもかなり若く，生存率がよいことをこれで説明できるかもしれない．

14.4　演習問題 **10.4** で用いた stroke2 データセットを用いる．

```
summary(coxph(Surv(entry, exit, dead)~age+sex, data=stroke2))
```

結果は本質的には分割をしないで解析した場合と同じであることに注意しよう．n と Rsquare が変わっただけである．

15.1　演習問題 **10.2** で用いた bcmort2 データセットを用いる．

```
bcfit <- glm(bc.deaths ~ (age + period + area)^2, poisson,
             offset=log(p.yr), data=bcmort2)
summary(bcfit)
drop1(bcfit, test="Chisq")
confint(bcfit, parm="period1981-1991:areaNat")
```

15.2　演習問題 **10.4** で用いた stroke2 データセットから続ける．若干複雑なのは，entry を適切な期間を示すようにファクタに変換している点だけである．

```
summary(glm(dead~sex+age+factor(entry), poisson,
       offset=log(exit-entry), data=stroke2))
```

演習問題 **14.3** の Cox モデルでの解析結果と似た結果になっていることに注意しよう．

16.1 女子のデータにあてはめるには，男子での手順をそのままコピーすればよい．成長曲線は異なるが，開始値を再計算する理由はない．したがって，以下のようにモデルを男子，女子，そして両方にあてはめることができる．

```
girls <- subset(juul2, age<20 & age>5 & sex==2)
boys <- subset(juul2, age<20 & age>5 & sex==1)
young <- subset(juul2, age<20 & age>5)
stval <- c(alpha=exp(5.3),beta=exp(0.42),gamma=0.15)
fit.boys <- nls(height~alpha*exp(-beta*exp(-gamma*age)),
       start=stval, data=boys)
fit.girls <- nls(height~alpha*exp(-beta*exp(-gamma*age)),
       start=stval, data=girls)
fit.young <- nls(height~alpha*exp(-beta*exp(-gamma*age)),
       start=stval, data=young)
```

男子と女子に同じモデルをあてはめることができるかどうかを検定するには，2つのアプローチができる．1つ目は上記3つのあてはめに基づいて F 検定をするものである．

```
ms.pooled <- (deviance(fit.boys) + deviance(fit.girls))/(499+625)
ms.diff <- (deviance(fit.young) -
            deviance(fit.boys) - deviance(fit.girls))/3
ms.diff/ms.pooled
```

これで $F = 90.58$，自由度3および1124が得られる．もちろんこれは強く有意である．もう一つの方法は，男女で別個のパラメータをもたせた結合モデルを作成し，共通のパラメータをもたせたモデルと比較して，どちらがよくデータにあてはまるかを以下のように検定するものである．

```
fit.young2 <- nls(height~(alpha+da*(sex==1))*
                  exp(-(beta+db*(sex==1))*
                  exp(-(gamma+dg*(sex==1))*age)),
       start=c(alpha=exp(5.3),beta=exp(0.42),gamma=0.15,
       da=0, db=0, dg=0), data=young)
summary(fit.young2)
anova(fit.young, fit.young2)
```

da, db, dg は2つの性でのパラメータの差をあらわしている．sex==1 の項は，女子では0，男子では1となる．

16.2 実験1についてだけ考える．開始値は目分量で，y_{max} としてはゼロドーズの観測値，β としては，y がほぼ $y_{max}/2$ であるときの x（dose）の値とした．α の値は定数1と推測できる．以下では α の対数 la を用いている．

```
e1 <- subset(philion, experiment==1)
fit <- nls(sqrt(response) ~ sqrt(ymax / (1 + (dose/ec50)^exp(la))),
       start=list(ymax=28, ec50=.3, la=0), data=e1,
       lower=c(.1,.0001,-Inf), algorithm="port")
summary(fit)
confint(fit)
p <- profile(fit, alphamax=.2)
```

```
par(mfrow=c(3,1))
plot(p)
confint(p)
```

16.3 新たなモデルは末端では似たふるまいを示すが，x がゼロに近づくと異なるふるまいを見せる．(とくに，元のモデルは導関数に $-x^{\alpha-1}$ に比例する項を含んでいる．x がゼロのときには，これは $\alpha < 1$ では $-\infty$ となり，$\alpha > 1$ では 0 となる．したがって，モデルはゼロ付近では非常に急峻か，あるいは非常に平らな曲線を示すことになる．)修正されたモデルでは，β は EC50 ではない．EC50 は $(1 + x/\beta)^{\alpha} = 2$ を x について解いたものになっており，β と EC50 は係数 $2^{1/\alpha} - 1$ で接続される．

```
e1 <- subset(philion, experiment==1)
fit1 <- nls(sqrt(response) ~ sqrt(ymax / (1 + dose/b)^exp(la)),
     start=list(ymax=28, b=.3, la=0), data=e1,
     lower=c(.1,.0001,-Inf), algorithm="port")
summary(fit1)
fit2 <- nls(sqrt(response) ~ sqrt(ymax / (1 +
     dose/(d50/(2^(1/exp(la))-1)))^exp(la)),
     start=list(ymax=28, d50=.3, la=0), data=e1,
     lower=c(.1,.0001,-Inf), algorithm="port")
summary(fit2)
```

fit1 と fit2 は，後者は ec50 でパラメータ化されている点を除けば同等のモデルである．あてはめられた曲線を，以下のようにして前の演習問題のモデルと比較することができる：

```
dd <- seq(0,1,,200)
yy <- predict(fit, newdata=data.frame(dose=dd))
y1 <- predict(fit2, newdata=data.frame(dose=dd))
matplot(dd,cbind(yy,y1)^2, type="l")
```

(モデル中で平方根変換がされているため，あてはめられた値を 2 乗していることに注意しよう．)

参考文献

Agresti, A. (1990), *Categorical Data Analysis*, John Wiley & Sons, New York.

Altman, D. G. (1991), *Practical Statistics for Medical Research*, Chapman & Hall, London.[1]

Andersen, P. K., Borgan, Ø., Gill, R. D., and Keiding, N. (1991), *Statistical Models Based on Counting Processes*, Springer-Verlag, New York.

Armitage, P. and Berry, G. (1994), *Statistical Methods in Medical Research*, 3rd ed., Blackwell, Oxford.

Bates, D. M. and Watts, D. G. (1988), *Nonlinear regression analysis and its applications*, John Wiley & Sons, New York.

Becker, R. A., Chambers, J. M., and Wilks, A. R. (1988), *The NEW S Language*, Chapman & Hall, London.

Breslow, N. E. and Day, N. (1987), *Statistical Methods in Cancer Research. Volume II: The Design and Analysis of Cohort Studies*, IARC Scientific Publications, Lyon.

Campbell, M. J. and Machin, D. (1993), *Medical Statistics. A Commonsense Approach*, 2nd ed., John Wiley & Sons, Chichester.

Chambers, J. M. and Hastie, T. J. (1992), *Statistical Models in S*, Chapman & Hall, London.

Clayton, D. and Hills, M. (1993), *Statistical Models in Epidemiology*, Oxford University Press, Oxford.

Cleveland, W. S. (1994), *The Elements of Graphing Data*, Hobart Press, New Jersey.

Cochran, W. G. and Cox, G. M. (1957), *Experimental Designs*, 2nd ed., John Wiley & Sons, New York.

Cox, D. R. (1970), *Analysis of Binary Data*, Chapman & Hall, London.

Cox, D. R. and Oakes, D. (1984), *Analysis of Survival Data*, Chapman & Hall, London.

Everitt, B. S. (1994), *A Handbook of Statistical Analyses Using S-PLUS*, Chapman & Hall, London.

Hájek, J., Šidák, Z., and Sen, P. K. (1999), *Theory of Rank Tests*, 2nd ed., Academic Press, San Diego.

Hald, A. (1952), *Statistical Theory with Engineering Applications*, John Wiley & Sons, New York.

訳注1 日本語版もある（Altman, D. G. 著，木船義久，佐久間昭 訳，「医学研究における実用統計学」，サイエンティスト社，1999）．

Hosmer, D. W. and Lemeshow, S. (2000), *Applied Logistic Regression*, 2nd ed., John Wiley & Sons, New York.

Johnson, R. A. (1994), *Miller & Freund's Probability & Statistics for Engineers*, 5th ed., Prentice-Hall, Englewood Cliffs, NJ.

Kalbfleisch, J. D. and Prentice, R. L. (1980), *The Statistical Analysis of Failure Time Data*, John Wiley & Sons, New York.

Lehmann, E. L. (1975), *Nonparametrics, Statistical Methods Based on Ranks*, McGraw-Hill, New York.

Matthews, D. E. and Farewell, V. T. (1988), *Using and Understanding Medical Statistics*, 2nd ed., Karger, Basel.

McCullagh, P. and Nelder, J. A. (1989), *Generalized Linear Models*, 2nd ed., Chapman & Hall, London.

Murrell, P. (2005), *R Graphics*, Chapman & Hall/CRC, Boca Raton, Florida.

Siegel, S. (1956), *Nonparametric Statistics for the Behavioral Sciences*, McGraw-Hill International, Auckland.

Venables, W. N. and Ripley, B. D. (2000), *S Programming*, Springer-Verlag, New York.

Venables, W. N. and Ripley, B. D. (2002), *Modern Applied Statistics with S*, 4th ed., Springer-Verlag, New York.

Weisberg, S. (1985), *Applied Linear Regression*, 2nd ed., John Wiley & Sons, New York.

Zar, J. H. (1999), *Biostatistical Analysis*, Prentice Hall, Englewood Cliffs, NJ.

索 引

記号
.GlobalEnv	034
.RData	030
?	032

A
abline	038, 104
Access	050
alternative	089
anova	118, 212
aov	117
aperm	079
append	050
apropos	032
array	077
ASCIIフォーマット	044
as.Date	153
attach	034
ave	164
axis	039

B
barplot	080
base	034
binom.test	058
boxplot	068
break	042

C
c	005, 014
cat	013
cbind	017, 158, 209
chisq.test	135
colnames	017
conf.level	089
cooks.distance	202
cor	111
cor.test	112
CRAN	033
CSV ファイル	048
curve	040, 056
cut	150
cut2	151
cutLexis	168

D
data	033
Date	152
deparse	041
detach	033, 034
dfbetas	202
dffits	201
difftime	154
dim	016
dnorm	055
do.call	167
dpois	238
drop1	213, 241

E
edit	048
Emacs	031
Epi	168
Epi-Info	049
ESS	031
Excel	049

F
F 分布	117
factor	018, 152
FALSE	012
fisher.test	134
fitted	104
fix	049
for	043
foreign	049

G
getwd	031
gl	208
glm	208, 240
Gompertz	257

H
help	032
help.start	032
hist	040, 065
history	032
Hmisc	151
Holm の方法	120

I

if	042
ifelse	156
interaction.plot	127
IQR	062
is.na	022
ISwR パッケージ	002

J

jitter	074
juul	063, 118

K

Kaplan-Meier 推定量	229
Kendall の順位相関係数	113

L

lapply	025, 163
legend	082, 192
length	063
levels	047, 151
library	033
lines	008, 037
list	019
lm	117, 118
lme	117
load	030
loadhistory	032
locator	082
logit	207
ls	030

M

mar	074
margin.table	079
MASS	084
matrix	016
mean	062
median	062
Merge	159
mex	074
mfcol	069
mfrow	068
Minitab	049
model.matrix	183
mtext	038

N

na.omit	162
na.rm	063
nlme	117
nls	255

O

oneway.test	117, 121
OpenOffice.org	049
order	026
ordered	018

P

p 値	087
paired	096
pairs	170
par	039, 74
Pearson の相関係数	111
piechart	084
plot	008, 037, 056
pmax	165
pmin	165
pnorm	055
points	037
POSIXct	155
POSIXlt	155
PostgreSQL	050
power.prop.test	147
power.t.test	145
ppois	238
predict	108, 219
prop.table	080
prop.test	132

Q

qnorm	055
qqnorm	067
quantile	151

R

range	040
rbind	017, 158
read.csv	048
read.csv2	048
read.delim	048
read.delim2	048
read.table	034, 044
relevel	120
rep	014
repeat	042
reshape	161
resid	104
rm	030
rnorm	055
RODBC	050
rownames	017
rstandard	201
rstudent	201

S

sample	052
sapply	025
SAS	049
save	030
savehistory	032
save.image	030
scatterplot3d	203
sd	062
search	034
SEDM	091
SEM	086
seq	014
setwd	031
sink	031
SMR	246
sort	026
source	031, 088
Spearmanの順位相関係数	113
split	024, 163
splitLexis	168
S-PLUS	049
SPSS	049
SSgompertz	261
stack	074
standard error of the mean	086
Stata	049
stats	034, 093
stripchart	074
strptime	153
Sub	161
subset	035, 158
substitute	041
summary	063, 102
Surv	228
survdiff	232
survfit	229
Systat	049
system.file	047

T

t	017
t.test	007, 087, 092, 095
t関数	079
t検定	086
tapply	026, 069
text	037
transform	035, 064
TRUE	012
truehist	084
trunc	160

U

unsplit	163

V

var	062
var.equal	093
var.test	093

W

while	042
wilcox.test	090, 094
Wilcoxon順位和検定	094
Wilcoxon符号つき順位検定	089
within	035, 248
write.table	050

X

xlim	073

Y

ylim	073

あ行

あてはめ値	104, 105
一元配置分散分析	116
一様分布	054
一般化線形モデル	208
エスケープシーケンス	013
オンラインヘルプ	032

か行

回帰係数	100
片側検定	087
仮引数	011
関数	010
擬似乱数	059
帰無仮説	086
行列	016
クラス	043
クリップボード	049
群間変動	116
郡内変動	116
経験的累積分布関数	066
継続プロンプト	019
欠損値	14, 22, 63, 105

索引

検索パス	034
交互作用	189
コロン演算子	189

さ行
最小2乗法	100
採択域	086
残差	103, 105
実引数	011
四分位	062
十分位	062
処理対比	120
人年	238
信頼域	107
信頼区間	058
正規分布	054
総称関数	043

た行
対称	057
対数オッズ	207
対数プロット	193
対比	119
中央値	062
データエディタ	048
テキストファイル	044
デザイン行列	183
トレンド検定	135

な行
二項分布	054, 056

は行
配列	016
バックスラッシュ	045
パッケージ	034
引数	010
ヒストグラム	065
非線形回帰分析	254
日付データ	152
標準誤差	086
標準偏差	062
ピンダイアグラム	056
プロット文字	008
プロンプト	002
分散	062
平均	062
平均平方和	116
ベクタ	012
ヘルプ	032
ポアソン分布	238

ま行
メソッド	043

や行
有意水準	086
予測域	107

ら行
リスト	019
論理値	012
ロジット	207

わ行
ワークスペース	030, 034

訳者一覧

1, 2, 15, 16章, 付録, 監訳：
岡田 昌史 （OKADA Masafumi）

　1973年生まれ．筑波大学大学院医学研究科環境生態系修了．東京大学医学部心臓外科助手，筑波大学人間総合科学研究科講師を経て，現職は大学病院医療情報ネットワーク（UMIN）研究センター特任講師．

　専門は医学領域における大規模データベースの構築とデータ解析．医師，博士（医学）．

　R情報交換サイトRjpWikiの管理人．

1, 10章：
土井 麻理子 （DOI Mariko）

　1998年東京理科大学薬学部卒業．2011年筑波大学大学院人間総合科学研究科修了．博士（医学）．大正製薬(株)医薬総合研究所，筑波大学次世代医療研究開発・教育統合センター，京都大学医学部附属病院臨床研究総合センターでの勤務を経て，現在，和歌山県立医科大学臨床研究センター講師．専門は，疫学，臨床研究のデータマネジメント．

2, 4章：
木下 節子 （KINOSHITA Setsuko）

　京都薬科大学卒業．(株)和光純薬工業にて試薬の品質管理の仕事に従事．その後神奈川県の県立病院他にて薬剤師として勤務．筑波大学大学院人間総合科学研究科社会環境医学（博士課程）修了．博士（医学）．現在，日本保健医療大学の疫学非常勤講師および国立保健医療科学院の客員研究員，（一社）日本医療コンコーダンス研究会（JAMeC）の副理事長として活動．

2, 12, 14章：
豊川 智之 （TOYOKAWA Satoshi）

　1999年筑波大学第二学群生物学類卒業，2002年筑波大学大学院医学研究科環境生態系修了．博士（医学）．現在，東京大学大学院医学系研究科公衆衛生学教室准教授．

3, 7章：
井上 まり子 （INOUE Mariko）

　2002年ミシガン大学公衆衛生大学院修士課程修了．2008年東京大学大学院医学系研究科社会医学専攻博士課程修了．同年より帝京大学に勤務．現在，帝京大学大学院公衆衛生学研究科准教授．

5, 6章：
兼任 千恵 （KANETO Chie）

　2001年北海道大学農学部畜産科学科卒業，2003年カリフォルニア州立大学ノースリッジ校心理学部卒業．2011年，東京大学大学院医学系研究科社会医学専攻博士課程修了．現在，東京大学大学院医学系研究科公衆衛生学教室客員研究員．

8, 9章：
冨尾 淳 （TOMIO Jun）

　1999年東京大学医学部卒業，2004年ロンドン大学公衆衛生学・熱帯医学大学院修士課程修了．2009年，東京大学大学院医学系研究科博士課程単位取得退学．現在，東京大学大学院医学系研究科公衆衛生学教室講師．

11，13章：
内川春彦　(UCHIKAWA Haruhiko)
　2003年カリフォルニア州立大学 ノースリッジ校理学部生物学科卒業，2006年筑波大学大学院医科学研究科医科学専攻修士課程修了．現在，外資系製薬メーカーの臨床開発部門にて医薬品申請にかかるドキュメントおよび論文の作成などに従事．

（担当章順，2016年12月現在）

Rによる医療統計学 原書2版

平成29年1月25日 発行

監訳者　岡　田　昌　史

発行者　池　田　和　博

発行所　丸善出版株式会社

〒101-0051 東京都千代田区神田神保町二丁目17番
編集：電話(03)3512-3264／FAX(03)3512-3272
営業：電話(03)3512-3256／FAX(03)3512-3270
http://pub.maruzen.co.jp/

ⓒMasafumi Okada, 2017

組版印刷・株式会社 日本制作センター／製本・株式会社 星共社

ISBN 978-4-621-08775-6 C 3047　　　　Printed in Japan

本書の無断複写は著作権法上での例外を除き禁じられています。